I0478940

EMERGENCIA

Y

PRIMEROS AUXILIOS

Compendio y Recomendaciones Esenciales para Socorrer a una Persona.

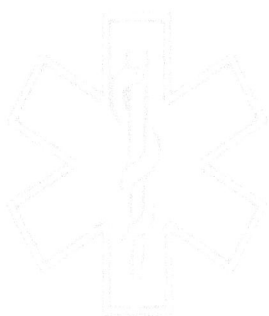

AUTOR

Lic. Hazel González Brito
La Habana
2017

Emergencia y Primeros Auxilios

Realización y Diseño: Lic. Hazel González Brito. © ® 2017.
hazel@cubabooks.net

Diseño de Cubierta: Lic. Hazel González Brito. © ® 2017.
Cueva de Bellamar, Matanzas. Cuba. (2005).

Compilación: Dennis Winegarner.
dennis@cubabooks.net

Primera Edición en Español: Made in USA.

ISBN-13: 978-1973883852
ISBN-10: 1973883856

PROLOGO

Debido a mi experiencia como Técnico de Rescate y Salvamento e Instructor de Espeleosocorro, siento la necesidad de compartir estos conocimientos con el fin de ayudar y preparar a otros para salvar una vida.

He presenciado en muchas ocasiones, al ocurrir un accidente de transito por ejemplo, que las personas corren a socorrer al o a los lesionados, sacándolos bruscamente del vehículo y montándolos en otro para su traslado hacia un centro hospitalario. En un 90 % de los casos, está práctica aumenta las complicaciones y lesiones que presenta la víctima y lejos de ayudar, empeoran su cuadro clínico.

Por eso es necesario que las personas conozcan los pasos a seguir para socorrer a un lesionado en cualquier situación y escena, para así garantizar una eficiente ayuda.

Espero que este libro sea de su agrado y contribuya a preservar vidas humanas.

Atribuyo a mi persona, exclusivamente, la organización lógica de los temas expuestos en este material, extraídos de una amplia bibliografía, basado en experiencias de Médicos, Paramédicos y personal de Emergencia Médica.

Agradezco a tantos Espeleólogos y amigos de numerosos países que han venido a Cuba a impartir estos y otros conocimientos, en especial a: Escuela Italiana de Espeleología, Club Alpino Italiano, Cuerpo Nacional de Socorro Alpino y Espeleológico (CAI, CNSS, SSI), Italia; Grupo Espeleológico "Savonese" (GSS) y Grupo "Grotte CAI Savona", Italia; Federación Espeleológica de América Latina y del Caribe (FEALC); Sociedad de Estudios Espeleológicos del Norte Inc (SEENI), Puerto Rico; Comisión Nacional de Rescate en Cueva (NCRC, NSS), Estados Unidos; Equipos de Rescate "Holmatro", Holanda.

Lic. Hazel González Brito.
La Habana.
2017.

EL AUTOR

➢ **Calificaciones obtenidas:**

- **(1996): Curso Internacional de Espeleología.** Comisión Nacional, Escuela Italiana de Espeleología (SSI); Escuela Nacional de Espeleología (CAI), Italia. Grupo Espeleológico "Savonese" y Grupo "Grotte CAI Savona", Italia. (Niveles I y II impartidos en Cuba).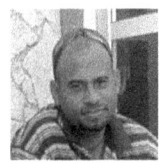

- **(2002): Categoría Nacional de "Apto Buzo".** Confederación Mundial de Actividades Subacuáticas (CMA y CMAS). Habana del Este, La Habana. Cuba.

- **(2003): Técnico de Rescate y Salvamento.** Comando #15 de Rescate y Salvamento. Cuerpo de Bomberos de la República de Cuba. Ocupa el cargo de Primer Técnico de Rescate y Salvamento durante 25 meses. Participa en más de 366 servicios donde salvaron sus vidas unas 150 personas.

- **(2003): Curso Nacional de Emergencia Médica Pre – Hospitalaria**. Sistema Integral de Urgencias Médicas de Cuba (SIUM). Comando #15 de Rescate y Salvamento. Cuerpo de Bomberos de la República de Cuba. Dirección Provincial del SIUM de Ciudad de La Habana. (Niveles I y II). Cuba.

- **(2004): Miembro del Grupo Provincial de Espeleosocorro.** Sociedad Espeleológica de Cuba (SEC). La Habana, Cuba.

- **(2005): Curso Internacional de Espeleosocorro.** Club Alpino Italiano. Cuerpo Nacional de Socorro Alpino y Espeleológico. Escuela Nacional de Técnicas de Espeleosocorro (CAI, CNSS), Italia. Comisión Nacional de la Sociedad Espeleológica de Cuba. Espeleosocorro de Cuba (SEC). (Niveles I y II impartidos en Cuba).

- _____ **(2005): Curso Internacional de Técnicas de Rescate en Vehículos**. Equipamientos de Rescate "Holmatro", Holanda. Comando #15 de Rescate y Salvamento. Cuerpo de Bomberos de la República de Cuba. (Nivel I, impartido en Cuba).

➢ **Obras publicadas:**

- **(2016): "El Cáncer y su Cura Holística"**. Primera Edición en Español impresa en USA. ISBN-13: 978-1539364856. ISBN-10: 1539364852.

- **(2016): "Grupo Espeleológico "Che Guevara". A sus 38 años de Fundado"**. Primera Edición en Español impresa en USA. ISBN-13: 978-1540877727 / 978-1541379619. ISBN-10: 1540877728 / 1541379616.

Lic. Hazel González Brito.
La Habana.
2017

Emergencia y Primeros Auxilios

ÍNDICE

Emergencia y Primeros Auxilios

Introducción

"...

Se entiende como Primeros Auxilios a las técnicas y procedimientos de carácter inmediato, limitado, temporal, profesional o de personas capacitadas o con conocimiento técnico que es brindado a quien lo necesite, víctima de un accidente o enfermedad repentina.

Ante un accidente que requiere la atención de Primeros Auxilios, usted como Socorrista debe recordar las siguientes normas:

✓ Actúe si tiene seguridad de lo que va ha hacer, si duda, es preferible no hacer nada, porque es probable que el auxilio que preste no sea adecuado y que contribuya a agravar al lesionado.

✓ Conserve la tranquilidad para actuar con serenidad y rapidez, esto da confianza al lesionado y a sus acompañantes. Además contribuye a la ejecución correcta y oportuna de las técnicas y procedimientos necesarios para prestar un Primer Auxilio.

✓ De su actitud depende la vida de los heridos.

✓ Evite el pánico.

✓ No se retire del lado de la víctima; si está solo, solicite la ayuda necesaria (elementos, transporte, etc.).

✓ SOS, es la señal de socorro más utilizada internacionalmente, utiliza el Código Morse, con una sucesión de tres pulsos cortos, tres largos y otros tres cortos ($\cdots --- \cdots$). Estas siglas se pueden traducir como ***"Solicito Oportuno Socorro"***. Se realiza esta señal golpeando con un objeto para hacer un sonido o con alguna fuente de iluminación como linternas, faroles y otros.

✓ Efectúe una revisión de la víctima, para descubrir lesiones distintas a la que motivo la atención y que no pueden ser manifestadas por esta o sus acompañantes.

✓ Su carácter inmediato radica en su potencialidad de ser la primera asistencia que esta víctima recibirá en una situación de emergencia. Limitado, porque de todas las técnicas, procedimientos y concepciones que existen en la Medicina de Emergencias y Desastres, solo utiliza una pequeña parte, por eso el Socorrista nunca debe pretender reemplazar al personal médico, pueden ser de primera instancia o de segunda instancia.

..." [1]

---

[1] **Ref. Bibliográfica #:** 17, 19.

Emergencia y Primeros Auxilios

"...

La Medicina de Emergencia o Medicina de Urgencias es la que actúa sobre una Emergencia Médica o Urgencia Médica, definida como una lesión o enfermedad que plantea una amenaza inmediata para la vida de una persona y cuya asistencia no puede ser demorada.

Cualquier respuesta a una Emergencia Médica dependerá fuertemente de la situación, del paciente y de la disponibilidad de recursos para asistirlo. También variará dependiendo de si la emergencia ocurre dentro de un hospital bajo asistencia médica, o fuera de un hospital (por ejemplo en la calle), en este caso hablamos de Emergencia Extra – Hospitalaria.

Para Emergencias Extra – Hospitalarias, un componente clave es convocar a los Servicios Médicos de Emergencia (SME), generalmente una ambulancia, pidiendo ayuda llamando al número de teléfono de emergencias apropiado, para Cuba, corresponde al Sistema Integral de Urgencias Médicas (SIUM) que atiende al #104 o a los Bomberos y Técnicos de Rescate y Salvamento que atienden al #105.

Aquellas personas entrenadas para realizar Primeros Auxilios pueden actuar dentro de los límites de sus conocimientos, mientras esperan el siguiente nivel de asistencia. Las personas que no puedan realizar los Primeros Auxilios también pueden ayudar permaneciendo tranquilos y estando con la persona accidentada o enferma. Una queja común del personal del Servicio de Emergencias es la propensión de la gente de acumularse apretujadamente alrededor de la víctima y del escenario del accidente, cosa que por lo general no ayuda, estresa al paciente y obstruye el funcionamiento fluido de los Servicios de Emergencia.

Los principios de la Cadena de la Vida se aplican en las Emergencias Médicas en que el paciente tiene ausencia de respiración y latidos del Corazón. Esto implica las Cuatro Etapas de Acceso Temprano (Vía Aérea permeable, RCP temprano, Desfibrilación temprana y Soporte Vital Avanzado temprano).

..." [2]

---

[2] **Ref. Bibliográfica #:** 17, 19.

"...

La movilización y evacuación de una víctima requiere conocimientos y habilidades especiales, y a menos que la situación sea particularmente peligrosa, y sea probable que el paciente sufra más daño, debe dejarse en manos de profesionales de la Emergencia Médica, así como, del Servicio de Bomberos.

Dentro de un hospital está generalmente presente un personal adecuado para atender una situación de emergencia. Los médicos de urgencias y emergencias están entrenados para ocuparse de la mayoría de las Emergencias Médicas y mantienen certificaciones en RCP (Resucitación Cardiopulmonar) y SVA (Soporte Vital Avanzado). En catástrofes, la mayoría de los hospitales tienen protocolos para convocar rápidamente al personal que está de servicio y al que no.

Las Emergencias Extra – Hospitalarias buscan la inmovilización y estabilización del paciente (utilizando los medios a su disposición) para realizar rápidamente el traslado a un centro hospitalario útil. Las salas de urgencias siguen el protocolo básico del SVA. Con independencia de la naturaleza de la emergencia, se requiere mantener las constantes vitales, respiración y pulso.

Como toda clasificación, es lógico que la secuencia de atención tenga imperfecciones y sólo se utilice como medio didáctico. En caso de ser necesaria, se deben establecer prioridades en el orden de actuaciones a realizar. Por ejemplo, cuando uno observa la escena y la víctima, desde el mismo momento de advertir el hecho está valorando con sus sentidos una serie de aspectos. Visualmente podemos tener indicios si el área es segura y si la víctima esta consciente, así los Primeros Auxilios varían según las necesidades de la víctima y según los conocimientos del Socorrista. Saber lo que no se puede hacer es tan importante como saber que hacer, porque una medida terapéutica mal aplicada puede producir complicaciones graves y hasta la muerte.

..." 3

---

[3] **Ref. Bibliográfica #:** 17, 19.

Emergencia y Primeros Auxilios

Primeros Auxilios

1·· Principales pasos a seguir en un Primer Auxilio

1··1 Evaluación del Área del Siniestro
"…

✓ **Seguridad:** En todo momento garantizar la seguridad (del Socorrista, su ayudante, del paciente, familiares y testigos) pues de no hacerlo serán dos o más los accidentados en vez de uno.

✓ **Escena:** Valorar cantidad de accidentados, víctimas atrapadas, elementos que den indicio del siniestro o catástrofe, elementos que puedan provocar un nuevo accidente y afectar a los Socorristas, etc.

✓ **Situación:** Deducir el origen del siniestro o catástrofe, edades comprometidas, pacientes embarazadas; otras consideraciones médicas como Epilépticos, Asmáticos, Diabéticos, etc.

Estos 3 factores son básicos para evaluar el escenario y los aplicamos sin necesidad de estar en contacto con los pacientes; es decir, evaluamos la seguridad, la escena y la situación desde la distancia, así antes de acercarnos a las víctimas, sabremos si tenemos necesidad de más ambulancias, presencia de la PNR (#106), Bomberos, Telecomunicaciones, Defensa Civil, etc.

…" [4]

Este epígrafe será ampliado más adelante.

---

[4] **Ref. Bibliográfica #:** 13, 23.

1··2 Prioridades de Emergencia

"...

Se han marcado prioridades con las primeras 5 letras del alfabeto (A, B, C, D, E), estandarizadas por el Sistema de Apoyo Vital Avanzado en Trauma (AVAT). Las iré mencionando según el epígrafe que corresponda.

La evaluación primaria comienza con la Evaluación Inmediata Simultánea la cual se resume en la obtención de datos sobre el paciente de forma simultánea y en un tiempo máximo de 15 segundos, determinando parámetros que nos orientan sobre dónde puede estar el problema más apremiante y sobre el cual actuar inmediatamente.

De esta manera, cuando el Socorrista o el Técnico en Urgencia Médica (TUM) se acerca a la víctima, comienza a recibir datos sobre su estado, ejemplo, estado de consciencia, si se sostiene por sí mismo, la coloración de la piel, si no responde, si respira o no, si existe hemorragia externa importante y/o fracturas; comprobará la temperatura, humedad de la piel, el Pulso Radial y Carotídeo, Tensión Arterial Sistólica (TAS), Llenado Capilar; estado de las Vías Aéreas y la ventilación; etc.

..." 5

---

5 **Ref. Bibliográfica #:** 13, 17, 19, 23.

1··2··1 Prioridad A (Vía Aérea Permeable y Control Cervical)

"…

En Anatomía, y en medicina en general, se conoce como Vía Aérea a la parte superior del Aparato Respiratorio. Es la parte por la que discurre el aire en dirección a los Pulmones, donde se realizará el intercambio gaseoso. La Vía Aérea está compuesta por las siguientes partes:

- **Cavidad Nasal o Fosas Nasales:** Las Fosas Nasales o las Narinas son dos cavidades separadas por un tabique y situadas en la cabeza, por encima de la Cavidad Bucal. Constituyen el tramo inicial del Aparato Respiratorio, sirviendo para la entrada y salida de aire, y además contienen el órgano del Olfato.

La respiración nasal es el elemento básico, indispensable, pero no primordial para la vida del ser humano. Gracias a la respiración se dan las bases del intercambio gaseoso de nuestro organismo, vida neuronal, actividad hemática y de toda una innumerable lista de funciones básicas.

El aire debe penetrar dentro de nuestro organismo y llegar a los Pulmones. La entrada es y debe ser a través de las Fosas Nasales o nariz. Cuando respiramos, el aire entra por las Fosas Nasales, orificios cubiertos de vellosidades con células que secretan mucosidad.

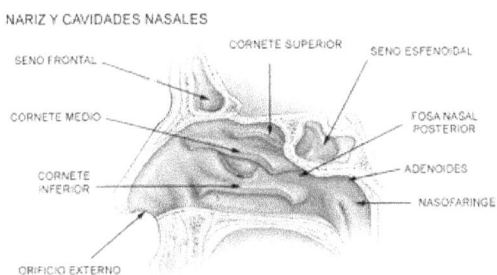

NARIZ Y CAVIDADES NASALES

…" 6

---

6 **Ref. Bibliográfica #:** 13, 17, 19, 22, 23.

"...

- **Cavidad Oral:** La boca, también conocida como Cavidad Bucal o Cavidad Oral, es la abertura corporal por la que se ingieren los alimentos. Está ubicada en la cabeza y constituye en su mayor parte el Aparato Estomatognático, así como, la primera parte del Sistema Digestivo. La boca se abre a un espacio previo a la Faringe.

  La boca humana está cubierta por los Labios Superior e Inferior y desempeña funciones importantes en diversas actividades como el lenguaje y en expresiones faciales, como la sonrisa. La boca es un gran indicador de la salud del individuo. La mucosa, por ejemplo, puede verse más clara, pálida o con manchas blancas, indicador de proliferaciones epiteliales.

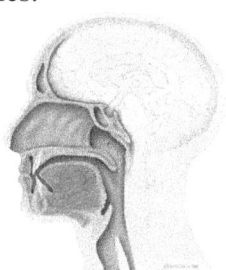

- **Faringe:** La Faringe es una estructura en forma de tubo que ayuda a respirar y está situada en el cuello y revestida de membrana mucosa; conecta la nariz y la boca con la Laringe y el Esófago respectivamente, y por ella pasan tanto el aire como los alimentos, por lo que forma parte del Aparato Digestivo, así como, del Respiratorio. Mide unos 13 cm, extendida desde la base externa del cráneo hasta la 6ta ó 7ma Vértebra Cervical, ubicada delante de la Columna Vertebral. Consta de las siguientes partes:

➤ **Nasofaringe:** También se llama Faringe Superior o Rinofaringe al arrancar de la parte posterior de la Cavidad Nasal. El techo de la Faringe situado en la Nasofaringe se llama Cavum, donde se encuentran las Amígdalas Faríngeas o Adenoides.

..." [7]

---

[7] **Ref. Bibliográfica #:** 13, 17, 19, 22, 23.

"...

La Nasofaringe está limitada por delante por las Coanas de las Fosas Nasales y por abajo por el Velo del Paladar. A ambos lados presenta el orificio que pone en contacto el Oído Medio con la pared lateral de la Faringe a través de la Trompa de Eustaquio. Detrás de este orificio se encuentra un receso faríngeo llamado Fosita de Rosenmüller. En la pared posterior de la Nasofaringe se aprecia el relieve del Arco Anterior del Atlas o Primera Vértebra Cervical.

➤ **Orofaringe:** También se llama Faringe Media o Bucofaringe porque por delante se abre a la boca o Cavidad Oral a través del Istmo de las Fauces. Por arriba está limitada por el Velo del Paladar y por abajo por la Epiglotis. En la Orofaringe se encuentran las Amígdalas Palatinas o Anginas, entre los Pilares Palatinos Anterior o Glosopalatino y Posterior Faringopalatino.

➤ **Laringofaringe:** También se llama Hipofaringe o Faringe Inferior. Comprende las estructuras que rodean la Laringe por debajo de la Epiglotis, como los Senos Piriformes y el Canal Retrocricoideo, hasta el límite con el Esófago. En medio de los Senos Piriformes o Canales Faringolaríngeos se encuentra la entrada de la Laringe delimitada por los Pliegues Aritenoepiglóticos.

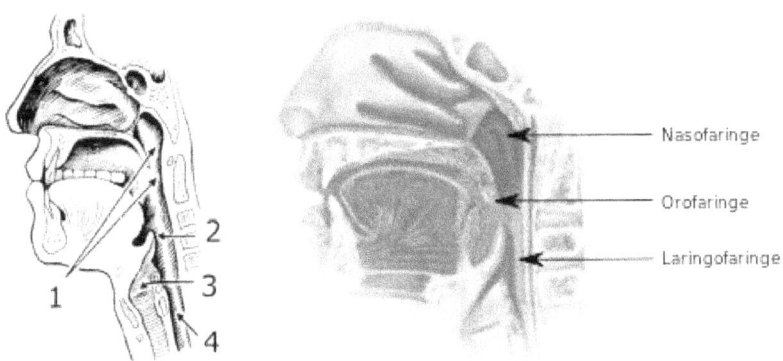

1- Faringe.

..." 8

---

[8] **Ref. Bibliográfica #:** 13, 17, 19, 22, 23.

"...

Dentro de las funciones principales de la Faringe se encuentran:

✓ **Deglución:** Es el paso del bolo alimenticio desde la boca hacia el Esófago.

✓ **Respiración:** Por respiración generalmente se entiende al proceso fisiológico indispensable para la vida de los organismos que consta de inspiración o inhalación y espiración o exhalación (suele simplificarse en Aeróbicos y Anaeróbicos vulgarmente).

✓ **Fonación:** Es el trabajo muscular realizado para emitir sonidos inteligibles, es decir, para que exista la comunicación oral.

✓ **Audición:** Interviene en la audición ya que la Trompa Auditiva está lateral a ella y se unen a través de la Trompa de Eustaquio.

Otras funciones de la Faringe son el Sentido del Olfato, salivación, masticación, funciones gustativas, protección y continuación de la Cámara de Resonancia para la voz.

• **Laringe:** La Laringe es un órgano tubular, constituido por varios cartílagos en la mayoría semilunares. Además, comunica a la Faringe con la Tráquea y se halla delante de aquella.

Es una estructura músculo – cartilaginosa, situada en la parte anterior del cuello, a la altura de las Vértebras Cervicales C5, C6 y C7. Está formada por el Hueso Hioides y por los Cartílagos Tiroides, Cricoides, Aritenoides, Corniculado, Cuneiforme y la Epiglotis y por cuatro pares laterales, todos ellos articulados, revestidos de mucosa y movidos por músculos.

..." [9]

---

[9] **Ref. Bibliográfica #:** 13, 17, 19, 22, 23.

"...

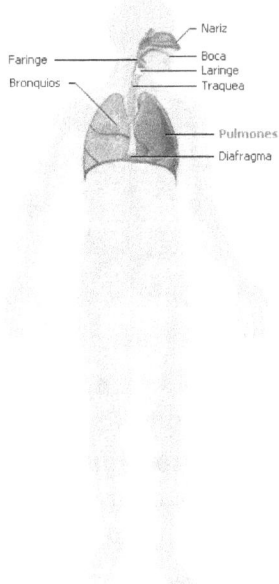

Aparato Respiratorio.

La Laringe es la parte superior de la Tráquea, adaptada a las necesidades de la fonación o emisión de la voz. Es el órgano de la fonación pues contiene las Cuerdas Vocales Superiores o Falsas (Pliegues Vestibulares) e Inferiores o Verdaderas (Pliegues Vocales), el término pliegues es el que se usa según la terminología anatómica internacional, los pliegues están separados por el Ventrículo Laríngeo.

..." 10

---

[10] **Ref. Bibliográfica #:** 13, 17, 19, 22, 23.

"...

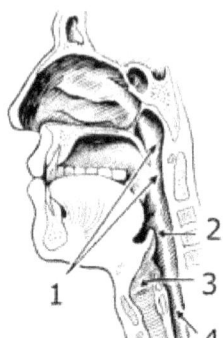

2- Laringe.

• **Tráquea:** La Tráquea, es un órgano del Aparato Respiratorio de carácter cartilaginoso y membranoso que va desde la Laringe a los Bronquios. Su función es brindar una vía abierta al aire inhalado y exhalado desde los Pulmones.

En una persona adulta, la Tráquea mide entre 15 y 20 cm de longitud, mientras que su diámetro es de 2 a 2.5 cm. Está formada generalmente por 20 anillos de cartílago en forma de herradura, los cuales están unidos a los ligamentos traqueales; con la parte anterior de cartílago duro, y la parte posterior de músculo liso, ya que la Vía Digestiva Esofágica pasa por detrás de este órgano; este se extiende desde la Faringe a nivel de la vértebra C4 hasta la D5.

La Tráquea se divide al llegar a los Pulmones, quedando el lado izquierdo más pequeño que el derecho: el izquierdo mide 1.5 cm de diámetro y el derecho 2 cm debido a que el Pulmón izquierdo posee solo dos lóbulos, mientras que el derecho, más voluminoso, posee tres. No interfiere con nuestros movimientos porque los anillos cartilaginosos le proporcionan flexibilidad.

..." [11]

_____

[11] **Ref. Bibliográfica #:** 13, 17, 19, 22, 23.

"...

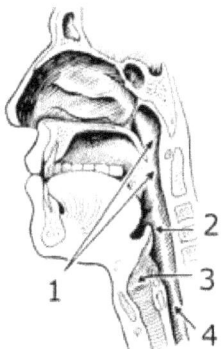

3- Tráquea.

- **Bronquios:** Un Bronquio es uno de dos conductos tubulares fibrocartilaginosos en que se bifurca la Tráquea a la altura de la 4ta Vértebra Torácica, y que entran en el Parénquima Pulmonar, conduciendo el aire desde la Tráquea a los Bronquiolos y estos a los Alvéolos. Los Bronquios son tubos con ramificaciones progresivas arboriformes (25 divisiones en el hombre) y diámetro decreciente, cuya pared está formada por cartílagos y capas musculares elásticas y de mucosa. Al disminuir el diámetro pierden los cartílagos, adelgazando las capas muscular y elástica. Separa el aire inhalado a los Pulmones para ser utilizado.

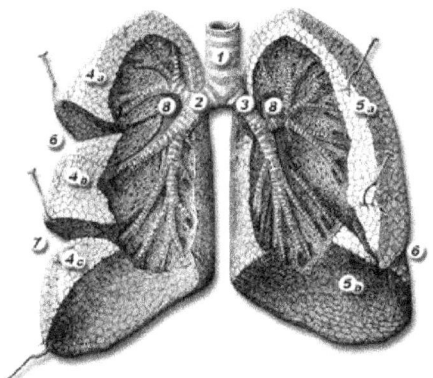

Los números 2 y 3 corresponden a los Bronquios.

..." [12]

---

[12] **Ref. Bibliográfica #:** 13, 17, 19, 22, 23.

"…

- **Bronquiolos:** Los Bronquiolos son las pequeñas vías aéreas en que se dividen los Bronquios llegando a los Alvéolos Pulmonares.

  Los Bronquiolos se encuentran en la parte mediana del Pulmón. Es importante destacar que la Tráquea lleva el aire a los Bronquios, de ahí a los Bronquiolos y por último a los Alvéolos Pulmonares, y regresa en forma de Dióxido de Carbono (CO_2) por la misma vía. Este ciclo se continúa sucesivamente para conformar el proceso total de la respiración. No poseen cartílagos, la pared es sólo musculatura lisa.

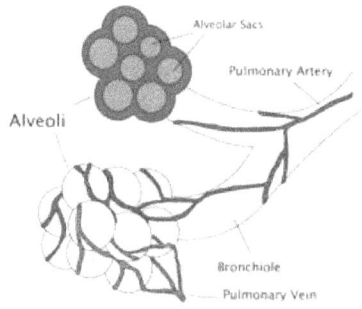

Bronquiolos.

- **Alvéolos Pulmonares:** Son los divertículos terminales del Árbol Bronquial, en los que tiene lugar el intercambio gaseoso entre el aire inspirado y la sangre. Entre los 2 Pulmones, se suman unos 750 millones de Alvéolos. Si los estirásemos ocuparían alrededor de 70 m^2.

…" [13]

---

[13] **Ref. Bibliográfica #:** 13, 17, 19, 22, 23.

"...

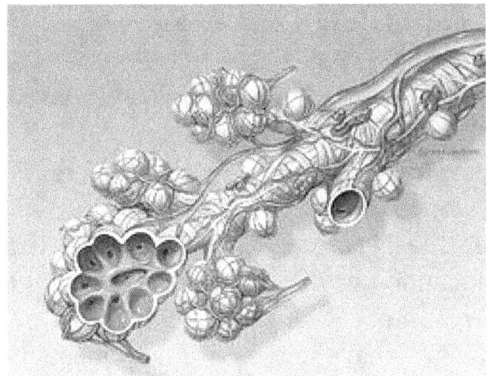

Alvéolos.

- **Causas de Obstrucción de la Vía Aérea:**

✓ **Inconciencia:** Por relajación de los músculos submandibulares que provoca el descenso de la lengua hacia la Hipofaringe.

✓ **Cuerpos Extraños:** Objetos que se introducen en la boca y provocan obstrucción y/o atragantamiento.

✓ **Lesiones Compresivas de Laringe:** Por trauma (golpes, estrangulamiento, etc.).

✓ **Edema de las Cuerdas Vocales y Glotis:** Por trauma (golpes, aumento de la Presión Esofágica en casos de ahogamiento y estrangulación, etc.).

✓ **Fractura de la Laringe y Tráquea:** Por trauma (golpes, estrangulamiento, etc.).

✓ **Quemadura de la Vía Aérea:** Por inhalación y/o ingestión de sustancias tóxicas, cáusticas, etc.

..." 14

---

14 **Ref. Bibliográfica #:** 13, 17, 19, 22, 23.

"...

- **Métodos de Control de la Vía Aérea:**

Existen varios métodos para mantener la Vía Aérea permeable:

- **Métodos Manuales de Control de la Vía Aérea:**

➤ **Con sospecha de Trauma Cervical:** Mantener la Vía Aérea permeable colocando una mano sobre la frente del lesionado. Coloca el dedo Medio e Índice sobre el Maxilar de la persona, inclinar la cabeza y levantar suavemente el Maxilar manteniendo la boca abierta, de esta manera se mantiene la vía permeable y la Columna Cervical se mantiene inmóvil, en caso de lesión. También podemos colocar la mano en los dos extremos traseros de la Mandíbula (donde la Mandíbula se acaba) y elevaremos la Mandíbula. Inspeccionar la boca, si se ve algún objeto (chicle, alimentos, objetos extraños), quitarlo delicadamente. Sólo eliminar los objetos que estén a la vista. En pacientes politraumatizados inconscientes se llega a subluxar la Mandíbula.

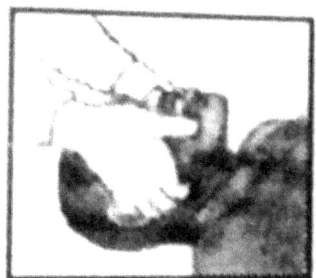

➤ **Sin sospecha de Trauma Cervical:** Maniobra Frente Mentón y Maniobra de Heimlich.

✓ **Maniobra Frente – Mentón:** Pondremos una mano sobre la frente, dos o tres dedos de la otra mano sobre la barbilla y elevaremos la barbilla; esto libera el paso del aire. Hiperextender el cuello.

..." [15]

---

[15] **Ref. Bibliográfica #:** 13, 17, 19, 23.

"…

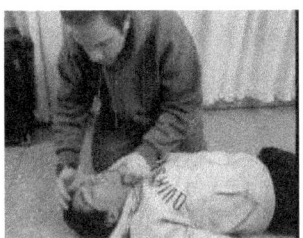

✓ **Maniobra de Heimlich:** También llamada Compresión Abdominal, es un procedimiento de Primeros Auxilios para desobstruir el conducto respiratorio, normalmente bloqueado por un trozo de alimento o cualquier otro objeto (Cuerpos Extraños). Es una técnica efectiva para salvar vidas en caso de asfixia por atragantamiento.

Partimos de que el Socorrista debe presenciar directamente el atragantamiento para su inmediata actuación: la persona (víctima) comenzará a realizar movimientos bruscos, básicos de la asfixia, se llevará las manos a la garganta, tratará por todos los medios de respirar.

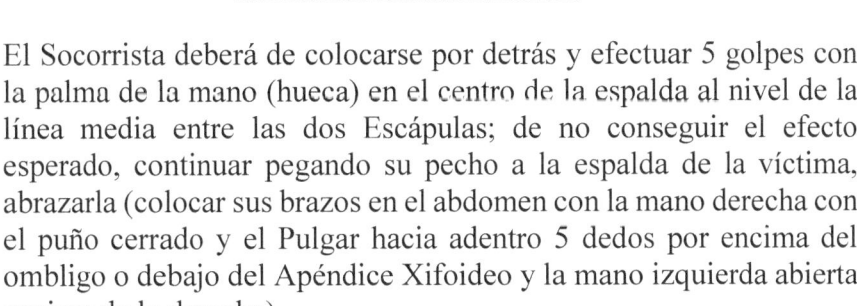

El Socorrista deberá de colocarse por detrás y efectuar 5 golpes con la palma de la mano (hueca) en el centro de la espalda al nivel de la línea media entre las dos Escápulas; de no conseguir el efecto esperado, continuar pegando su pecho a la espalda de la víctima, abrazarla (colocar sus brazos en el abdomen con la mano derecha con el puño cerrado y el Pulgar hacia adentro 5 dedos por encima del ombligo o debajo del Apéndice Xifoideo y la mano izquierda abierta encima de la derecha).

…" [16]

---

[16] **Ref. Bibliográfica #:** 13, 17, 19, 23.

"...

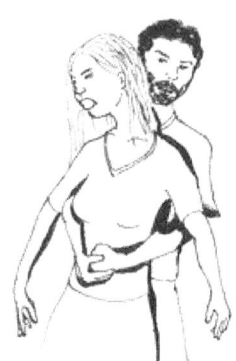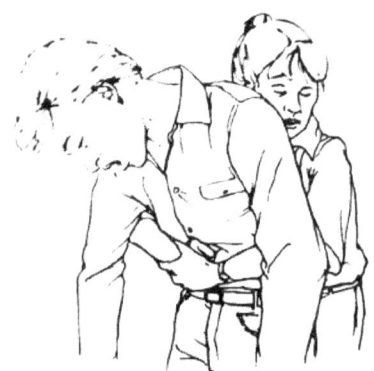

Comenzará a presionar fuertemente en dirección ascendente (de abajo hacia arriba) esto hará que la Presión Intraabdominal aumente por lo que se debe de expulsar el Cuerpo Extraño por la boca; efectuará esta maniobra hasta que el Cuerpo Extraño sea expulsado o hasta que la persona quede inconciente debido a la asfixia (coloración violeta de la cara y pérdida de la conciencia a los 30 – 45 segundos).

En este punto, el Socorrista deberá acostar a la víctima decúbito supino (boca arriba), se sentará encima de sus piernas a la altura de sus muslos o lo hará a horcajadas al nivel de su cadera, colocará la palma izquierda 5 dedos por encima del ombligo o debajo del Apéndice Xifoideo, la derecha encima o las entrecruzará ambas con la palma hacia el Estómago y comenzará a presionar en dirección ascendente (de abajo hacia arriba) 5 veces.

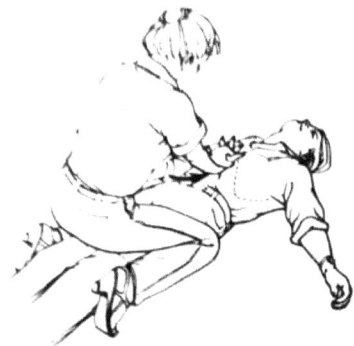

..." 17

---

[17] **Ref. Bibliográfica #:** 9, 13, 17, 19, 23.

"...

A la 5ᵗᵃ vez revisará, barriendo con el dedo Índice la boca de la víctima, en busca del Cuerpo Extraño, realizará 2 ventilaciones Boca a Boca (ver más adelante) para comprobar que la Vía Aérea este permeable, y de no estarlo, continuará con el resto de las maniobras (pasados de 2 a 3 minutos y antes de los 4 minutos del atragantamiento) que se describirán posteriormente (Métodos Quirúrgicos de Control de la Vía Aérea).

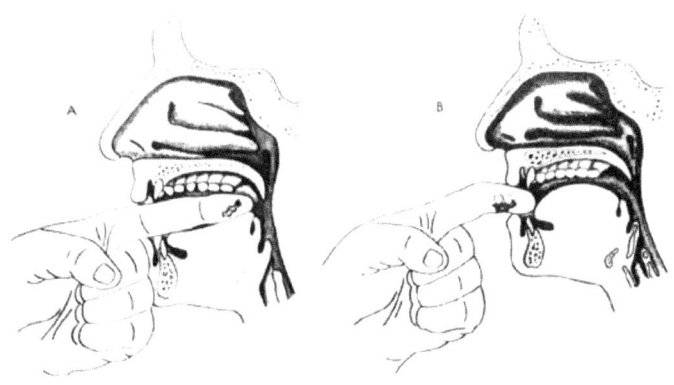

En caso de que el asfixiado (víctima) se encuentre solo, debe tomar una silla con respaldo, cogerla por debajo del asiento, situarla por debajo de las costillas y empujar hacia arriba con fuerza, para conseguir expulsar el objeto asfixiante o inmediatamente golpearse con el puño izquierdo en el lateral derecho del pecho (espacio hueco que existe en el cuadrante medio diagonal entre el pezón o tetilla y la Nuez de Adán) inclinando el cuerpo y la cabeza hacia delante; también puede hacer la Maniobra de Heimlich de igual forma si pucdc auto controlarse.

Hay que tener cuidado en todos los casos ya que puede sobrevenir una Broncoaspiración por desplazamiento del Cuerpo Extraño hacia uno de los Bronquios (en vez de salir, entra).

... " 18

---

[18] **Ref. Bibliográfica #:** 3, 9, 13, 16, 17, 19, 23.

"...

Para el caso de los niños menores de 1 año, se procederá sujetando al niño con el antebrazo y mano derecha (apoyando el antebrazo sobre la pierna), boca abajo e inclinándolo ligeramente hacia delante (diagonal 20 – 35°). Se sujetará la cabeza con el antebrazo y después propinarle varios golpes (con una fuerza proporcional al desarrollo del niño) con el talón de la palma izquierda entre los Omóplatos.

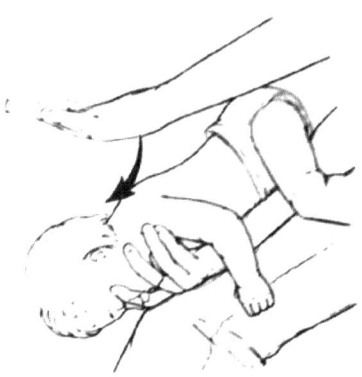

Si al 5to golpe no respira se le dará la vuelta, posicionándolo en el otro antebrazo (izquierdo), boca arriba, con igual inclinación (cabeza hacia abajo) y se presionará 5 veces en el centro del tórax, al nivel de 1 cm por debajo de una línea imaginaria intermamaria y entre las dos tetillas con el dedo Medio y Anular. Se efectuará el barrido con el dedo Índice, se efectuaran 2 ventilaciones Boca – Boca – Nariz y se procederá de ser necesario (pasados 1 a 2 minutos) con los demás (Métodos Quirúrgicos de Control de la Vía Aérea).

..." [19]

---

[19] **Ref. Bibliográfica #:** 9, 13, 16, 17, 19, 23.

"...

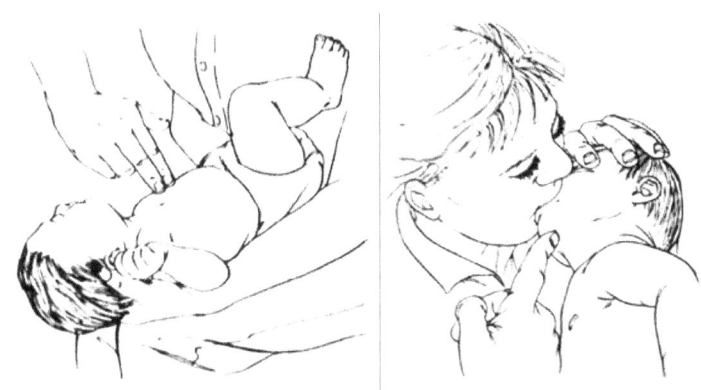

En caso de mujeres embarazadas y personas obesas hay que hacer las compresiones al nivel del Esternón.

- **Métodos Mecánicos de Control de la Vía Aérea:**

➢ **Permeabilizan la Vía Aérea Superior:**

✓ **Cánula Orofaríngea (Gueder):** Accesorio semicircular, aplanado, de consistencia dura que evita el contacto de la lengua con la pared posterior de la Faringe, facilitando la ventilación. Permite la aspiración faríngea y previene que el paciente muerda el Tubo Endotraqueal cuando se usan juntos.

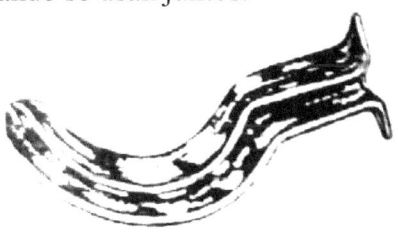

El tamaño refleja la longitud total del dispositivo, desde la boquera hasta la punta. Para conocer el tamaño adecuado para el paciente que tratamos, se mide desde el ángulo de la comisura labial hasta el lóbulo de la oreja del paciente.
... " [20]

---

[20] **Ref. Bibliográfica #:** 7, 9, 13, 16, 17, 19, 23.

"...

En los adultos sin sospecha de lesión de paladar, inconscientes y sin Reflejo Nauseoso, se coloca la parte cóncava sobre el paladar óseo (Paladar Superior), se desplaza hacia abajo y en el paladar blando se hace girar 180°.

En caso de niños pequeños o adultos con sospecha de lesión de paladar, se deprime la lengua con un depresor o la espátula del Laringoscopio y se inserta directamente.

Dentro de las advertencias fundamentales del uso de este dispositivo tenemos: obstrucción de la Vía Aérea por no escoger adecuadamente sus dimensiones para ese paciente y por consiguiente se presiona la Epiglotis sobre la Glotis; una técnica incorrecta puede desplazar la lengua hacia la Hipofaringe; se puede producir vómitos o Laringoespasmo en el paciente consciente o semiinconsciente.

✓ **Cánula Nasofaríngea:** Tubo de goma o plástico. El tamaño indica el diámetro interno del tubo y mientras más grande sea el diámetro interno más largo será el tubo. Para seleccionar el tamaño adecuado para el paciente que estamos tratando, se mide el equipo desde el surco naso geniano hasta el lóbulo de la oreja.

El tubo previamente lubricado se inserta, por una de las Fosas Nasales (paciente consciente), cerca de la línea media, siguiendo el piso de la nariz hacia la parte posterior de la Nasofaringe, realizándole una pequeña rotación.

..." 21

---

21 **Ref. Bibliográfica #:** 13, 17, 19, 23.

"...

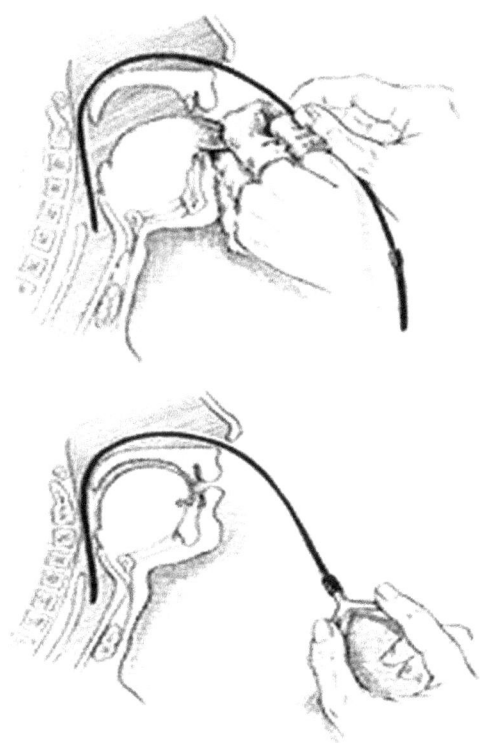

Dentro de las advertencias fundamentales del uso de este dispositivo tenemos: distensión gástrica e Hipoxia, si es excesivamente largo y alcanza el Esófago; vómitos y Laringoespasmo; trauma y sangramiento nasal; fractura de la Lamina Cribosa. (No se puede poner la Cánula Nasofaríngea si existe sangramiento por encima del Maxilar Superior).

✓ **Maniobra de Sellick:** Comprimir la Nuez de Adán (Cricoides).

..." 22

---

22 **Ref. Bibliográfica #:** 3, 13, 17, 19, 23.

"…

➢ **Obstruyen el Esófago para facilitar la Ventilación Pulmonar:**

✓ **Tubos con Obturador Esofágico:** Se indican solamente en pacientes apneicos, inconscientes, sin Reflejo Nauseoso en los que se contraindica la Intubación Endotraqueal o ésta no puede efectuarse.

Dentro de las advertencias fundamentales del uso de este dispositivo tenemos: los volúmenes de ventilación pueden ser de 50 % menores que con el Tubo Endotraqueal; ofrece dificultad para mantener un sellado adecuado de la mascara a la cara; no aíslan la Traquea por lo tanto existe riesgo de Broncoaspiración; tienen una sola medida. (No usar en pacientes menores de 1.5 m ni mayores de 1.95 m de estatura).

✓ **Tubo de Doble Lumen y Combi Tubo:** Desarrollados como sustitutos de los Obturadores Esofágicos.

Dentro de las advertencias fundamentales del uso de este dispositivo tenemos: dificultad para seleccionar el tubo para ventilar; mayor riesgo de sangrado faríngeo por lesión de la membrana mucosa.

➢ **Intubación Directa de Tráquea:**

✓ **Intubación Endotraqueal (IET):** Método de elección para lograr el control efectivo de la Vía Aérea. Está indicado en el Paro Cardiaco; inhabilidad del paciente consciente o inconsciente para respirar adecuadamente; imposibilidad del Socorrista de ventilar a un paciente con otros métodos (Manuales); Escala de Coma de Glasgow menor de 8.

…" [23]

---

[23] **Ref. Bibliográfica #:** 13, 17, 19, 23.

"...

Pasos para su procedimiento (IET):
1) Revisar previamente el tubo: Inflar el Cuff para comprobar que no este roto. El tubo se puede lubricar antes de la inserción.

2) Hacer maniobras (AB): Revisar consciencia (debe de estar inconsciente y sin Reflejo Nauseoso), revisar Vía Aérea (debe de estar permeable) y controlar Zona Cervical (paciente en decúbito supino elevar el Occipucio pocos centímetros, colocar Collarín Cervical, inmovilizar), hacer MES e Hiperventilar (utilizar BVM y hacer 5 insuflaciones).

Si es necesario, colocar cánula y succionar (con la aspiradora) boca y Faringe. Esta maniobra dura menos de 10 segundos.

3) Intubar: Abrir la boca del paciente con los dedos de la mano derecha, coger el Laringoscopio siempre con la mano izquierda, introducirlo por el lado derecho de la boca. Ir desplazando la lengua a la vez que vamos colocando la espátula hacia la línea media y base de la lengua (vallécula), maniobra de derecha a izquierda, un ayudante puede presionar el Cartílago Cricoideo (Maniobra de Sellick), lo cual comprime el Esófago entre la Laringe y la Columna Vertebral reduciendo la posibilidad de aspiración y como beneficio secundario se visualizan mejor las Cuerdas Vocales.

Exponer la apertura glótica ejerciendo tracción hacia arriba y delante con el manubrio (no tocar los incisivos) hasta visualizar las Cuerdas Vocales.

Coger el tubo con la mano derecha e introducirlo por la comisura derecha de la boca y pasarlo bajo visión directa, por el canal de la espátula, entre las Cuerdas Vocales.

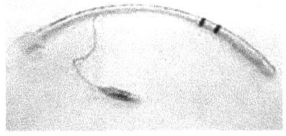

... " 24

---

24 **Ref. Bibliográfica #:** 13, 17, 19, 23.

"...

El número del tubo indica su diámetro interno. En adultos, utilizar tubo #7 a 7 ½ para las mujeres y, #7 ½ a 9 para los hombres o el diámetro de la Narina.

En niños menores de 8 años nos guiamos para seleccionar el Diámetro de Intubación (DI) por el grosor del dedo Meñique o la formula:

DI = [(16 + Edad en Años)] / 4.

Esta formula se utiliza hasta los 14 años como máximo, después se utilizará el diámetro de los adultos.

El largo del tubo se indica por marcas numéricas sucesivas. El Tubo Endotraqueal colocado correctamente en un adulto, estará entre 19 y 23 cm a nivel de los incisivos (ver la escala del tubo).

Retire el estilete o guía si se utilizó. (El extremo distal del estilete o guía, si se usa, debe quedar a media pulgada del extremo distal del tubo).

Insuflar el Cuff (Balón), 10 – 20 cc de aire.

Verificar posición del tubo.

Ventilar con la Bolsa – Válvula (BV) insertada en el extremo distal del tubo 2 veces.

Auscultar a nivel del Estómago, Epigastrio, hemitórax izquierdo (Pulmón izquierdo), hemitórax derecho (Pulmón derecho). Si no se auscultan ruidos respiratorios en hemitórax izquierdo y sí en el derecho (a menos que exista un Neumotórax izquierdo), el tubo fue insertado en el Bronquio derecho (Intubación Selectiva) en cuyo caso se procede a retirarlo 1 ó 2 cm y comprobar nuevamente.

..." [25]

---

[25] **Ref. Bibliográfica #:** 13, 17, 19, 23.

"...

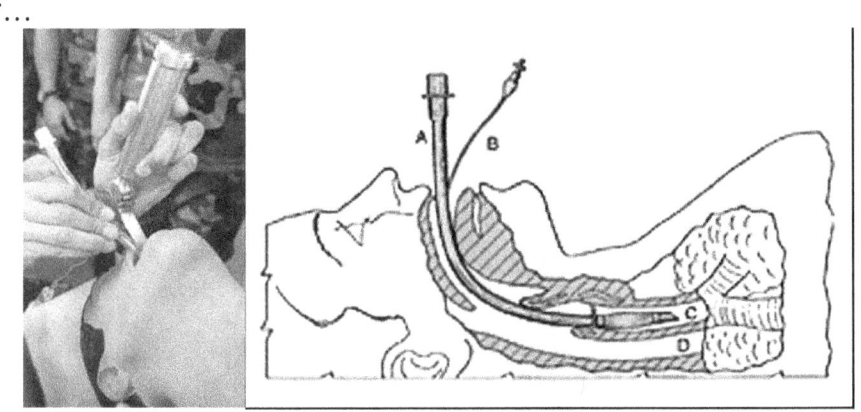

Maniobra de Intubación Endotraqueal utilizando el Laringoscopio y el Tubo Endotraqueal.

Fijar el Tubo Endotraqueal externamente con un cordel, gasa o esparadrapo a la cabeza (nunca se debe soltar el tubo antes de realizar la fijación).

Colocar Detector de CO_2 si se encuentra disponible.

Cuando se usa la espátula recta, la punta de esta se inserta en la Epiglotis. La intubación se hace entre 15 y 20 segundos, no excederse bajo ninguna circunstancia, más de 30 segundos.

Si el intento es fallido, hiperventilar durante 15 ó 30 segundos con Oxígeno al 100 % o con la BVM (5 insuflaciones) e intentar de nuevo.

Después que el tubo se fije, se puede usar una Cánula Orofaríngea adjunta. El error más frecuente es no hiperventilar antes al paciente. Las ventilaciones deben ser con flujo lento (entre 2 a 4 segundos de inspiración y de 1 a 2 segundos de espiración). Los tubos pediátricos no tienen Cuff.

..." [26]

---

[26] **Ref. Bibliográfica #:** 13, 17, 19, 23.

"...

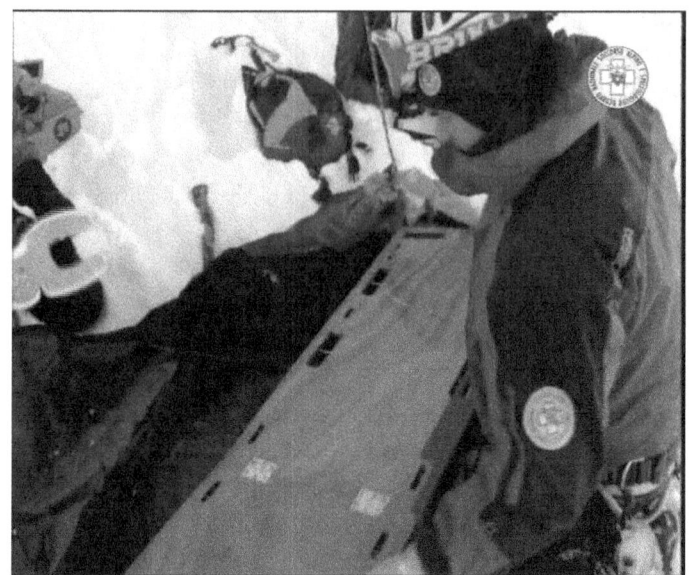

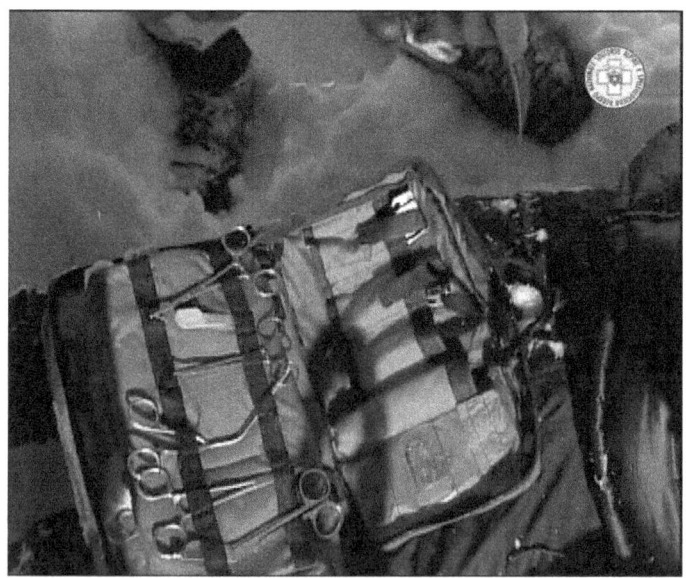

Tabla Espinal.
Botiquín de Emergencia.

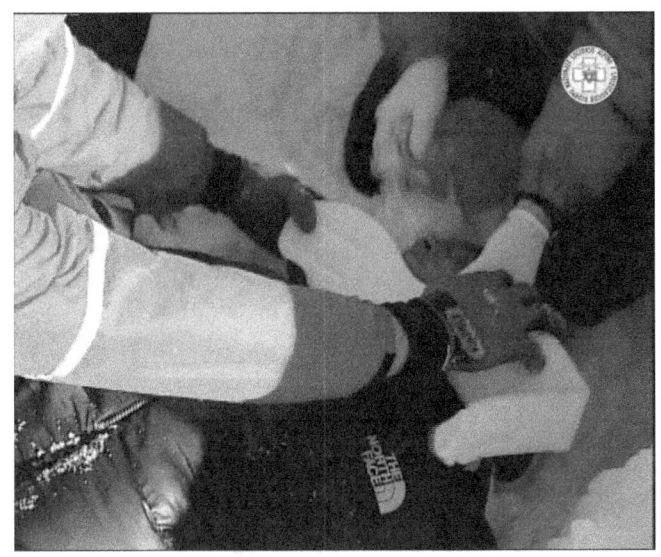

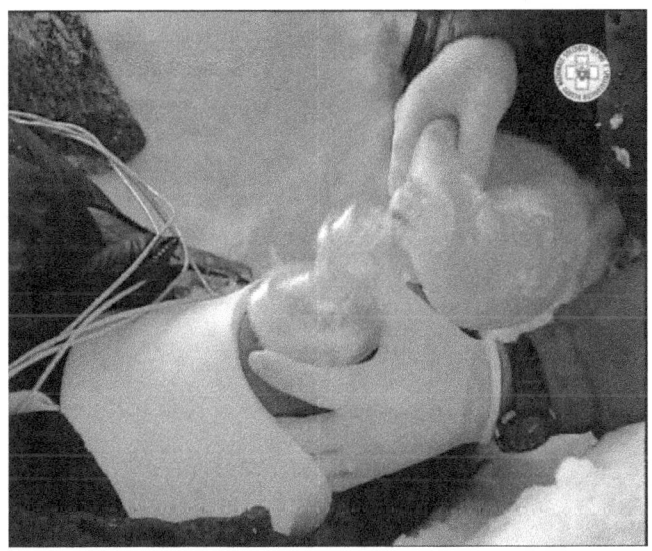

**Colocar Collarín Cervical.
Hiperventilar con BVM.**

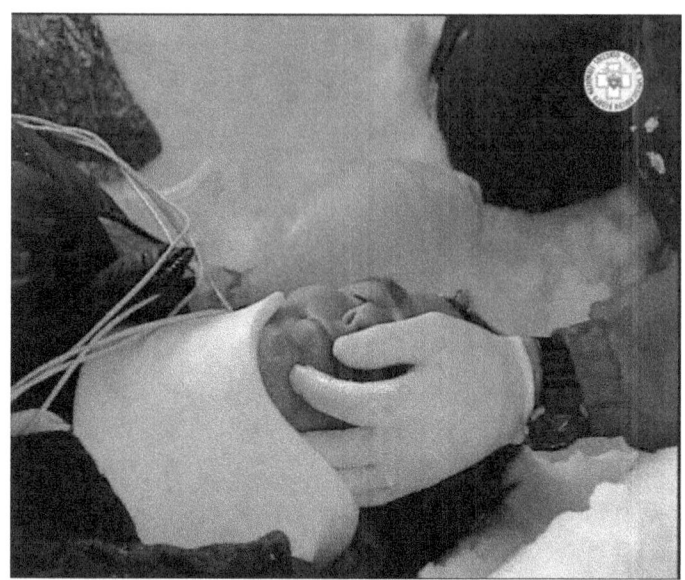

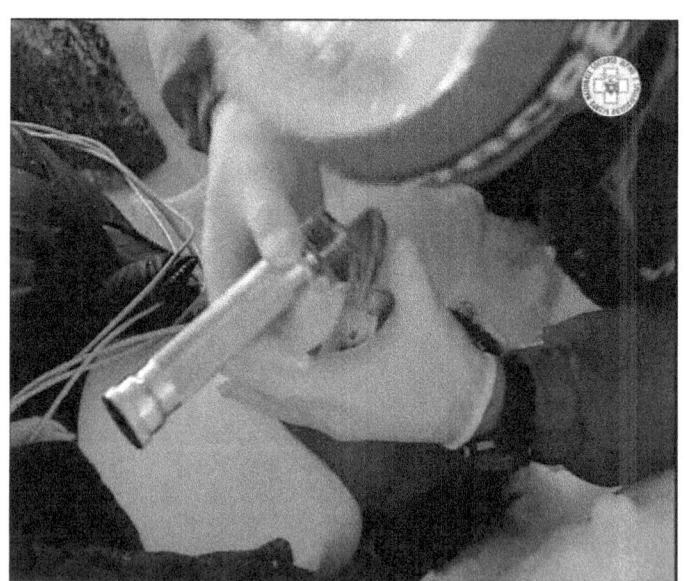

Preparar para Intubar.
Intubación Endotraqueal (IET).

...” 27

---

27 Ref. Bibliográfica #: 11.

"...

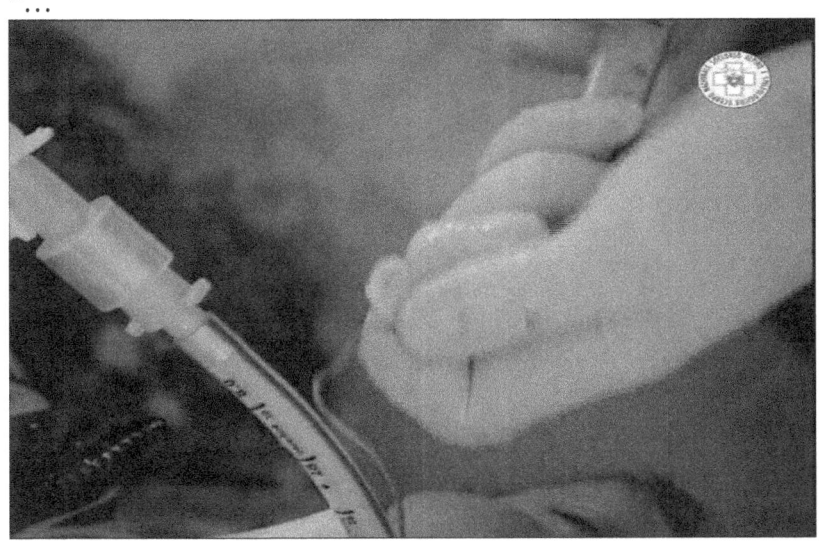

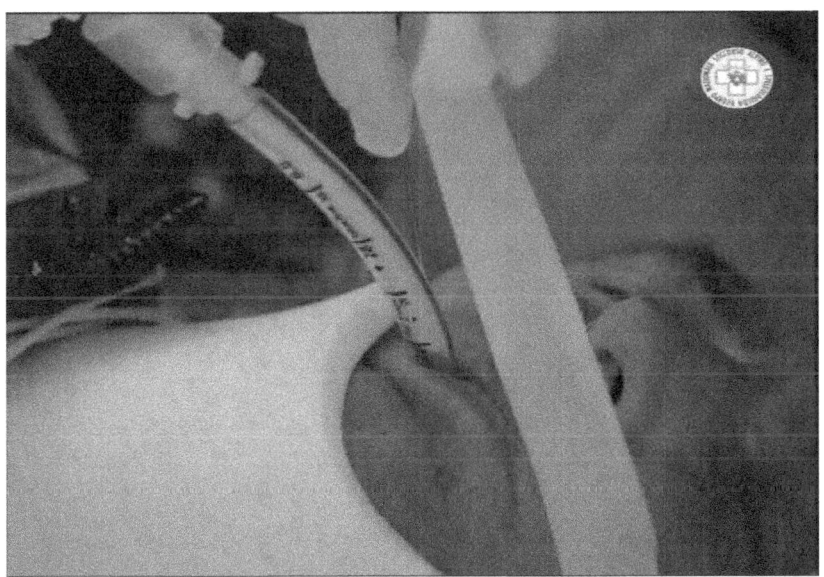

Colocar tubo, inflar Cuff, ventilar y comprobar, fijar tubo.

"...

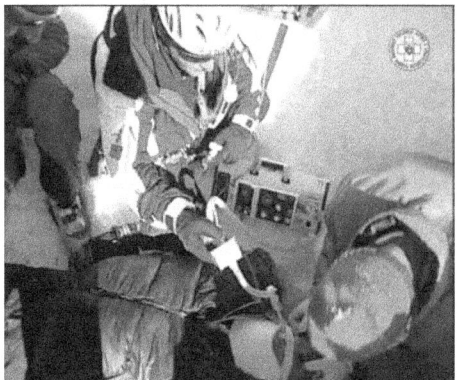

Suplemento de O_2 al 100 %.

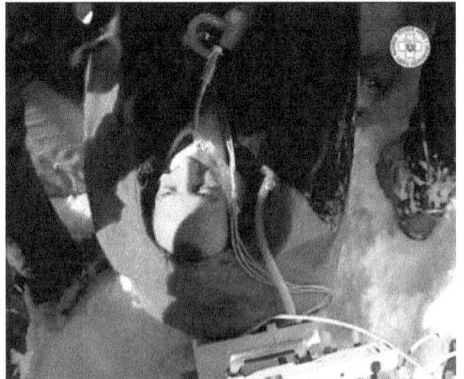

Preparar para trasladar.

..." 28

---

28 **Ref. Bibliográfica #: 11.**

"...

Dentro de sus ventajas tenemos que crea una Vía Aérea definitiva directa a la Tráquea, bajo visión; aísla y protege la Vía Aérea (reduce el riesgo de Broncoaspiración, permite la succión traqueal); elimina el sellado de la máscara a la cara y asegura altas concentraciones de Oxígeno; constituye una vía para administrar medicamentos; asegura la insuflación adecuada del Pulmón con Volumen Tidal de 10 – 15 ml/kg; evita la necesidad de sincronizar la ventilación – compresión durante la RCP.

La Intubación Nasotraqueal a ciegas se utiliza en pacientes que requieren Vía Aérea definitiva pero que aún están respirando y conservan Reflejo Nauseoso. Esta contraindicada en casos de apnea, lesión de la Lámina Cribosa (se sospecha en pacientes con fracturas faciales múltiples, lesión maxilar, lesiones del Cigomático y Rinorrea sanguinolenta); menores de 8 años.

Existen algunas complicaciones de la Intubación Endotraqueal como intubación selectiva del Bronquio derecho (en adultos por poca angulación y en niños por brevedad de la Traquea); perforación de la Faringe; lesión cervical.

De forma general, en nuestro medio, los Métodos Mecánicos recomendados son las cánulas y la Intubación Endotraqueal bajo visión directa, previa hiperventilación del paciente. El uso de otros métodos es prácticamente nulo y pueden ocasionar complicaciones.

..." 29

---

[29] **Ref. Bibliográfica #:** 13, 17, 19, 23.

"...

- **Métodos Quirúrgicos de Control de la Vía Aérea:**

➢ **Transtraqueales:** Se utilizan para asegurar la Vía Aérea en pacientes con obstrucción de la Vía Aérea en los que no es posible la Intubación Endotraqueal. Existen diferentes métodos:

✓ **Punción Traqueal Directa para Ventilación Transtraqueal Percutánea (VTP):** Consiste en insertar agujas de inyección directamente debajo de la Nuez de Adán (2 dedos por debajo), 45° hacia los pies. Se deberá tener presente introducir solamente de 0.5 – 1.0 cm perpendicularmente para evitar perforar otras áreas de la Vía Aérea, se colocará la fuente de Oxígeno en el extremo de la aguja, 2 segundos de inspiración por 4 segundos para espirar (retirando la fuente de O_2). La fuente de Oxígeno se regula a 15 L/minuto (Flumiter).

Este método, es de extrema urgencia y solamente permite una pobre ventilación de menos de un 2 %. Inmediatamente hay que trasladar al paciente hacia un hospital y no se puede demorar más de 15 minutos.

✓ **Cricotiroidostomía (Punción de emergencia de la Vía Aérea):** Es una Emergencia Médica que consiste en la realización de una incisión a través de la piel y la Membrana Cricotiroidea para asegurar la Via Aérea de un paciente durante ciertas situaciones de emergencia, como una obstrucción de la Vía Aérea por un objeto extraño o una inflamación, un paciente que no sea capaz de respirar adecuadamente por su cuenta, o en casos de traumatismo facial grave que impidan la inserción de un Tubo Endotraqueal a través de la boca.

..." 30

---

[30] **Ref. Bibliográfica #:** 13, 17, 19, 23.

"...

La Cricotiroidostomía es llevada a cabo habitualmente por médicos de urgencias, cirujanos, médicos militares, o paramédicos. Generalmente es realizada como último recurso cuando han fallado o no son practicables otros métodos habituales de control de la Vía Aérea (colocación de un Tubo Endotraqueal a través de la boca). La Cricotiroidostomía es una técnica más fácil y rápida que la Traqueostomía, pero sólo se utiliza cuando no es posible la intubación oral o nasal. El procedimiento no requiere la manipulación de la Columna Cervical.

La Cricotiroidostomía proporciona tan sólo una Vía Aérea de emergencia para situaciones de riesgo vital. No es adecuada para ventilación prolongada debido a su pequeño tamaño. Por tanto, deberá ser realizada posteriormente una Traqueostomía o una Intubación Endotraqueal en el hospital.

La Cricotiroidostomía es realizada habitualmente practicando una incisión vertical en la piel del cuello justo bajo la Nuez de Adán, o Cartílago Tiroideo. A continuación se efectúa una disección digital hasta palpar la Membrana Cricotiroidea, en la cual se hace una incisión transversal. Por último se inserta un tubo en esta abertura, que permite respirar al paciente.

Con un bisturí, realizar una incisión vertical de 1 cm a través de la piel para acceder a la Membrana Cricotiroidea. Atravesar esta membrana mediante una incisión transversal. Ampliar el orificio insertando el mango del bisturí en la herida y rotándolo 90° o usando un Clamp. Insertar un Tubo de Traqueostomía o Tubo Endotraqueal de 6 ó 7 mm de diámetro interno. Inflar el balón y asegurar el tubo. Ventilar con BVM a la mayor concentración de Oxígeno posible. Determinar si la ventilación es efectiva (mediante auscultación bilateral y observación del movimiento del tórax). No se debe intentar retirar el Tubo de Traqueostomía o Endotraqueal en ambiente prehospitalario.

..." [31]

---

[31] **Ref. Bibliográfica #:** 13, 17, 19, 23.

"...

✓ **Traqueostomía:** Una Traqueostomía es un procedimiento quirúrgico realizado con objeto de crear una abertura dentro de la Tráquea a través de una incisión ejecutada en el cuello con la inserción de un tubo o cánula para facilitar el paso del aire a los Pulmones.

La Traqueostomía Percutánea es un procedimiento mínimamente invasivo, de creciente instauración. En los últimos años se ha convertido en la alternativa a la Traqueostomía Quirúrgica y se está imponiendo como técnica de primera elección en los pacientes en estado crítico.

A diferencia de la Traqueostomía Percutánea que suele efectuarse en la Unidad de Cuidados Intensivos, la Traqueostomía suele efectuarse en el quirófano, donde se controla satisfactoriamente la ventilación del paciente y se mantiene una técnica aséptica óptima.

Se hace una abertura entre los segundo y tercer anillos traqueales. Después de que la Tráquea quede expuesta, se inserta una Sonda de Traqueostomía con un manguito de tamaño adecuado. El manguito es un dispositivo inflable unido a la Sonda de Traqueostomía, el cual se diseñó para ocluir el espacio entre las paredes de la Tráquea y la sonda, de modo que permita una ventilación mecánica efectiva y reduzca el riesgo de aspiración.

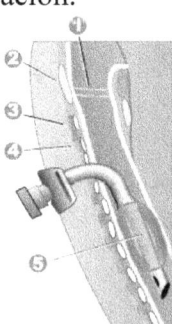

Traqueostomía: (1) Cuerdas Vocales. (2) Cartílago Tiroideo. (3) Cartílago Cricoideo. (4) Anillos Traqueales. (5) Cuff.

..." 32

---

32 **Ref. Bibliográfica #:** 13, 17, 19, 23.

"...

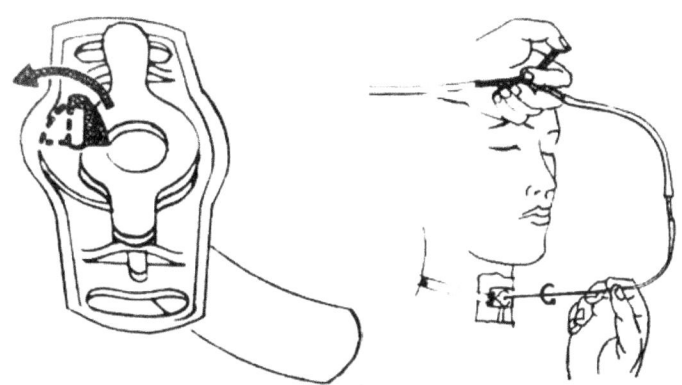

Cánula de Traqueostomía, aspiración de las secreciones por medio de un extractor.

La Sonda de Traqueostomía se fija al cuello del paciente con cintas adhesivas. Es usual que se coloque un cuadro de gasa estéril entre la sonda y la piel, a fin de absorber el drenaje y prevenir infecciones.

Las complicaciones pueden surgir a corto o largo plazo en el curso del tratamiento con Sonda de Traqueostomía, incluso años después de quitarla.

Las complicaciones tempranas incluyen hemorragia, Neumotórax, Embolia Gaseosa, aspiración, Enfisema Subcutáneo o Mediastínico, lesión del Nervio Laríngeo Recurrente o penetración de la Pared Traqueal Posterior.

Las complicaciones a largo plazo abarcan obstrucción de Vías Respiratorias por acumulación de secreciones o protrusión del manguito sobre el orificio de la sonda, infección, rotura del Tronco Arterial Braquiocefálico, Disfagia, Fístula Traqueoesofágica, dilatación o Isquemia y Necrosis Traqueales. Puede desarrollarse Estenosis Traqueal después de retirar la sonda.

..." 33

---

[33] **Ref. Bibliográfica #:** 3, 13, 17, 19, 23.

"…

Fuera de un quirófano y en emergencia se realiza una punción directa de la Tráquea, efectuando una Ventilación Transtraqueal Percutánea insertando un Punzocat (Trocar) #16, 14 ó 12 directamente a la luz de la Tráquea, a través de la piel (percutánea), además una jeringuilla de 10 ó 20 cc y un tubo conector de O_2. El catéter es insertado en sentido caudal y con ángulo aproximado de 45° hacia los pies.

La aguja se extrae y se conecta el catéter al tramo de Oxígeno se hace un orificio en la pared del tramo. Se insufla 1 segundo y se permiten 4 segundos de espiración, esto se logra ocluyendo y dejando libre el orificio respectivamente. La fuente de Oxígeno se regula a 15 L/minuto (Flumiter). Esta técnica asegura una ventilación efectiva entre 35 y 45 minutos, después de este tiempo comienza a retenerse CO_2 comprimiendo la cavidad craneana y a su vez, provocando el Derrame Cerebral. Todo paciente ventilado con este método debe ser considerado pobremente ventilado e inestable y deben de iniciarse los preparativos para una evacuación inmediata (debe llegar al hospital antes de los 30 minutos).

En caso de que el Socorrista se encuentre en un lugar donde no tenga los medios adecuados para realizar esta operación, bastará con desarmar un bolígrafo, hacer la incisión con cualquier objeto punzante previamente esterilizado con candela (deberá de medir y colocar los dedos Pulgar e Índice de tal forma que solo quede libre 0.5 – 1.0 cm del objeto punzante o cortante para evitar que cuando realice la incisión sea demasiado profunda y pueda dañar irreversiblemente al paciente), colocar el tubo del bolígrafo (saldrá un chorro de sangre es normal y se sentirá una fuerte aspiración indicando que los Pulmones se expandieron).

Es necesario también fijar el tubo del bolígrafo de manera que solamente quede introducido dentro de la Tráquea 0.5 – 1.0 cm.

…" 34

---

[34] **Ref. Bibliográfica #:** 13, 17, 19, 23.

"...

Inmediatamente hay que iniciar el proceso de evacuación y traslado de la víctima hacia un hospital o Centro Avanzado de Emergencia Médica.

Este método esta indicado cuando existen Cuerpos Extraños en Hipofaringe o Laringe si la Maniobra de Heimlich y los intentos con el Laringoscopio y Pinza de Mc Gyll fracasan; Edema Laríngeo, después de utilizar Oxígeno al 100 %, Epinefrina EV, Intubación Endotraqueal precoz con tubo menor, Antihistamínicos y Esteroides EV y no haber tenido resultados; fractura laríngea, si persiste la Hipoxia después de oxigenar.

Resumen:

Permeabilidad de la Vía Aérea	
SI	**NO**
Continuar evaluación (ABCDE)	Suspender evaluación
	Control Cervical. Permeabilizar Vía Aérea con: Métodos Manuales. Métodos Mecánicos. Métodos Quirúrgicos. Oxigeno 100 %. Inmovilizar. Trasladar.

..."35

---

35 **Ref. Bibliográfica #:** 13, 17, 19, 23.

Emergencia y Primeros Auxilios

1··2··2 Prioridad B (Brindar Ventilación u Oxigenación)

"…

Es importante lograr o mantener una buena Ventilación Alveolar ya que en ella se produce la Hematosis (Intercambio de O_2 y CO_2), por lo tanto, si existe Hipoventilación Alveolar se afectará la Hematosis. Esto llevaría a una Hipoxia (disminución de la oferta de Oxigeno en los tejidos por alteración de la Relación Ventilación – Perfusión) de las células, las que tendrían que obtener energía a través del Metabolismo Anaerobio con la consiguiente poca producción de energía y gran producción de ácidos, hidrogeniones y liberación del Potasio intracelular. Este proceso se denomina Acidosis Metabólica. (Ver Shock).

La retención de CO_2 desarrolla Hipercapnia (aumento de CO_2 en sangre), retención de hidrogeniones y liberación del Potasio intracelular, elevando su concentración en sangre y provocando a su vez, Acidosis Respiratoria.

Si no se corrigen a tiempo (facilitar una Ventilación Alveolar adecuada) estos fenómenos producirán la muerte celular en un periodo variable.

Por tanto, es vital que la Vía Aérea este permeable como paso inicial de la reanimación, la que debe combinarse con una adecuada Ventilación (movimiento del aire a través de la Vía Aérea), Difusión (intercambio de gases entre la sangre y los Alvéolos, el O_2 va hacia los Glóbulos Rojos para ser utilizado por los tejidos y el CO_2 va hacia los Alvéolos para ser expulsado del organismo) y Perfusión (circulación de los Glóbulos Rojos oxigenados en los Alvéolos hacia las células tisulares y el retorno a los Pulmones cargados de CO_2). Garantizar las Prioridades A y B.

…" [36]

---

[36] **Ref. Bibliográfica #:** 13, 17, 19, 23.

"…

Volumen y Capacidad Pulmonar:

Volumen de Reserva Inspiratoria (VRI) 3000 ml	Capacidad Inspiratoria (CI) 3500 ml	Capacidad Vital (CV) 4600 ml	Capacidad Pulmonar Total (CPT) 5800 ml
Volumen Total (VC) 500 ml			
Volumen de Reserva Espiratoria (VRE) 1100 ml	Capacidad Residual Funcional (CRF) 2300 ml		
Volumen Residual (VR) 1200 ml			

✓ **Volumen Corriente o Tidal (VC o VT):** Volumen de aire inspirado o espirado en cada respiración normal; es de unos 500 ml aproximadamente o 7 ml/kg de peso corporal. Un cuerpo en reposo consume entre 500 – 520 ml/minuto (de aire).

✓ **Volumen de Reserva Inspiratorio (VRI):** Volumen adicional máximo de aire que se puede inspirar por encima del Volumen Corriente Normal; habitualmente es igual a unos 3000 ml.

✓ **Volumen de Reserva Espiratorio (VRE):** Cantidad adicional máxima de aire que se puede espirar mediante espiración forzada, después de una espiración corriente normal, normalmente es de unos 1100 ml.

…" 37

---

37 **Ref. Bibliográfica #:** 13, 17, 19, 23.

"…

✓ **Volumen Residual (VR):** Volumen de aire que queda en los Pulmones tras la espiración forzada, supone en promedio unos 1200 ml aproximadamente.

✓ **Capacidad Inspiratoria (CI):** Es la cantidad de aire que una persona puede respirar comenzando en el nivel de una espiración normal y distendiendo al máximo sus Pulmones (3500 ml aproximadamente).

$$CI = VC + VRI$$

✓ **Capacidad Residual Funcional (CRF):** Es la cantidad de aire que permanece en el Sistema Respiratorio. Esa cantidad es la mínima que hay dentro de un Pulmón, y no puede ser expulsada. Es la cantidad de aire que queda en los Pulmones tras una espiración normal (2300 ml aproximadamente).

$$CRF = VRE + VR$$

✓ **Capacidad Vital (CV):** Es la cantidad de aire que es posible expulsar de los Pulmones después de haber inspirado completamente. Son alrededor de 4.6 litros. Es la máxima cantidad de aire que puede expulsar una persona de los Pulmones después de una inspiración máxima y espiración máxima (4600 ml aproximadamente).

$$CV = VRI + VC + VRE$$

✓ **Capacidad Pulmonar Total (CPT):** Es el volumen de aire que hay en el Aparato Respiratorio, después de una inhalación máxima voluntaria. Corresponde a aproximadamente 6 litros de aire. Es el máximo volumen al que pueden expandirse los Pulmones con el máximo esfuerzo posible (5800 ml aproximadamente).

$$CPT = CV + VR$$

…" [38]

---

[38] **Ref. Bibliográfica #:** 13, 17, 19, 23.

"…

- **Valores Constantes:**

✓ **Volumen Circulante:** VC = 500 ml.

✓ **Volumen de Reserva Inspiratorio:** VRI = 3000 ml (con esfuerzo inspiratorio).

✓ **Volumen de Reserva Espiratorio:** VRE = 1000 ml (con esfuerzo inspiratorio).

✓ **Volumen Residual:** VR = 1200 ml.

✓ **Capacidad Vital:** CV = VRI (3000 ml) + VRE (1000 ml) + VC (500 ml) = 4500 ml.

✓ **Capacidad Inspiratoria:** CI = VC (500 ml) + VRI (3000 ml) = 3500 ml.

✓ **Capacidad Espiratoria:** CE = VR (1200 ml) + VRE (1000 ml) = 2200 ml.

✓ **Capacidad Pulmonar Total:** CPT = CV (4500 ml) + VR (1200 ml) = 5700 ml.

✓ **Fracción Inspirada de Oxígeno (FiO$_2$):** Aire Ambiental = 0.21 %.

Ejemplo: Una persona en reposo realiza 12 respiraciones por minuto (rpm); si en cada entrada y salida de aire moviliza 500 ml, en 1 minuto movilizará 6000 ml, esto es Volumen Minuto Respiratorio (VM).

Ventilación Minuto (VM) = VC x Frecuencia Respiratoria (FR).

Para este ejemplo quedaría así:
VM = 500 ml x 12 rpm = 6000 ml (6 L/min.).
…" [39]

---

[39] **Ref. Bibliográfica #:** 13, 17, 19, 23.

"…

- **El trauma afecta la Oxigenación Pulmonar de 5 maneras:**

✓ **Obstrucción de la Vía Aérea:** Por Cuerpos Extraños, edemas, Fractura de la Tráquea, etc.

✓ **Pérdida de la Función Respiratoria:** Por Trauma Cráneo – Encefálico, Hipoxemia, Hipotermia, Intoxicación por drogas o alcohol, lesión cervical en C4 o superior.

✓ **Expansión Pulmonar decrementada:** Por fracturas costales con Contusión Pulmonar, Neumotórax, Hemotórax.

✓ **Difusión de Oxígeno disminuida:** Por alteración de la Membrana Alvéolo Capilar, Contusión Pulmonar, Atelectasia, ahogamiento.

✓ **Disminución del flujo sanguíneo alveolar:** Por Hipovolemia.

- **El consumo de Oxígeno normal es de:**

✓ **Niños:** 6 – 8 ml/kg/min.
✓ **Adulto:** 3 – 4 ml/kg/min.

- **Componentes claves de la Ventilación que determinan la disponibilidad de Oxígeno a nivel Alveolar:**

• **Frecuencia Respiratoria (FR):** Es el número de respiraciones que efectúa un ser vivo en un lapso específico (suele expresarse en respiraciones por minuto – rpm). Movimiento rítmico entre Sístole y Diástole, está regulado por el Sistema Nervioso.

… " [40]

---

[40] **Ref. Bibliográfica #:** 13, 17, 19, 23.

"…
- ✓ **Recién Nacidos:** 30 – 45 rpm.
- ✓ **Niños:** 25 – 30 rpm.
- ✓ **Pre Adolescentes:** 20 – 30 rpm.
- ✓ **Adolescentes:** 18 – 26 rpm.
- ✓ **Adultos:** 12 – 20 rpm. (H = 16 rpm, M = 18 rpm).
- ✓ **Adultos a ejercicios moderados:** 35 – 45 rpm.
- ✓ **Atletas:** 60 – 70 rpm (valor pico).

➢ **Ventilación:** Entrada y salida de aire de la Vía Aérea. Conjunto de procesos que hacen fluir el aire entre la atmósfera y los Alvéolos Pulmonares a través de los actos alternantes de la inspiración y la espiración.

Por convenio en el Aparato Respiratorio las presiones se miden tomando como referencia la Presión Atmosférica. Una presión será Negativa cuando sea menor de 760 mm/Hg y Positiva (PEEP) si es mayor. Durante la inhalación normal, la presión dentro de los Pulmones (Presión Intraalveolar) es cerca de -2 cm de agua.

✓ **Hipoventilación:** Menos de 12 rpm. (Por disminución del ritmo respiratorio o por traumatismo funcional).

✓ **Hiperventilación:** Mayor de 20 rpm. (Por aumento del ritmo respiratorio o por traumatismo funcional).

➢ **Difusión:** Paso o intercambio gaseoso a través de la Membrana Alveolo – Capilar – Pulmonar.

➢ **Perfusión:** Es el recorrido de aire (Oxígeno) a través de todo el Sistema Respiratorio – Circulatorio (Arterial).

Si el paciente respira 1 vez cada 5 segundos tendrá una FR = 12 rpm.

…" [41]

---

[41] **Ref. Bibliográfica #:** 13, 17, 19, 23.

"...

- **Después de evaluar la Prioridad B, la Ventilación puede ser:**

✓ **Totalmente efectuada por el paciente:** Siempre colocar Oxigeno suplementario. En este caso si es traumatizado le indicamos Oxígeno suplementario si la FR es mayor que 30 rpm.

✓ **Parcialmente efectuada por el paciente:** Tenemos que indicar Oxígeno suplementario y Ventilación Asistida o Mandatoria si la FR es menor que 10 rpm.

✓ **No efectuada por el paciente:** Necesita Oxígeno suplementario (Intubación) y Ventilación Controlada si la FR = 0.

- **Principios de la Oxigenación y Ventilación de Emergencia:**

✓ Todos los pacientes politraumatizados requieren Oxígeno suplementario, a concentración de 85 – 100 % para una FiO_2 de 0.85 – 1.00 (90 – 100 %).

✓ La FR menor de 10 o mayor de 30 rpm provocan Hipoventilación Alveolar y no garantizan un intercambio de gases adecuado. En estas condiciones se dice que la respiración esta siendo parcialmente efectuada por el paciente.

- **Modalidades Ventilatorias con Dispositivo Bolsa – Válvula – Mascara (BVM o AMBÚ):**

• **Ventilación Asistida:** Se indica en pacientes inconscientes que respiran a una FR superior a 30 rpm. Se debe iniciar igualando el Volumen y la Frecuencia que el paciente presenta en su patrón respiratorio, aunque sea inefectivo, con el que proporcionamos insuflaciones con el dispositivo BVM (sincronización).

..." [42]

---

[42] **Ref. Bibliográfica #:** 13, 17, 19, 23.

"...

Después de 3 – 6 insuflaciones sincronizadas con el paciente, incrementamos el Volumen Tidal, comprimiendo con más fuerzas la bolsa para administrar más de 800 ml/respiración. A medida que incrementamos el Volumen Tidal, el paciente irá disminuyendo la Frecuencia Respiratoria, debemos continuar este proceder hasta lograr una FR entre 16 – 20 rpm y un Volumen Tidal adecuado.

- **Ventilación Mandatoria:** Esta modalidad respiratoria la proporcionamos a pacientes que respiran a una FR menor de 10 ventilaciones por minuto. Se administra con el dispositivo BVM, para ello nos acoplamos a la Frecuencia y profundidad de las ventilaciones del paciente con el dispositivo e ir incrementando gradualmente la FR hasta alcanzar 16 – 20 rpm, manteniendo un VC = 800 ml o hasta alcanzar el máximo de expansibilidad toráxica.

Los 30 ó 60 segundos adicionales de retraso causados por la sincronización de la respiración del paciente con la BVM constituyen un tiempo bien empleado para llevar al paciente a una Frecuencia y Volumen normal.

Si el paciente esta consciente, es muy importante explicarle la maniobra que vamos a realizar, esta debe incluir las molestias que va a sentir, pero a medida que se intercambia más aire se sentirá mejor. A fin de aliviar la ansiedad y la resistencia del paciente retírele de manera intermitente la máscara para que él mismo compruebe que este proceder es necesario y se torne más cooperador.

La dificultad respiratoria constituye la causa más frecuente del Paro Cardiaco en los niños; una vez ocurrido el Paro Respiratorio sobreviene el Paro Cardiaco y el pronóstico es reservado.

..." 43

---

[43] **Ref. Bibliográfica #:** 13, 17, 19, 23.

"...

El dispositivo BV puede usarse con máscara o directo al Tubo Endotraqueal. La ventilación con este dispositivo nos posibilita tener un control fino y sensibilidad directa del volumen de aire administrado, la adaptabilidad pulmonar y la caja toráxica a la entrada de aire (complianza); la ventilación apropiada esta caracterizada por un flujo suave, con resistencia moderada que gradualmente se incrementa conforme la bolsa se va vaciando. Esta sensación ayuda al Socorrista a valorar lo adecuado de la ventilación, pudiendo percatarse de modificaciones en la complianza que indican tanto pérdidas en el sellado de la máscara, como problemas que interfieren con la ventilación, ejemplo: resistencia mínima y vaciamiento rápido (indica fuga de la máscara), resistencia significativa (indica obstrucción de la Vía Aérea).

El volumen apropiado en un paciente adulto es de 800 – 1200 ml por cada ventilación. Para facilitar este volumen, el Socorrista comprime la bolsa con una de sus manos contra el brazo, tórax, muslo o contra la cabeza del paciente si está solo. Cuando son dos, uno fija la máscara a la cara y el otro comprime la bolsa con sus dos manos.

En pacientes inconscientes o con un nivel de consciencia disminuido, se debe utilizar una cánula o un Tubo Endotraqueal conjuntamente con la BVM.

- **Otros métodos para ventilar (Ventilación Controlada):**

Si no contamos con una BVM, se procederá utilizando uno de los siguientes métodos o como complemento entre ellos:

..." [44]

---

[44] **Ref. Bibliográfica #:** 13, 17, 19, 23.

"...

- **Boca – Boca:** Aporta una FiO_2 de 16 – 17 %. Alinear la cabeza con el cuerpo en posición decúbito supino (boca arriba), colocar un objeto (ropa, calzado, etc.) debajo de la nuca del paciente (si no se sospecha de Trauma Cervical), trasladando así el Occipucio hacia atrás de manera que quede estirada la zona frontal del cuello (Hiperextender el Cuello) y se puede realizar la Maniobra Frente – Mentón para asegurar la apertura de la Vía Aérea. El Socorrista se colocará a horcajadas a la altura de los hombros de la víctima y realizará la Maniobra de MES [Mirar, Escuchar y Sentir: mirar el tórax para constatar que hayan o no movimientos de expansión o contracción correspondientes al proceso de respiración (2 Hemitórax); escuchar sonidos respiratorios y sentir o no el aire salir de las Vías Aéreas] en un tiempo de 5 segundos.

Continuará tomando el Pulso Carotídeo (5 segundos) y de no tener, se abrirá la boca con una mano y con la otra se taparán las Fosas Nasales e insuflará 2 veces con un tiempo de 2 segundos cada uno de diferencia entre insuflación y recuperación (toma nuevamente de aire). Realizará MES, tomará Pulso Carotídeo nuevamente y de no obtener respuesta se pasará a Maniobra de RCP (ver más adelante).

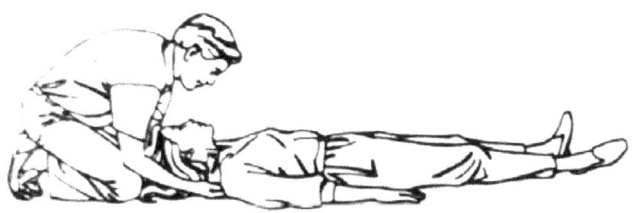

Alinear el cuerpo.

..." 45

---

45 **Ref. Bibliográfica #:** 3, 9, 13, 17, 19, 23.

" ...

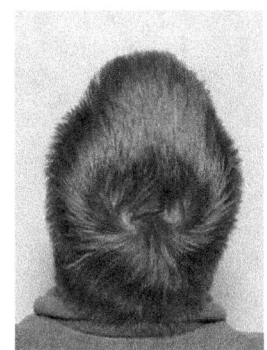

Hiperextender el cuello.

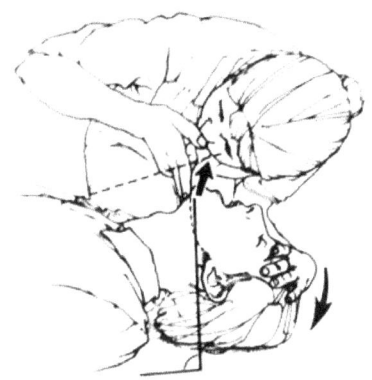

MES.

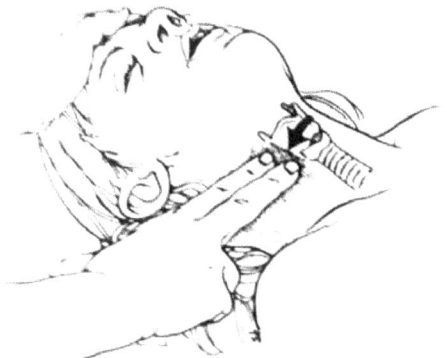

Pulso Carotídeo.

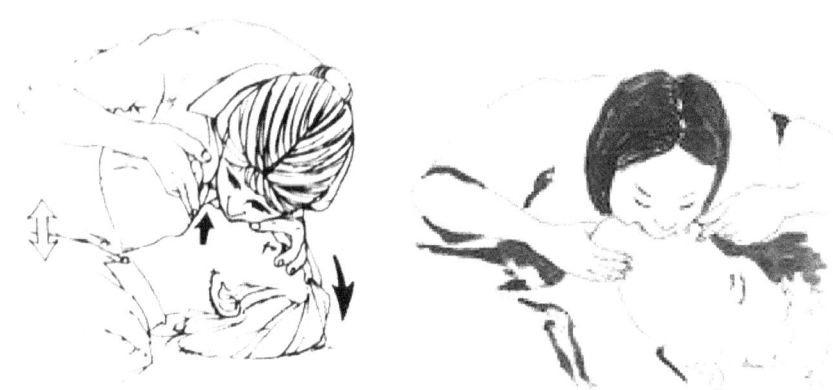

Boca – Boca.

... " [46]

_____

[46] **Ref. Bibliográfica #:** 3, 9, 13, 17, 19, 23.

" …

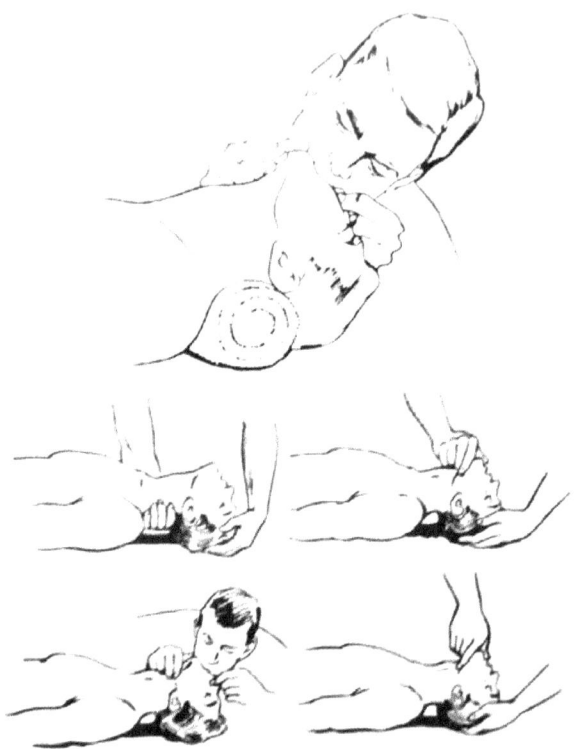

Se puede colocar un pañuelo fino en la boca de la víctima para no hacer contacto directo o utilizar la boquilla si se tiene a mano.

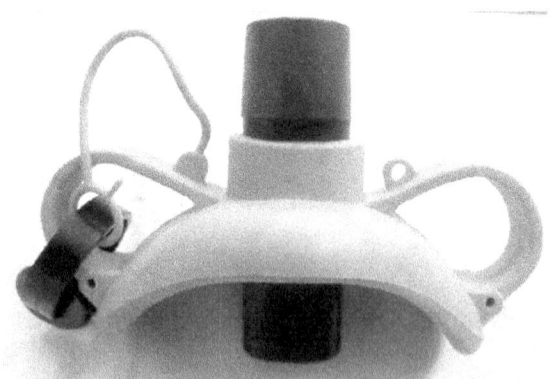

Boquilla para la Maniobra Boca a Boca.

… " 47

---

47 **Ref. Bibliográfica #:** 3, 9, 13, 17, 19, 23.

"...

- **Boca – Máscara (sin soporte de Oxígeno):** Aporta una FiO$_2$ de 16 – 17 %. De contar con una Máscara Facial Simple (o una de BVM), se procederá de igual forma que con el método anterior. Esto evita el contacto directo Boca a Boca que pudiera ocasionar infecciones y otras enfermedades para el Socorrista y, permite conectar luego una fuente de Oxígeno o la BVM para continuar con los demás procedimientos (RCP u otros).

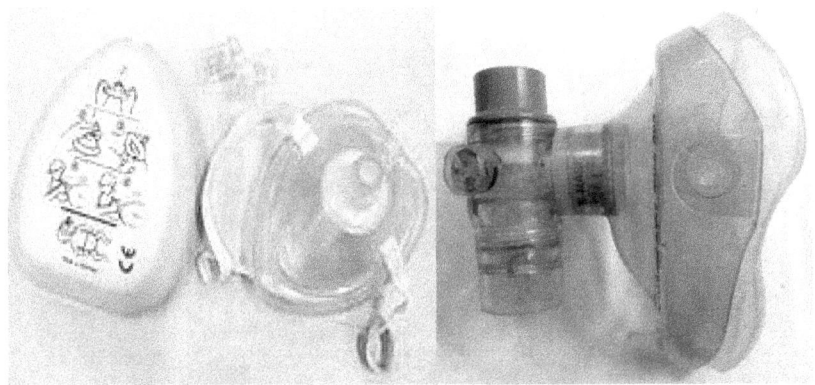

Máscara Simple y Máscara de BVM (AMBÚ).

- **BVM (sin soporte de Oxígeno):** Aporta una FiO$_2$ de 21 %. Procedimiento estándar. La Bolsa – Válvula – Máscara (BVM) también se conoce como Resucitador Manual, Bolsa Autoinflable o Ambú.

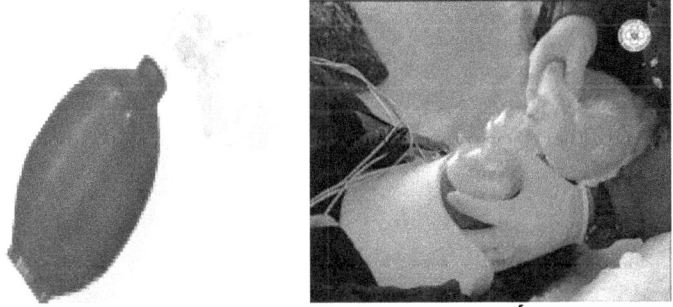

Ventilación con BVM (AMBÚ).

..." 48

---

48 **Ref. Bibliográfica #:** 11, 13, 17, 19, 23.

"...

- **Cánula Nasal (con soporte de Oxígeno):** Aporta una FiO_2 de 24 – 44 % con suplemento de Oxigeno de 1 – 6 L/min.

- **Boca – Máscara (con soporte de Oxígeno):** Aporta una FiO_2 de 50 – 80 % con suplemento de Oxigeno de 10 – 15 L/min.

- **Máscara Facial Simple (con soporte de Oxígeno):** Aporta una FiO_2 de 40 – 60 % con suplemento de Oxigeno de 8 – 10 L/min.

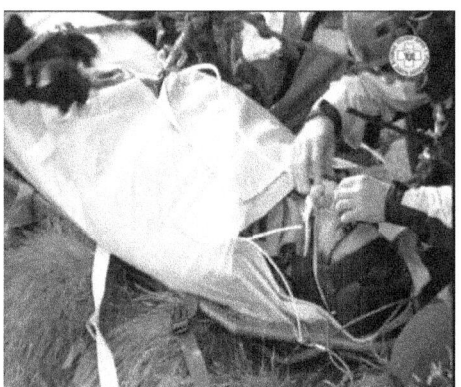

Máscara Facial Simple con soporte de O_2.

- **BVM sin Reservorio: (con soporte de Oxígeno):** Aporta una FiO_2 de 40 – 60 % con suplemento de Oxigeno de 8 – 10 L/min.

- **Máscara Parcialmente Recirculada (con soporte de Oxígeno):** Aporta una FiO_2 de 60 % con suplemento de Oxigeno de 6 L/min.

- **Máscara Simple con Reservorio (con soporte de Oxígeno):** Aporta una FiO_2 de 60 % con suplemento de Oxigeno de 6 L/min.

- **BVM con Reservorio (con soporte de Oxígeno):** Aporta una FiO_2 de 90 – 100 % con suplemento de Oxigeno de 10 – 15 L/min.

..." [49]

---

[49] **Ref. Bibliográfica #:** 11, 13, 17, 19, 23.

" ...

- **Máscara con Reservorio no Recirculante (con soporte de Oxígeno):** Aporta una FiO₂ de 90 – 100 % con suplemento de Oxigeno de 10 – 15 L/min.

- **Válvula a Demanda (con soporte de Oxígeno):** Aporta una FiO₂ de 90 – 100 % con suplemento de Oxigeno directo. Los Resucitadores de Válvula a Demanda operados manualmente son fáciles de usar y cuentan con: Máscara Facial, Disparador manual y fuente de Oxígeno con Presión = 50 – 60 libras/pulgadas².

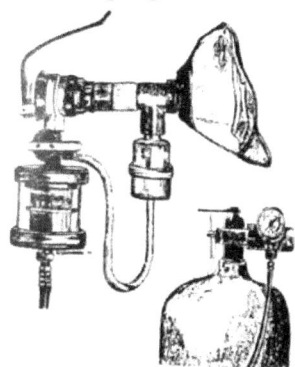

Este último dispositivo tiene sus ventajas y desventajas entre las que citamos:

✓ No existe sensación de complianza pulmonar ni toráxica por lo que existe riesgo de sobredistensión pulmonar o gástrica.

✓ No debe utilizarse para Ventilación Mandatoria o Asistida (o sea cuando hay una FR menor a 10 o mayor a 30 rpm).

✓ El Oxígeno se administra a alta tensión y rápido flujo lo que puede provocar complicaciones.

✓ No se recomienda directamente al Tubo Endotraqueal.

✓ La presión necesaria para expandir los Pulmones es de 35 – 45 libras/pulgada².

... " 50

---

⁵⁰ **Ref. Bibliográfica #:** 7, 13, 17, 19, 23.

"...

✓ El Esófago se mantiene cerrado con una presión de 55 – 60 libras/pulgada^2. Si se excede esta presión, el aire se irá para el Estómago y no habrá ventilación.

Resumen:

◄ Inmovilizar manualmente la cabeza del paciente, abrir las Vías Aéreas con los Métodos Manuales. Hiperventilar con BVM. No retrasarse para conectar una fuente de Oxígeno.

◄ Identificar obstrucción de la Vía Aérea (solucionar), identificar condición toráxica que interfiera con la ventilación.

◄ Insertar cánula y adicionar Oxígeno suplementario.

◄ Hiperventilar e Intubar.

◄ Si la FR se encuentra por debajo de 12 o por encima de 20 está indicando administrar Oxígeno suplementario.

◄ Si la FR se encuentra por debajo de 10 y por encima de 30, se indica Ventilación Asistida.

◄ Reevaluar condición cada 3 a 5 minutos.

◄ Recuerde que la ansiedad y la agresividad son signos de Hipoxia Cerebral.

..." [51]

---

[51] **Ref. Bibliográfica #:** 13, 17, 19, 23.

1··2··3 Prioridad C (Circulación, Control de Hemorragias y Tratamiento del Estado de Shock)

"…

Se procede al control de hemorragias, aplicar presión en las áreas donde se esta produciendo la hemorragia, el examen neurológico va a determinar si existe daño neurológico o traumatismo craneal y el grado del mismo.

Si hay Paro Cardiorrespiratorio; brindar Reanimación Cardiopulmonar (RCP). Activar el Servicio de Emergencias. Llamar al servicio de ambulancia (SIUM), para el traslado del lesionado, mencionando todo lo observado anteriormente.

1··2··3··1 Estabilizar la Circulación del Paciente

- **Presión Arterial (PA):** Es la presión que ejerce la sangre contra la pared de las arterias. Esta presión es imprescindible para que circule la sangre por los vasos sanguíneos y aporte el Oxígeno y los nutrientes a todos los órganos del cuerpo para que puedan funcionar; mientras que Tensión Arterial (TA) es la forma en que las arterias reaccionan a esta presión, lo cual logran gracias a la elasticidad de sus paredes.

Si bien ambos términos se suelen emplear como sinónimos, es preferible emplear el de PA. De hecho, su medida se describe en unidades de presión (Milímetros de Mercurio – mm/Hg).

La PA o TA tiene dos componentes:

- ✓ **Tensión Arterial Sistólica (TAS):** Corresponde al valor máximo (Máxima) de la TA en Sístole (cuando el Corazón se contrae). Se refiere al cfccto de presión que ejerce la sangre eyectada del Corazón sobre la pared de los vasos.

…" [52]

---

[52] **Ref. Bibliográfica #:** 13, 17, 19, 23.

"…

✓ **Tensión Arterial Diastólica (TAD):** Corresponde al valor mínimo (Mínima) de la TA cuando el Corazón está en Diástole o entre latidos cardíacos. Depende fundamentalmente de la Resistencia Vascular Periférica (RVP). Se refiere al efecto de distensibilidad de la pared de las arterias, es decir el efecto de presión que ejerce la sangre sobre la pared del vaso.

La Presión Arterial es un mecanismo compensatorio de todos los seres vivos ante la Presión Atmosférica. Los gases que conforman la atmósfera terrestre (aire) aportan un peso de 1292 kg/cm^3 sobre toda la superficie del planeta equivalente a 1013.25 hPa o 760 mm/Hg. Si los seres vivos no contaran con este mecanismo serían aplastados por esta fuerza, por lo tanto, es necesario que los organismos compensen su presión interna con la exterior para poder vivir. En el ser humano, una Presión Arterial de 120 / 80 mm/Hg basta para mantener todos los sistemas estables.

Si nuestro organismo aumenta su presión interna (Hipertensión) mientras la externa permanece invariable es como si explotáramos desde adentro (hemorragia interna: sangrado por la nariz, los ojos, los oídos, el ano, etc.); mientras que si baja demasiado la presión interna (Hipotensión) y la externa permanece invariable es como si nos aplastaran o implotáramos (opresión en los ojos, fatiga, cansancio, decaimiento, pérdida de la fuerza corporal, opresión en el pecho, etc.).

	Presión Sistólica (Máxima) mm/Hg	Presión Diastólica (Mínima) mm/Hg
Normal	90 – 120	60 – 79
Hipertensión Moderada	120 – 140	80 – 90
Hipertensión Severa	140 – 200	90 – 110
Hipotensión	Menor de 90	Menor de 60

… " 53

---

53 **Ref. Bibliográfica #:** 13, 17, 19, 23.

"...

Generalmente en casos de emergencia, el paciente estará Hipotenso debido al trauma (lesiones) que ha recibido.

➤ **Procedimiento para la Medida o Toma de la PA:**

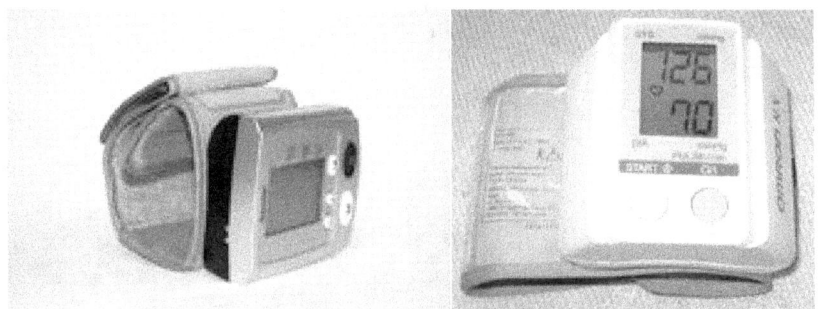

Esfigmomanómetro Digital de Muñeca.

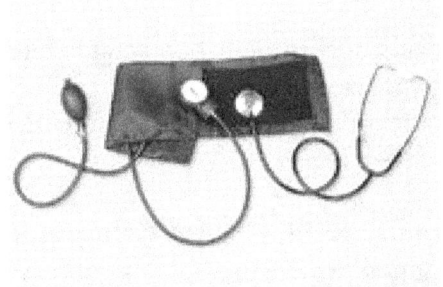

Esfigmomanómetro Aneroide y su Estetoscopio para la auscultación.

Antes de comenzar, es necesario que el paciente este acostado o sentado, con el brazo flojo y apoyado en la cama (suelo) o en una mesa, no debe cerrar la mano ni apoyar el brazo con fuerza durante la medición. El Socorrista se situará en una posición cómoda a su mismo nivel. (Nunca tomar la PA desde la posición de pie, ya que creará una diferencia de presión con respecto a la víctima, siempre realizarla desde la posición de sentado).

... " 54

---

[54] **Ref. Bibliográfica #:** 13, 17, 19, 23.

"...

Comenzar palpando el brazo en busca del Pulso de la Arteria Humeral con 3 dedos (esta arteria está cerca de la superficie). El brazalete del Esfigmomanómetro se coloca de manera que el centro de este quede en la zona muscular media (entre el hombro y el codo); se colocará el diafragma del Estetoscopio en la cara interior del brazo (en la depresión) para escuchar los latidos.

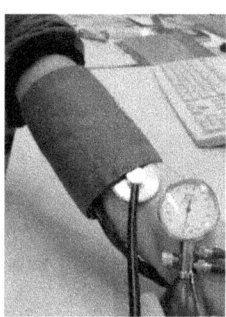

Se elevará la presión del brazalete bombeando aire con la perilla hasta ocluir la arteria (generalmente hasta 200 en la escala del reloj); se libera la presión de aire del brazalete lentamente (a unos 3 mm/Hg/s aproximadamente).

Se sentirá los primeros ruidos llamados Ruidos de Korotkoff (Fase I) similar al de un latido. En ese momento se observa en el reloj el valor que será la Presión Sistólica (Máxima) – TAS.

Se continúa descendiendo la presión de aire lentamente mientras se van escuchando los 5 tipos de Sonidos de Korotkoff por el Estetoscopio. Algunos de ellos son similares a los murmullos. Cuando se escuchan los últimos latidos antes del silencio. Se anota la Presión Diastólica (Mínima) – TAD.

..." 55

---

55 **Ref. Bibliográfica #:** 13, 17, 19, 23.

"...

El flujo por debajo de la Presión Diastólica es perceptible como un continuo ruido de fondo, debido a la turbulencia del flujo sanguíneo (generalmente las Fases IV y V de los Ruidos de Korotkoff), pero se distinguen de las 5 Fases de los Ruidos de Korotkoff en que no se detectan ya latidos, ni murmullos periódicos debido a que la arteria permanece abierta durante todo el ciclo del Corazón.

Disminuir el aire del brazalete lentamente pero continuamente, no hacer paradas. De no percibir claramente los latidos o no identificar la TAS y TAD, desinflar completamente el brazalete, esperar 2 minutos y volver a intentar. Observe la aguja del reloj al mismo tiempo que escucha los latidos, esto ayudará a identificar la TAS y TAD, ya que la aguja se moverá conjuntamente con los latidos.

En situaciones de emergencia está maniobra no se realiza pero es bueno que todo el mundo sepa tomar la Presión Arterial, pues puede prevenir afecciones mayores, sobre todo si existen enfermedades del Corazón como Hipertensión Arterial, Cardiopatías, Isquemias, etc.

✓ **Presión Arterial Media (PAM):** Es la presión sanguínea promedio en un individuo durante un ciclo cardíaco.

Durante el reposo, la PAM puede aproximarse usando las medidas de Presión Arterial (PA), Presión Arterial Sistólica (TAS) y Presión Arterial Diastólica (TAD).

$$\underline{PAM = [(2 \times TAD) + TAS] / 3}$$

Así, una persona con PA = 120 / 80 mm/Hg, tendrá una PAM = 93 mm/Hg.

La PAM se considera como la Presión de Perfusión de los órganos corporales. Se cree que una PAM mayor a 60 mm/Hg es suficiente para mantener los órganos de la persona promedio. Se considera normal un valor entre 70 y 110 mm/Hg.

..." [56]

---

[56] **Ref. Bibliográfica #:** 13, 17, 19, 23.

"...

Si la PAM cae de este valor por un tiempo considerable, los órganos (Cerebro, P, R, H, BP) no recibirán el suficiente riego sanguíneo y se volverán isquémicos. De ahí la importancia de este valor en el trauma.

✓ **Presión de Perfusión Cerebral (PPC):** Es el gradiente de presión que causa el flujo de sangre al Cerebro (la Perfusión Cerebral). Debe ser mantenido dentro de límites estrechos, porque muy poca presión puede causar isquemia en el tejido cerebral (con flujo inadecuado de sangre), y por mucho tiempo puede elevar la Presión Intracraneal (PIC).

PPC = PAM - PIC

Donde PIC será una constante de 10 mm/Hg. El rango normal de la PIC es 0 – 10 mm/Hg, de 20 – 25 mm/Hg es el límite superior de lo normal en el que se debe iniciar el tratamiento (muchos investigadores utilizan el valor de 15 mm/Hg como umbral para iniciar el tratamiento).

Siguiendo el ejemplo anterior, tendríamos una PPC = 83 mm/Hg.

El aumento de la PIC (15 mm/Hg por encima de su valor normal) es patológico, llevando a comprometer la correcta perfusión del tejido cerebral, siendo considerada una Emergencia Médica.

Se considera normal la PPC entre 70 – 100 mm/Hg.

• **Pulso:** El pulso de una persona es la pulsación provocada por la expansión de sus arterias como consecuencia de la circulación de sangre bombeada por el Corazón. Se obtiene por lo general en partes del cuerpo donde las arterias se encuentran más próximas a la piel, como en las muñecas o el cuello.

..." [57]

---

[57] **Ref. Bibliográfica #:** 13, 17, 19, 23.

" ...

El pulso se palpa manualmente con los dedos Índice y Medio, no se puede tomar con el dedo Pulgar ya que este tiene pulso propio. Cuando se palpa la Arteria Carotídea, la Femoral o la Braquial puede usarse el Pulgar. Sin embargo, este dedo tiene su propio pulso, que puede interferir con la detección del pulso del paciente en otros puntos del cuerpo, donde deben usarse dos o tres dedos. Los dedos o el Pulgar deben situarse cerca de una arteria y presionarse suavemente contra una estructura interna firme, normalmente un hueso, para poder sentir el pulso.

Una forma alternativa de encontrar el pulso es oír el latido del Corazón. Esto suele hacerse con un Estetoscopio, pero también puede hacerse usando cualquier cosa que transmita el sonido a los oídos, o presionando la oreja directamente sobre el pecho.

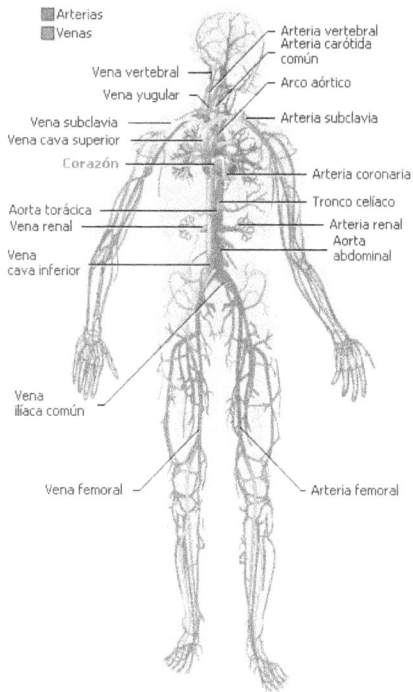

Aparato Circulatorio.

... " 58

___

58 **Ref. Bibliográfica #:** 13, 17, 19, 23.

"…

La Frecuencia del Pulso (FP) se mide según la respiración del Socorrista:

✓ **4 latidos por Respiración (l/resp)** = Normal.
  60 lpm = Normal.

✓ **5 ó más l/resp** = Rápido.
  Mayor de 60 = Taquicardia (asintomática de 60 a 80 lpm).

La Taquicardia es el incremento de la Frecuencia Cardiaca (FC). Es la contracción demasiado rápida de los ventrículos. Se considera Taquicardia cuando la FC es superior a 100 lpm en reposo.

En ocasiones la Taquicardia está asociada a la ansiedad, sin que pueda establecerse si ésta genera Taquicardia o es la Taquicardia la que hace que la persona padezca ansiedad. También puede ser el resultado de una Anemia, una hemorragia (es el caso típico en trauma), un trastorno cardíaco, estrés o el uso de ciertas drogas. Los trastornos cardíacos que pueden originar Taquicardias son las Arritmias, en las que hay trastornos en las descargas eléctricas que originan el latido cardíaco. Algunas sustancias como el Mate, Café, Té, Tabaco, Alcohol, Cocaína y algunos fármacos, pueden inducir Taquicardia en algunas personas susceptibles, por lo cual, en estos casos, es conveniente evitarlas.

El síntoma característico son las palpitaciones: se perciben una aceleración del Corazón acompañada por una sensación de ansiedad, aunque también pueden presentarse otros síntomas, como dificultad respiratoria, mareos, desmayos y un dolor agudo en el pecho, otros síntomas que se asocian a casos más severos de Taquicardia son la debilidad, los ahogos y el desvanecimiento.

… " [59]

---

[59] **Ref. Bibliográfica #:** 13, 17, 19, 23.

"...

✓ **3 o menos l/resp** = Lento.

Menor de 60 lpm = Bradicardia (asintomática hasta llegar a los 50 lpm y descendiendo).

La Bradicardia es el descenso de la Frecuencia Cardiaca (FC). Se considera Bradicardia a una FC inferior a 60 lpm en reposo. Generalmente es indicio de enfermedades del Corazón y también puede ser síntoma de Meningitis u otras lesiones del Encéfalo.

Causas comunes de un cuadro de Bradicardia pueden ser la Angina de Pecho Inestable, la Hipertensión esencial, episodios tromboembólicos, daño u obstrucción de arterias coronarias o fallo sistémico de nodos auriculares (trauma). La Bradicardia, asimismo, debe ser tomada como antecedente para un Infarto estable.

➢ **Tipos de Pulso:**

✓ **Pulso Radial:** Situado en el lado de la muñeca más cercano al Pulgar (Arteria Radial).

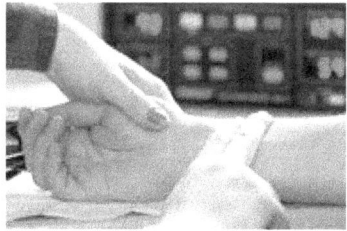

✓ **Pulso Ulnar o Cubital:** En el lado de la muñeca más cercano al Meñique (Arteria Ulnar).

..." 60
...

---

60 **Ref. Bibliográfica #:** 13, 17, 19, 23.

"...

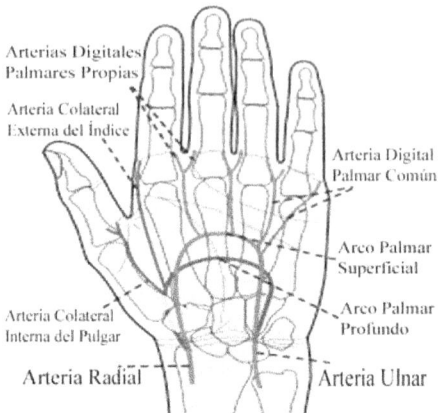

✓ **Pulso Carotídeo:** En el cuello (Arteria Carótida). La Carótida debe palparse suavemente, ya que estimula sus baroreceptores, con una palpación vigorosa puede provocar Bradicardia severa o incluso detener el Corazón en algunas personas sensibles. Además, las dos Arterias Carótidas de una persona no deben palparse simultáneamente, para evitar el riesgo de síncope o Isquemia Cerebral.

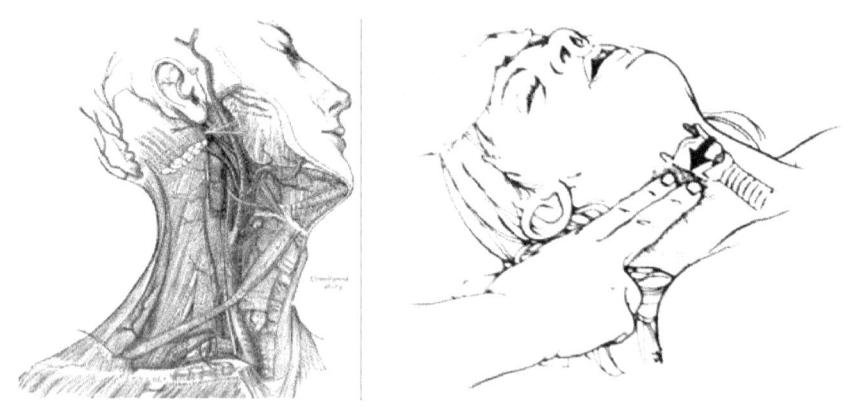

..." 61

---

61 **Ref. Bibliográfica #:** 9, 13, 17, 19, 23.

"...

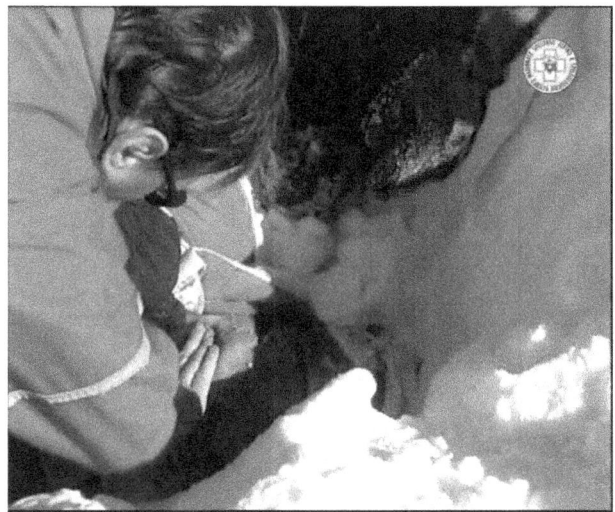

✓ **Pulso Braquial:** Entre el Bíceps y el Tríceps, en el lado medial de la cavidad del codo, usado frecuentemente en lugar del Pulso Carotídeo en infantes (Arteria Braquial). (Utilizar en niños menores de 1 año o para comprobar circulación de los Miembros Superiores).

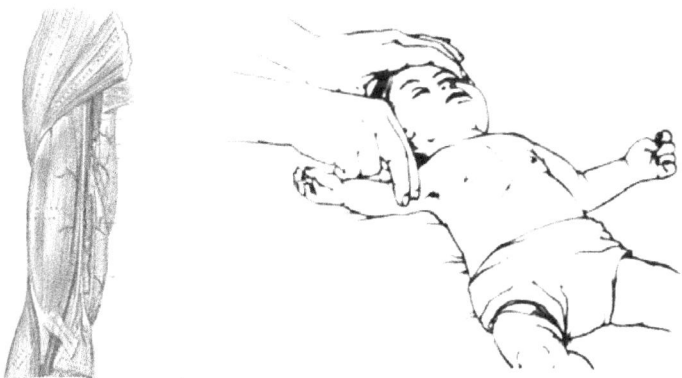

...." 62

---

62 **Ref. Bibliográfica #:** 9, 11, 13, 17, 19, 23.

"...
✓ **Pulso Femoral:** En la cara interna del muslo (Arteria Femoral).

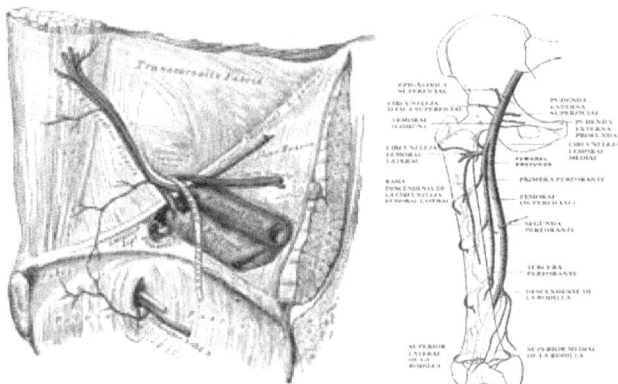

La Arteria Ilíaca Externa es la arteria grande en el centro, el Ligamento Inguinal se extiende desde la parte superior derecha de abajo a la izquierda. Cuando la arteria cruza el ligamento, se convierte en la Arteria Femoral.

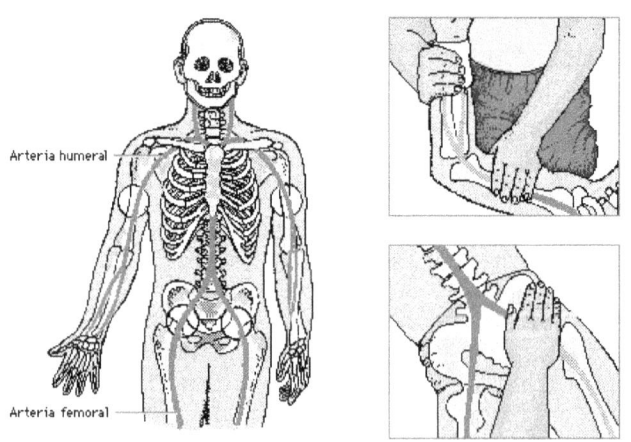

Forma de palpar el Pulso Braquial y Femoral.

..." [63]

---

[63] **Ref. Bibliográfica #:** 13, 17, 19, 23.

"…

✓ **Pulso Poplíteo:** Bajo la rodilla en la Fosa Poplítea.

✓ **Pulso Dorsal del Pie:** En el empeine del pie (Arteria Dorsal del Pie).

✓ **Pulso Tibial Posterior:** Detrás del tobillo bajo el Maléolo Medial (Arteria Tibial Posterior).

✓ **Pulso Temporal:** Situado sobre la sien directamente frente a la oreja (Arteria Temporal).

✓ **Pulso Facial:** Situado en el borde inferior de la porción ascendente del Maxilar Inferior o Mandíbula (Arteria Facial).

> La facilidad para palpar el pulso viene determinada por la presión sanguínea del paciente. Si su Presión Sistólica está por debajo de 90 mm/Hg el Pulso Radial no será palpable. Por debajo de 80 mm/Hg no lo será el Braquial. Por debajo de 60 mm/Hg el Pulso Carotídeo no será palpable.

Dado que la Presión Sistólica raramente cae tan bajo, la falta de Pulso Carotídeo suele indicar la muerte. Sin embargo, se conoce de casos de pacientes con ciertas heridas, enfermedades u otros problemas médicos que estaban conscientes y carecían de pulso palpable.

Para estimar la Presión Sistólica a partir del pulso, se puede establecer la presente relación:

✓ **Si el Pulso Radial está presente la TAS > 80 mm/Hg.**
✓ **Si el Pulso Femoral está presente la TAS > 70 mm/Hg.**
✓ **Si el Pulso Carotídeo está presente la TAS > 60 mm/Hg.**

Si no se palpan pulsos estamos en presencia de un Shock descompensado.
…" [64]

---

[64] **Ref. Bibliográfica #:** 13, 17, 19, 23.

"…

- **Llenado Capilar:** Se evalúa también el Llenado Capilar haciendo presión en el Lecho Ungueal (sobre las uñas de los dedos), si el llenado tarda más de 2 segundos, los lechos capilares no están recibiendo circulación adecuada.

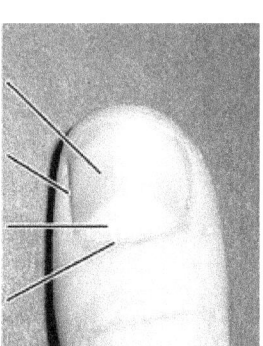

Cuerpo ungeal
Paronniquio
Lúnula
Eponiquio

- **Control de Temperatura Corporal y coloración de la piel:** La termorregulación es la capacidad del cuerpo para regular su temperatura, dentro de ciertos rangos, incluso cuando la temperatura circundante es muy diferente.

  La temperatura normal del cuerpo de una persona (TC) varía dependiendo de su sexo, su actividad reciente, el consumo de alimentos y líquidos, la hora del día y, en las mujeres, de la fase del ciclo menstrual en la que se encuentren. Tradicionalmente la Medicina considera que la Temperatura Corporal Normal es entre 36.5 – 36.7° C.

➢ **Síntomas por Calor (aumento de la Temperatura Corporal):**

✓ **37° C:** Temperatura normal del cuerpo (tomada en Cavidad Oral). Puede oscilar entre 36.5 y 37.5° C.

✓ **38° C:** Se produce un ligero sudor con sensación desagradable y un mareo leve, decaimiento, malestar general.

…" [65]

---

[65] **Ref. Bibliográfica #:** 13, 17, 19, 23.

"...

✓ **39° C (Pirexia):** Existe abundante sudor acompañado de rubor, con Taquicardias y Disnea. Puede surgir agotamiento. Los Epilépticos y los niños pueden sufrir convulsiones llegados a este punto, sensación de frío, temblores.

✓ **40° C:** Mareos, vértigos, deshidratación, debilidad, náuseas, vómitos, cefalea, convulsiones, temblores y sudor profundo, delirio.

✓ **41° C (Urgencia Médica):** Todo lo anterior más acentuado, también puede existir confusión, alucinaciones, delirios y somnolencia.

✓ **42° C:** Además de lo anterior, el sujeto puede tener palidez o rubor. Puede llegar al Coma, con Hiper o Hipotensión y una gran Taquicardia.

✓ **43° C:** Normalmente aquí sucede la muerte o deja como secuelas diversos daños cerebrales, se acompaña de continuas convulsiones y Shock. Puede existir el Paro Cardiorrespiratorio.

✓ **44° C:** La muerte es casi segura; no obstante, existen personas que han llegado a soportar 46° C.

✓ **47° C o superior:** No se tienen datos de personas que hayan experimentado esta temperatura.

➢ **Síntomas por Frío (disminución de la Temperatura Corporal):**

✓ **35° C:** Se llama Hipotermia cuando es inferior a 35° C. Hay temblor intenso, entumecimiento y coloración azulada/gris de la piel.

✓ **34° C:** Temblor grave, pérdida de capacidad de movimiento en los dedos, cianosis y confusión. Puede haber cambios en el comportamiento.
..." [66]

---

[66] **Ref. Bibliográfica #:** 13, 17, 19, 23.

"…

✓ **33° C:** Confusión moderada, adormecimiento, arreflexia, progresiva pérdida de temblor, Bradicardia, Disnea. El sujeto no reacciona a ciertos estímulos.

✓ **32° C (Emergencia Médica):** Alucinaciones, delirio, gran confusión, muy adormilado pudiendo llegar incluso al Coma. El temblor desaparece, el sujeto incluso puede creer que su temperatura es normal. Hay arreflexia o los reflejos son muy débiles.

✓ **31° C:** Existe Coma, es muy raro que esté consciente. Ausencia de reflejos, Bradicardia grave. Hay posibilidad de que surjan graves problemas en el Corazón.

✓ **28° C:** Alteraciones graves en el Corazón, pueden acompañarse de apnea e incluso de aparentar estar muerto.

✓ **26 – 24° C o inferior:** Aquí la muerte normalmente ocurre por alteraciones cardiorrespiratorias, no obstante, algunos pacientes han sobrevivido a bajas temperaturas aparentando estar muertos a temperaturas inferiores a 14° C.

• **Paro Cardiorrespiratorio (PCR):** Un Paro Cardiorrespiratorio es la detención de la respiración y del latido cardíaco en un individuo. Puede ocurrir por diversas causas, algunas de las más típicas son ahogo por inmersión o Shock Eléctrico.

Implica la detención de la circulación de la sangre y por lo tanto implica la detención del suministro de Oxígeno al Cerebro. Si un paciente entra en este estado la muerte es inminente, por lo tanto requiere de intervención INMEDIATA a través de Reanimación Cardiopulmonar (RCP) Esto es: Masaje Cardíaco y Respiración (Controlada).

… " [67]

---

[67] **Ref. Bibliográfica #:** 13, 17, 19, 23.

"...

Junto con iniciar la RCP se debe avisar inmediatamente a los Servicios de Emergencia más cercanos, y no se debe abandonar la RCP en ningún momento sin la indicación de un médico calificado.

➢ **Se manifiesta por un estado de muerte aparente:**

✓ La persona está totalmente inconsciente, no se mueve espontáneamente, no reacciona ni a la palabra ni al tacto, ni a la estimulación dolorosa, ni a la luz.

✓ No se percibe su respiración ni siquiera después de la liberación de las Vías Aéreas: no se siente su respiración en la mejilla, no se ve el pecho o el vientre levantarse ni bajarse (MES).

✓ La persona no reacciona a las insuflaciones (Boca a Boca): no tose, no recupera la ventilación.

✓ No se percibe el Pulso Carotídeo, nótese que este signo puede ser engañoso, ya que a causa de su tensión nerviosa (estrés), el Socorrista puede sentir su propio pulso en el extremo de los dedos.

✓ La víctima palidece, adquiere un color azulado secundario debido a la falta de oxigenación de los tejidos; este signo es difícil de percibir por un neófito, pero es evidente una vez que se ha visto.

✓ Encontramos Midriasis pupilar (dilatación de las pupilas).

➢ **Cuando se es testigo directo de la sobrevenida del paro, el cuadro clínico puede ser más engañoso:**

✓ El paciente pierde el conocimiento y puede convulsionar (movimientos involuntarios bruscos) en primer lugar, impidiendo toda evaluación del pulso o de la respiración; en la práctica esto no dura más que una decena de segundos.

..." [68]

---

[68] **Ref. Bibliográfica #:** 13, 17, 19, 23.

"…
- ✓ El paciente puede tener una respiración ruidosa (respiración agónica llamada "Estertor") durante 10 segundos.

➢ **No se puede confundir esta respiración agónica o estas convulsiones con:**

- ✓ Un síncope (desmayo) sin Paro Cardiorrespiratorio (el pulso y respiración en este caso están presentes).

- ✓ Una Crisis Convulsiva Epiléptica, que es más prolongada y el pulso y la respiración están presentes.

- ✓ Un Choque Séptico, donde la Presión Arterial desciende tanto que impide toda percepción del pulso.

➢ **En el marco de los Primeros Auxilios, los signos suficientes para detectar la Parada Circulatoria son:**

- ✓ Ansiedad extrema (Hipoxia).
- ✓ Pérdida progresiva de la consciencia.
- ✓ Cambios bruscos de la FC.
- ✓ Ausencia de pulso o que no se siente.
- ✓ Ventilación detenida o falta de aire severa.
- ✓ Disnea o agotamiento respiratorio.
- ✓ Dolor severo en el centro del pecho con sudoración intensa, palidez, ansiedad.
- ✓ Ausencia de reacción a las insuflaciones.
- ✓ Cianosis (coloración morada de la piel).
- ✓ Hipotensión severa.
- ✓ Combinación de todos estos síntomas.

…" [69]

---

[69] **Ref. Bibliográfica #:** 13, 17, 19, 23.

"...

> **Cadena de Supervivencia:**

✓ Detección Precoz (Evaluación).
✓ Acceso Precoz (Aviso o alarma).
✓ Apoyo Vital Básico o Reanimación Básica Precoz (RCP).
✓ Desfibrilación.
✓ Apoyo Vital Avanzado (suministro de medicamentos).
✓ Cuidados Intensivos.

> **Maniobra de RCP:**

Cada segundo cuenta. Solicite ayuda inmediatamente o envíe a alguien a buscar ayuda. Empiece la Reanimación Cardiopulmonar (RCP). La RCP sólo le permite ganar tiempo mientras la ayuda llega pero no restablece la actividad del Corazón.

✓ **Paso 1:** (Adultos). Evaluar respuesta, consciencia, pellizcar (en 10 segundos). Pedir ayuda.

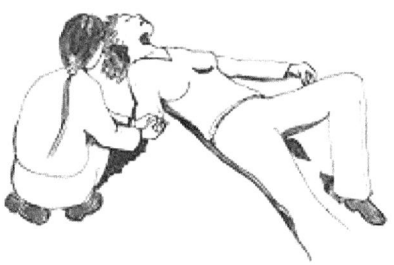

¡Señor(a), señor(a)!...

..." 70

---

70 **Ref. Bibliográfica #:** 3, 9, 13, 17, 19, 23.

"...

✓ **Paso 2:** Realizar la Maniobra del MES (Mirar, Escuchar y Sentir) en 10 segundos. Evaluar Vía Aérea **(A).**

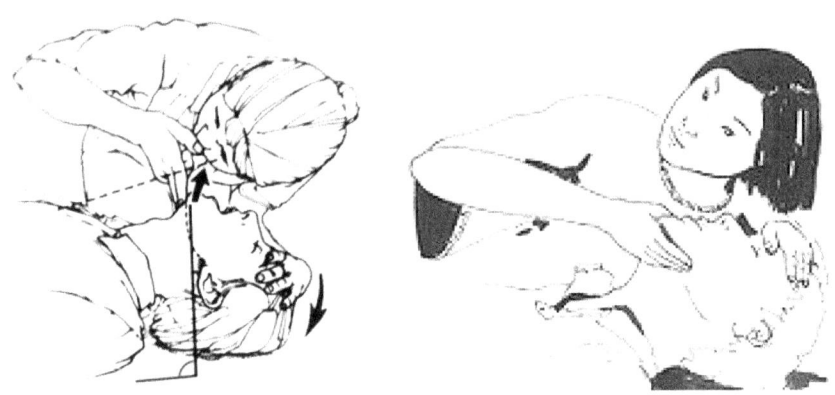

✓ **Paso 3:** Hiperextender el cuello (si no se sospecha de Trauma Cervical de lo contrario realizar otras Maniobras Manuales) y efectuar 2 insuflaciones Boca a Boca **(B).**

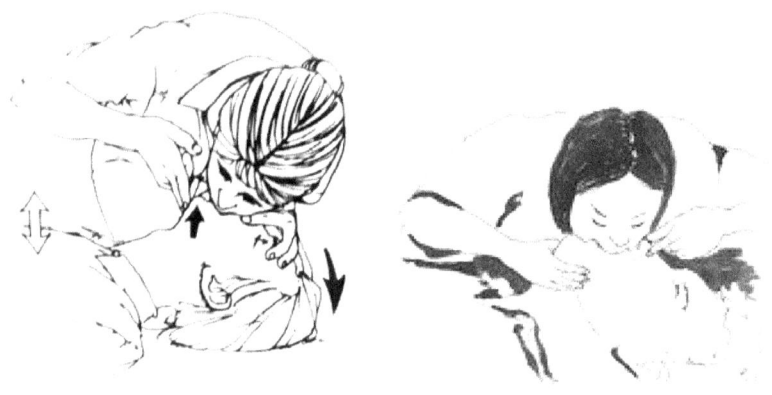

..." 71

---

71 **Ref. Bibliográfica #:** 3, 9, 13, 17, 19, 23.

"...

✓ **Paso 4:** Tomar el Pulso Carotídeo, 10 segundos. **(C)**

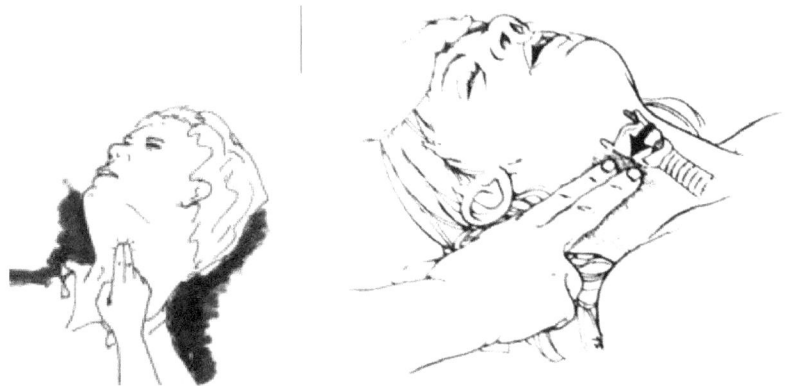

✓ **Paso 5:** Comenzar Masaje Cardiaco **(C)**: el Socorrista se coloca a horcajadas lateralmente a la altura del hombro (a la distancia media entre el hombro y el codo del brazo izquierdo) de la víctima, colocar la palma de la mano izquierda 2 dedos por encima del Apófisis Xifoideo (centro del pecho) y la palma de la mano derecha encima o agarrándola, presionar fuertemente pero uniformemente (de 2 a 5 cm de hundimiento de la caja toráxica) con los brazos completamente estirados (no se deben de flexionar los codos en la operación, la cadera es la que amortigua el movimiento), efectuar 15 masajes por 2 insuflaciones Boca a Boca (15:2) durante 7 ciclos (105 Masajes con 14 insuflaciones). Si se cuenta con una BVM se utilizará, así como, el Método Boca – Máscara.

..." [72]

---

[72] **Ref. Bibliográfica #:** 3, 9, 13, 17, 19, 23.

"...

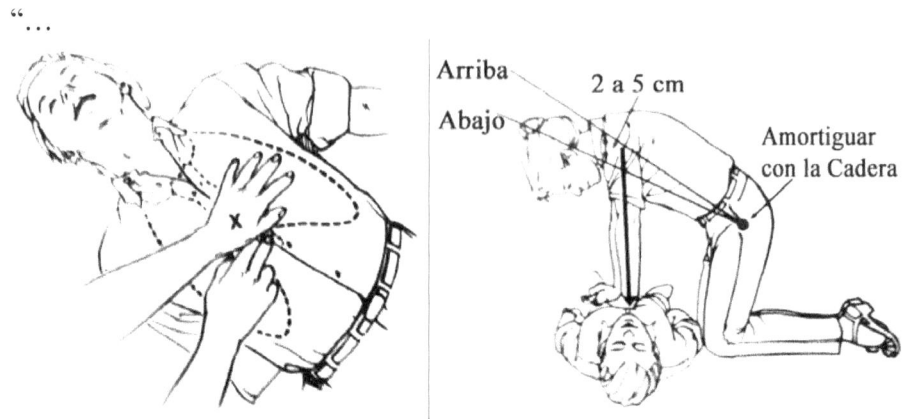

Nota: Si el Socorrista, está observando a la víctima en el momento de la PCR, y luego de efectuar los Pasos 1, 2, 3 y 4, puede a continuación dar un Golpe Precordial colocando la palma izquierda en el centro del pecho y efectuando un golpe sólido con el puño derecho sobre ella. Esto equivale a 40 Joule (J) que es como si recibiera una descarga eléctrica efectuada por un Desfibrilador. Luego realizar el Paso 6 y de no obtener respuesta continuará con el Paso 5 hasta que llegue la ayuda avanzada. (Nunca golpear directamente sobre el pecho de la víctima, hacerlo sobre su mano, nunca dar más de un golpe).

Otra forma de realizar esta maniobra es cruzarle sus piernas y sus brazos, sentarlo inmediatamente e inclinarle el tronco y la cabeza hacia delante (sujetándole la barbilla), apoyará la espalda de la víctima sobre su rodilla (para que la persona no caiga hacia atrás), dará 1 golpe diagonalmente con la palma de la mano derecha, 5 dedos debajo de la Escápula del Pulmón derecho hacia arriba (en dirección al hombro izquierdo).

..." 73

---

73 **Ref. Bibliográfica #:** 3, 9, 13, 17, 19, 23.

"...

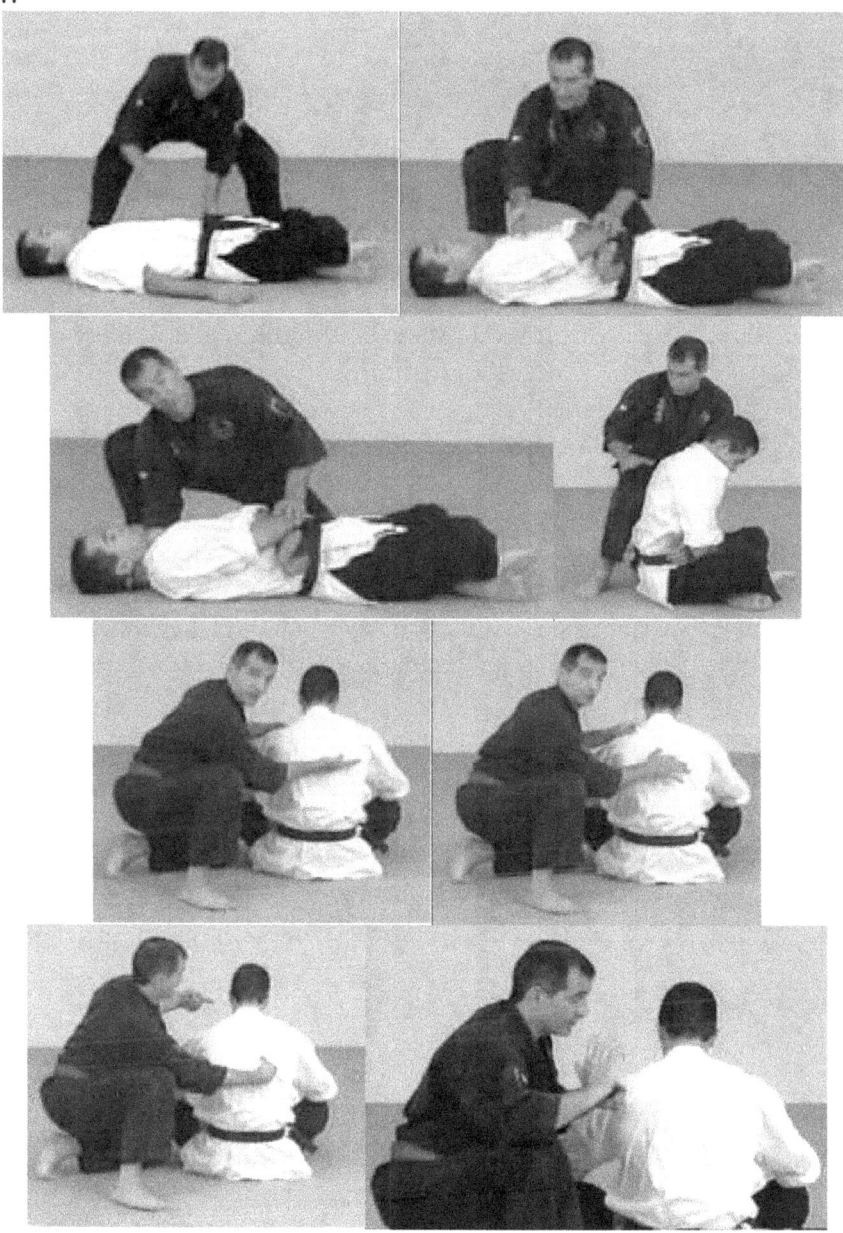

..." 74

---

74 **Ref. Bibliográfica #: 1.**

"...

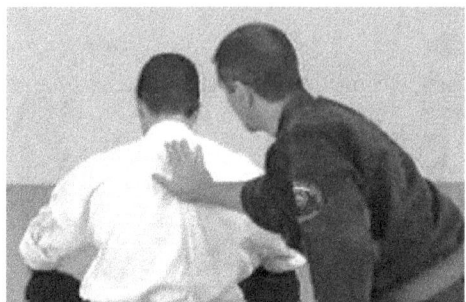

Sensei Shihan Evan Pantazi de Kyusho Jitsu hace la demostración de esta reanimación.

Luego realizar el Paso 6 y de no obtener respuesta continuará con el Paso 5 hasta que llegue la ayuda avanzada. (Nunca dar más de un golpe).

✓ **Paso 6:** MES (5 segundos) y tomar Pulso Carotídeo (5 segundos). Si tiene pulso durante esta evaluación, se mantendrá 1 insuflación cada 5 segundos hasta que llegue la ayuda avanzada (se puede colocar en Posición de Recuperación, lateralmente, de tener pulso y recuperar la Frecuencia Respiratoria).

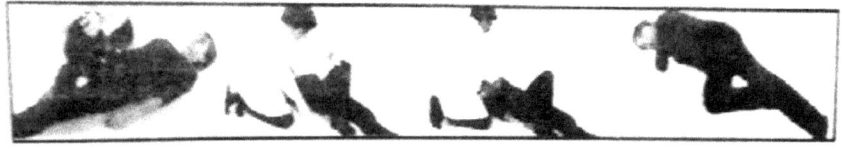

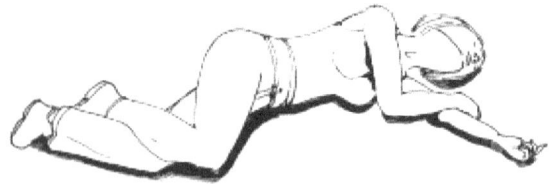

..." 75

---

75 **Ref. Bibliográfica #:** 1, 13, 17, 19, 23.

"...

La Posición Lateral de Seguridad o Postura Lateral de Seguridad es una postura de Primeros Auxilios en la que puede situarse a un paciente inconsciente pero que mantiene la respiración de forma que no sufra posteriores daños debido a ahogamiento por falta de drenaje de fluidos de sus Vías Respiratorias.

Todas las variantes de la Posición Lateral de Seguridad comparten unos ciertos principios básicos: la boca mira hacia abajo de forma que cualquier fluido puede drenar sin obstaculizar la respiración del paciente; la barbilla está inclinada hacia la parte alta de la cabeza, de forma que la Epiglotis se mantenga abierta y brazos y piernas quedan bloqueados de manera que la postura sea estable.

✓ **Paso 7:** De no tener pulso durante la evaluación anterior, se repetirá la maniobra del Paso 5, preparar, hiperventilar e Intubar (Intubación Endotraqueal), continuar con el Paso 5 hasta que llegue la ayuda avanzada que colocará un monitor y se preparará para la Desfibrilación.

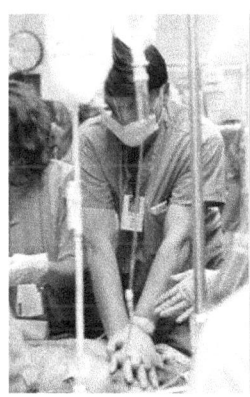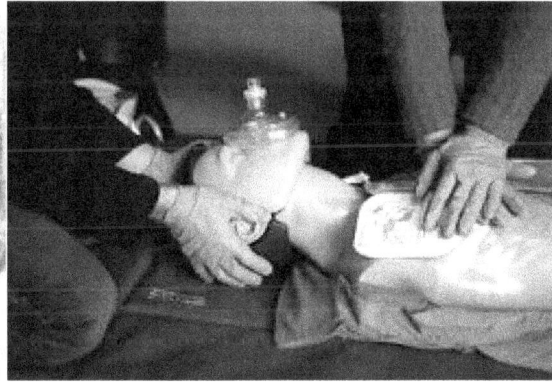

..." 76

---

[76] **Ref. Bibliográfica #:** 13, 17, 19, 23.

"...

✓ **Paso 8:** Desfibrilación:

El Desfibrilador Externo Semi Automático (DESA) es un aparato electrónico portátil (producto sanitario) que diagnostica y trata la Parada Cardiorrespiratoria cuando es debida a [Fibrilación Ventricular (FV), el Corazón tiene Actividad Eléctrica (AE) pero sin efectividad mecánica, o a una Taquicardia Ventricular Sin Pulso (TVSP) en que hay AE y en este caso el bombeo sanguíneo es ineficaz], restableciendo un Ritmo Cardíaco efectivo eléctrica y mecánicamente.

La Desfibrilación consiste en emitir un impulso de Corriente Continua al Corazón, despolarizando simultáneamente todas las Células Miocárdicas, pudiendo retomar su Ritmo Eléctrico normal u otro eficaz. La Fibrilación Ventricular (FV) es la causa más frecuente de Muerte Súbita.

El DESA es muy eficaz para la mayor parte de los llamados Paros Cardíacos, que en su mayoría son debidos a que el Corazón fibrila (tiembla) y su ritmo no es el adecuado, estos equipos básicamente devuelven el ritmo adecuado al Corazón, pero es totalmente ineficaz en la Parada Cardiaca con Asistolia pues el Corazón, en este caso, además de no bombear la sangre, no tiene AE; y en la Actividad Eléctrica Sin Pulso (AESP) antes denominada Disociación Electromecánica, donde hay AE, que puede ser incluso normal, pero sin eficacia mecánica. En estos dos últimos casos únicamente se debe realizar compresión toráxica (Masaje Cardiaco) mientras se establecen otras medidas avanzadas (Medicamentos).

La Desfibrilación se utiliza en los casos de Parada Cardiorrespiratoria, con el paciente inconsciente, que presenta Fibrilación Ventricular (FV) o Taquicardia Ventricular Sin Pulso (TVSP). Son letales sin tratamiento.

..." 77

---

77 **Ref. Bibliográfica #:** 13, 17, 19, 23.

"...

La Cardioversión Eléctrica, sin embargo, se emplea para revertir todo tipo de Arritmias reentrantes (FC mayor de 150 a 200 lpm). El Shock Eléctrico es sincronizado con la AE del Corazón. Puede ser administrado de forma electiva o urgente, si la situación compromete la vida del paciente.

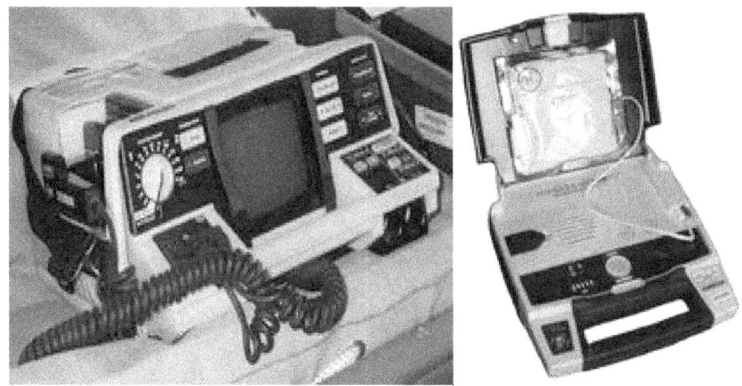

Desfibrilador Manual y un DESA.

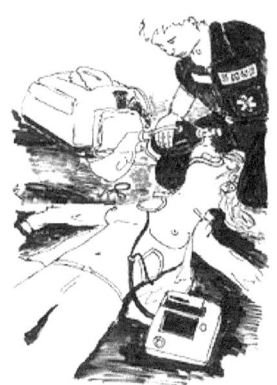

Paramédico realizando el procedimiento de Desfibrilación.

..." 78

---

78 **Ref. Bibliográfica #:** 7, 13, 17, 19, 23.

"...

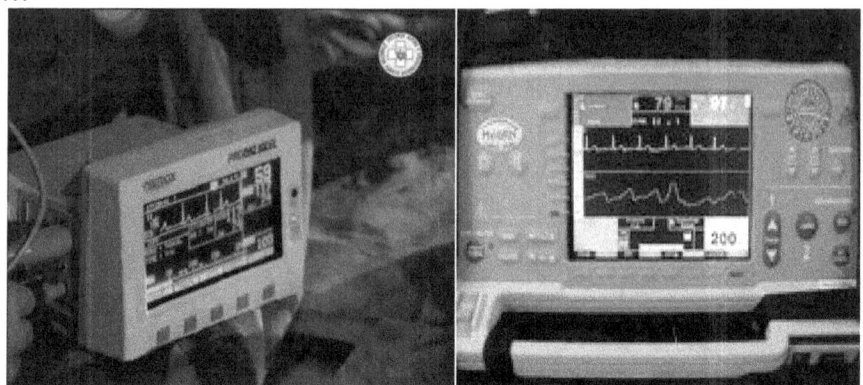

Monitor de un Desfibrilador Manual.

Secuencia del uso del Desfibrilador Externo Automático (DEA):

a) Fijar Electrodos: Tan pronto llegue el Desfibrilador, encenderlo y fijar los electrodos.

En caso del paciente mojado, llevarlo a un lugar seco y secar el tórax. Si está mojado la descarga será menos eficaz por transmitirse por el agua que empapa la piel; además, si el suelo está mojado podría transmitir la descarga al Socorrista.

En pacientes velludos rasurar la zona de implantación de los electrodos. En cualquier caso no retrasar la Desfibrilación por ello.

Los electrodos se colocan en el 4to ó 5to Espacio Intercostal (EI) en la línea medio clavicular izquierda "apex", es decir, en la zona inferior e izquierda del tórax, y en el "vertex", debajo de la Clavícula derecha en el 2do ó 3er Espacio Intercostal paraesternal derecho.

..." [79]

---

[79] **Ref. Bibliográfica #:** 11, 13, 17, 19, 23.

"...

En caso de niños entre 1 y 8 años (aproximadamente entre 9 y 25 kg) con Paro Cardiaco prehospitalario se recomienda el uso de DEA utilizando electrodos de menor tamaño pediátricos, con dosis pediátricas. A partir de los 8 años, se utilizará el de adultos. En el caso de los menores de 1 año no se recomienda ni se aconseja esta maniobra.

b) Analizar: Seguir las directrices de voz/visuales del aparato. Si procede, como en el Semiautomático, dar al botón de "Análisis".

Asegurarse de que nadie toque al paciente en el momento del análisis para evitar interferencias.

c) Descarga: Si está indicada la descarga. Asegurarse de que nadie toque a la víctima.

Si es Semiautomático pulsar el botón de "Descarga", mientras se avisa de que se procede a la misma.

En los completamente Automáticos la descarga será inmediata tras la advertencia de alejamiento del paciente.

d) RCP: Si no está indicada la descarga se reiniciará la RCP inmediatamente con pauta 15:2 x 7 Ciclos.

e) Analizar: Se continuará siguiendo los mensajes del DEA hasta que llegue ayuda calificada y se haga cargo del paciente, la víctima empiece a respirar de forma espontánea (en este caso se le colocará en Posición Lateral de Recuperación hasta que llegue la ayuda calificada), manteniendo la ventilación con Oxígeno al 100 %.

La descarga eléctrica inicial será de 100 J, prosiguiendo con 200 J y finalizando con 360 J para un total de 3 descargas.

..." 80

...

---

80 **Ref. Bibliográfica #:** 13, 17, 19, 23.

"...

Se evaluará condición y de no obtener resultados, se administrará medicamentos y se continuará con la RCP (15:2 x 7 Ciclos) para volver a intentar la Desfibrilación.

✓ **Paso 9:** Evaluar condición (ABCD): si tiene pulso después de la Desfibrilación, mantener Ventilación Asistida, medicación (si hay Fibrilación Ventricular (FV) o Taquicardia Ventricular Sin Pulso (TVSP) suministrar Antiarrítmicos e Infusión de Suero Fisiológico 0.9 % – 10 ml/kg), e iniciar el traslado en una ambulancia AVA; si no tiene pulso ni trazos (AE) de Ritmo Eléctrico (Asistolia) en el monitor y pasados los 15 minutos de Maniobra de RCP con 3 ó más descargas, se puede catalogar como fallecido.

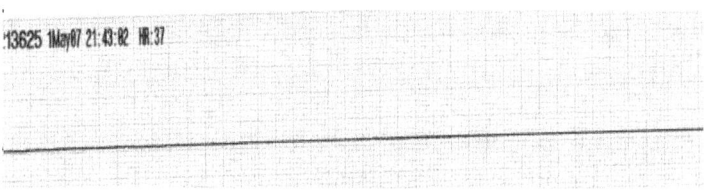

Asistolia.

..." [81]

---

[81] **Ref. Bibliográfica #:** 13, 17, 19, 23.

"...

Resumen:

◀ **Adultos y niños mayores de 8 años:** RCP con 1 ó 2 Socorristas: Iniciar con Masaje Cardiaco 15:2 x 7 Ciclos; paciente con pulso y sin respiración, mantener 1 insuflación cada 5 segundos; profundidad de las compresiones, 4 – 5 cm; forma de compresión, 2 manos; reevaluar Pulso Carotídeo al finalizar el 7mo Ciclo; formas de ventilación, Boca – Boca, Boca – Mascara, BVM; TA = 80/100 mm/Hg.

◀ **Niños de 1 a 8 años:** RCP con 1 ó 2 Socorristas: Iniciar con Masaje Cardiaco 15:2 x 20 Ciclos; paciente con pulso y sin respiración, mantener 1 insuflación cada 5 segundos; profundidad de las compresiones, 2.5 – 3.8 cm; forma de compresión, 1 mano; reevaluar Pulso Carotídeo al finalizar los 20 Ciclos; formas de ventilación, Boca – Boca, Boca – Mascara, BVM; TA = 100/120 mm/Hg.

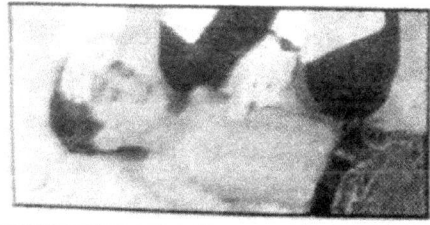

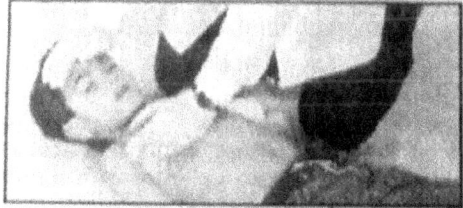

... " 82

---

82 **Ref. Bibliográfica #:** 13, 17, 19, 23.

"...

◄ **Niños menores de 1 año:** RCP con 1 ó 2 Socorristas: Iniciar con Masaje Cardiaco 5:1 x 24 Ciclos; paciente con pulso y sin respiración, mantener 1 insuflación cada 3 segundos; profundidad de las compresiones, 1.25 – 2.5 cm; forma de compresión, 2 dedos; reevaluar Pulso Braquial – Femoral al finalizar los 24 Ciclos; formas de ventilación, Boca – Boca – Nariz; TA = 120/130 mm/Hg.

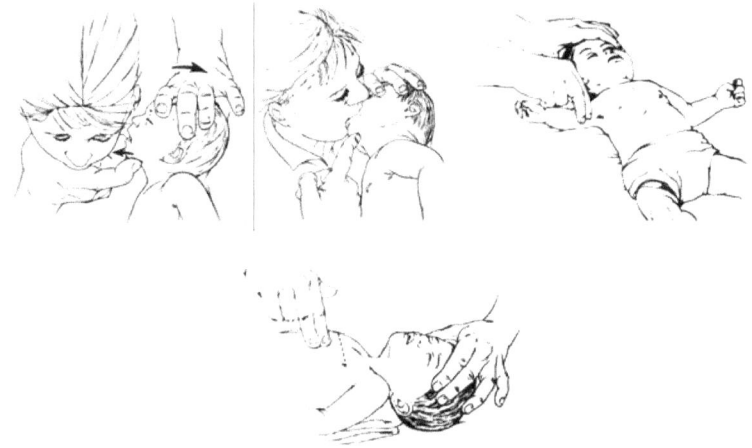

♥ La RCP se efectúa antes de los 4 minutos posteriores a la Parada Cardiorrespiratoria (PCR) y es efectiva en un 30 % del Gasto Cardiaco (GC). Administrar Oxígeno, canalizar venas periféricas, poner medicamentos, infundir líquidos. Se tiene que lograr la reanimación antes de los 15 minutos posteriores a su inicio.

♥ Nunca ejercer presión por encima de los 5 cm de hundimiento de la caja torácica ya que se pueden partir costillas y provocar hemorragias internas agravando el cuadro clínico.

... " 83

---

83 **Ref. Bibliográfica #:** 9, 13, 17, 19, 23.

"...

♥ Antes de los 4 minutos de PCR es necesario ventilar al paciente (oxigenar al Cerebro), ya que a partir de 4 a 8 minutos este órgano comienza a perder Oxígeno y a disminuir sus funciones, las Células comienzan a morir por Hipoxia Cerebral, la Presión Intracraneal aumenta debido a la alta concentración de Dióxido de Carbono CO_2. De 8 a 10 minutos de Hipoxia, el carácter de recuperación del Cerebro es irreversible y sobreviene la Muerte Cerebral, por lo que la RCP ya no tiene sentido.

♥ Nunca abandonar la RCP a no ser que llegue la ayuda especializada o pasen más de 15 minutos de maniobra.

... " 84

---

[84] **Ref. Bibliográfica #:** 13, 17, 19, 23.

1··2··3··2 Controlar las Hemorragias y/o Fracturas

"…

• **Hemorragia:** La hemorragia es la fuga de sangre fuera de su camino normal dentro del Sistema Cardiovascular (venas, arterias y vasos sanguíneos). Es una situación que provoca una pérdida peligrosa de sangre y puede ser:

➤ **Según el origen de la hemorragia:**

✓ **Hemorragia Interna:** Es la ruptura de algún vaso sanguíneo en el interior del cuerpo.

✓ **Hemorragia Externa:** Es la hemorragia producida por ruptura de vasos sanguíneos a través de la piel, que este tipo de hemorragias es producida frecuente por heridas abiertas.

✓ **Hemorragia a través de orificios naturales del cuerpo:** Como el Recto (Rectorragia), la boca vomitando (Hematemesis) o tosiendo (Hemoptisis), la nariz (Epistaxis), la Vagina (Metrorragia), la Uretra (Hematuria), el oído (Otorragia) y el ojo (Hiposfagma).

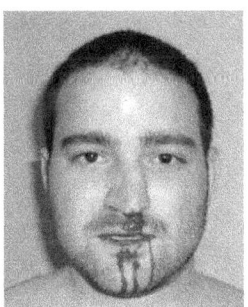

Hemorragia Nasal (Epistaxis) como resultado de una Fractura de Tabique por impacto.

…" [85]

---

[85] **Ref. Bibliográfica #:** 13, 17, 19, 23.

"...

➢ **Según el tipo de vaso sanguíneo roto:**

✓ **Hemorragia Capilar:** Es la más frecuente y la menos grave pues los capilares sanguíneos son los vasos más abundantes y que menos presión de sangre tienen. La sangre fluye en sábana.

✓ **Hemorragia Venosa:** El sangrado procede de alguna vena lesionada y la sangre sale de forma continua pero sin fuerza, es de color rojo oscuro.

✓ **Hemorragia Arterial:** Es la más grave si no se trata a tiempo, el sangrado procede de alguna arteria lesionada y la sangre sale en forma de chorro intermitente, es de color rojo rutilante.

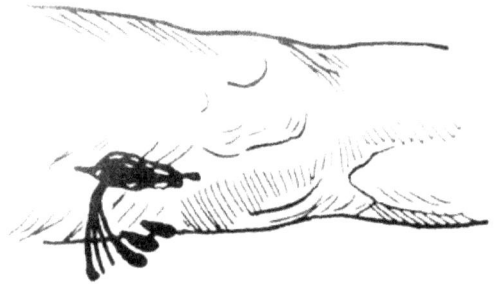

Cuando el sangrado es importante e implica una pérdida de volumen de sangre que se aproxima al 50 %, suele ocurrir un Shock Hipovolémico. La gravedad de una hemorragia depende de:

✓ La velocidad con que se pierde la sangre.
✓ El volumen de sangre perdido.
✓ Edad de la persona.
✓ Enfermedades que padezca el individuo.

La principal medida a realizar ante una Hemorragia Externa es la presión directa para cohibir la hemorragia, con posterior vendaje compresivo y desinfección de la herida, canalizar venas periféricas y reponer volumen. (Nunca hacer torniquete).
... " 86

---

[86] **Ref. Bibliográfica #:** 3, 13, 17, 19, 23.

"...

El empleo de torniquetes está contraindicado por el riesgo de Necrosis del miembro sangrante (de hacerlo hay que aflojarlo cada 5 minutos por un tiempo de 1 minuto.)

La pérdida de un volumen grande de sangre se suple con transfusión de sangre.

Una fractura es la pérdida de continuidad normal de la sustancia ósea. La fractura es una discontinuidad en los huesos, a consecuencia de golpes, fuerzas o tracciones cuyas intensidades superen la elasticidad del hueso. El término es extensivo para todo tipo de roturas de los huesos, desde aquellas en que el hueso se destruye amplia y evidentemente, hasta las lesiones muy pequeñas e incluso microscópicas.

- **Fractura:** Una fractura es la ruptura parcial o total de un hueso. Los métodos de clasificación de fracturas son varios, y dependen del tipo de rotura del hueso o zona corporal afectada, así como, de otros factores asociados.

➢ **Exposición:** Dependiendo de si el punto de fractura se comunica o no con el exterior, se clasifican en:

✓ **Fracturas Cerradas:** Si la punta de la fractura no se asocia a ruptura de la piel, o si hay herida, ésta no comunica con el exterior.

✓ **Fracturas Abiertas, Expuestas o Externas:** Si hay una herida que comunica el foco de fractura con el exterior, posibilitando a través de ella, el paso de microorganismos patógenos provenientes de la piel o el exterior. Según el mecanismo traumático, contaminación, tiempo transcurrido y el compromiso de las partes blandas:

Tipo I

Mecanismo Traumático (Baja Energía).
Fractura de rasgo simple y escasa conminución.
Herida pequeña sin compromiso muscular

..." 87

---

[87] **Ref. Bibliográfica #:** 3, 13, 16, 17, 19, 23.

"...

Tipo II

Mecanismo Traumático (Mediana Energía).
Fractura de rasgo simple y alguna conminución.
Herida de tamaño moderada con compromiso muscular, sin compromiso óseo.

Tipo III

Mecanismo Traumático (Alta Energía).
Fractura conminuta y con pérdida ósea.
Lesión extensa de las partes blandas.
Son las más frecuentes.

Tipo IV

Asociado a amputación de la extremidad o pérdida de la misma.

➢ **Ubicación:** De acuerdo a su ubicación en el hueso, se clasifican en:

✓ **Fractura Epifisiaria:** Ocurre en el Tejido Óseo Esponjoso del extremo articular de un hueso, la Epífisis, usualmente lugar de inserción de la cápsula articular y ligamentos estabilizadores de la articulación.

✓ **Fractura Diafisiaria:** Ocurre en la Diáfisis ósea, muchas veces son lugares con poca irrigación sanguínea.

✓ **Fractura Metafisiaria:** Ocurre en la Metáfisis ósea, usualmente muy bien irrigada.

..." 88

---

88 **Ref. Bibliográfica #:** 3, 13, 16, 17, 19, 23.

"...

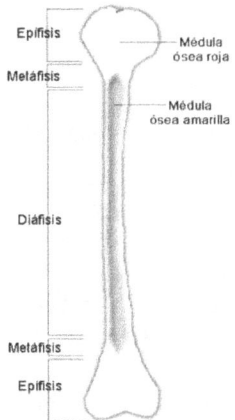

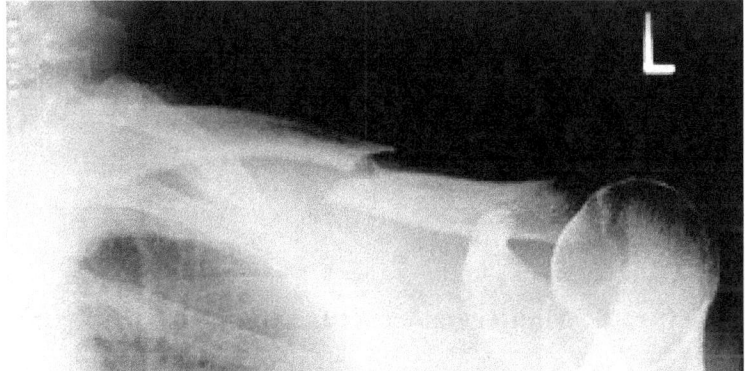

Fractura de Clavícula Cerrada, Diafisiaria y Completa con Desplazamiento.

> **Gravedad:** Si la fuerza traumática es de poca intensidad, la fractura producida puede ser poco perceptible. En este caso, se suele hablar de Fisura o Fractura de Trazo Capilar. Si el rasgo de la fractura secciona el hueso, es Completa, y si se produce un desplazamiento de alguno de los huesos se denomina Fractura con Desplazamiento, la cual implica complicadas operaciones para su cura. En el caso de que la sección del hueso no llegue a ser total, se denomina Fractura Incompleta.
... " [89]

---

[89] **Ref. Bibliográfica #:** 3, 13, 16, 17, 19, 23.

"...

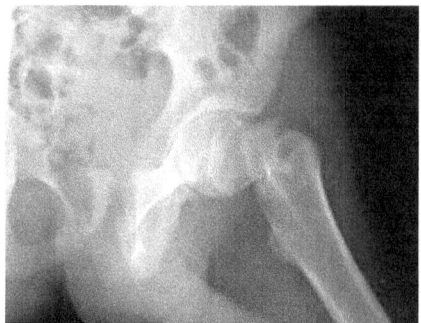

Fractura Intertrocantérica del Fémur izquierdo (Fractura de Cadera).

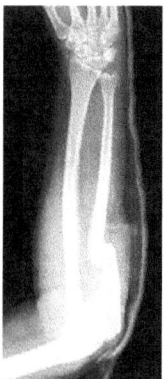

Fractura de Monteggia (Fractura en la Diáfisis Ulnar).

..." [90]

---

[90] **Ref. Bibliográfica #:** 3, 13, 16, 17, 19, 23.

"...

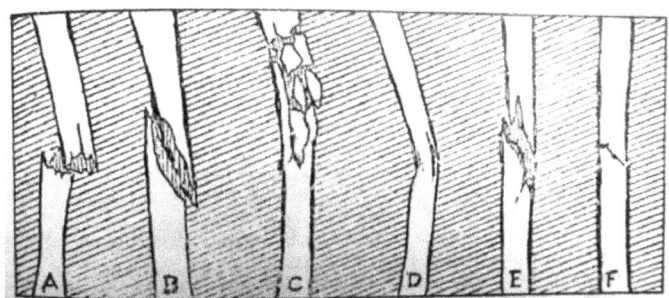

A) Fractura Transversa con Desplazamiento. B) Fractura Oblicua.
C) Fractura Conminutiva o Conminuta. D) Fractura en Tallo
Verde o Incompleta. E) Fractura en Espiral o Espiroidea. F)
Fisura.

En general, la fractura se produce por la aplicación de una fuerza sobre el hueso, que supera su resistencia elástica; en cuanto al mecanismo de aplicación de dicha fuerza sobre el foco de la fractura, podemos clasificarlas:

✓ **Por Traumatismo Directo:** En las cuales el foco de fractura ha sido producido por un golpe directo cuya energía se transmite directamente por la piel y las partes blandas. Por ejemplo, el golpe de un martillo sobre un dedo, fracturando la Falange correspondiente. En esta misma clasificación se encuentran las fracturas producidas como consecuencia de una caída, en las cuales el hueso es el medio de transmisión de la acción de la fuerza y, el suelo u otro elemento contundente, es el elemento que reacciona, superando la resistencia ósea.

✓ **Por Traumatismo Indirecto:** En las cuales el punto de aplicación de la fuerza está alejado del foco de fractura. En este caso, las fuerzas aplicadas tienden a torcer o angular el hueso. Por ejemplo, la caída de un esquiador, con rotación de la pierna, produce una fractura a nivel medio de la Tibia y el Peroné, estando las fuerzas aplicadas a nivel del pie fijo y de todo el cuerpo en rotación y caída.

... " 91

---

[91] **Ref. Bibliográfica #:** 3, 13, 16, 17, 19, 23.

"...

Si la fuerza es aplicada paralelamente al eje de resistencia habitual del hueso, como lo que ocurre en las caídas de altura de pie sobre las vértebras, resultando en una compresión del hueso, acortándolo, se denominan Fractura por Aplastamiento.

Si la fuerza es aplicada sobre un punto de sujeción de estructuras tendoligamentosas, desgarrando un trozo del hueso, se denomina Fractura por Arrancamiento.

✓ **Por Fatiga:** También denominadas Espontáneas, son aquellas en que la fuerza es aplicada en forma prolongada e intermitente en el tiempo. Por ejemplo, la fractura de marcha que se produce en personas con desgaste óseo (presencia de enfermedades degenerativas óseas como Osteoporosis, Raquitismo, Osteomalacia, etc.).

Las fracturas en niños y adolescentes tienen varias características que las distinguen de las que se presentan en adultos. En comparación con el hueso maduro de los adultos, el hueso en crecimiento tiene un coeficiente de elasticidad mayor, debido a su particular composición histológica. Esta elasticidad condiciona la aparición de fracturas que no se acompañan de ruptura completa del hueso en el foco de fractura. Debido a que no existe una ruptura completa, los síntomas observados en muchas fracturas en niños suelen ser de menor intensidad que los que se ven en adultos.

Existen diversos tipos de patrones de fractura exclusivos del hueso en crecimiento de los niños y adolescentes:

✓ **En Rama Verde:** El hueso está incurvado y en su porción convexa se observa una línea de fractura que no llega a afectar todo su espesor. En su porción cóncava el hueso solamente se encuentra deformado.

..." [92]

[92] **Ref. Bibliográfica #:** 3, 13, 16, 17, 19, 23.

"...

✓ **En Botón o Torus:** La corteza del hueso se fractura solamente en uno de sus lados, deformándose sobre sí mismo.

✓ **Deformación Plástica:** La Diáfisis del hueso lesionado se incurva, sin que exista una fractura lineal que pueda observarse en radiografías. Sin embargo, sí se puede observar ruptura de las trabéculas óseas al microscopio.

Los siguientes son los signos y síntomas más habituales de una fractura:

✓ Dolor (hasta Shock Neurogénico).
✓ Impotencia funcional.
✓ Deformación.
✓ Pérdida de los ejes.

✓ **Equimosis:** Herida subcutánea de color púrpura de un tamaño mayor a 1 cm también llamado hematoma o comúnmente llamado moretón. Se puede localizar en la piel o en la membrana mucosa.

✓ Crépito óseo.
✓ Movilidad anormal.
✓ Hemorragia (hasta Shock Hipovolémico).

La fractura de un hueso comprende habitualmente la destrucción de la continuidad del Periostio, el Tejido Óseo propiamente dicho y el Endostio.

..." 93

---

[93] **Ref. Bibliográfica #:** 3, 13, 16, 17, 19, 23.

"...

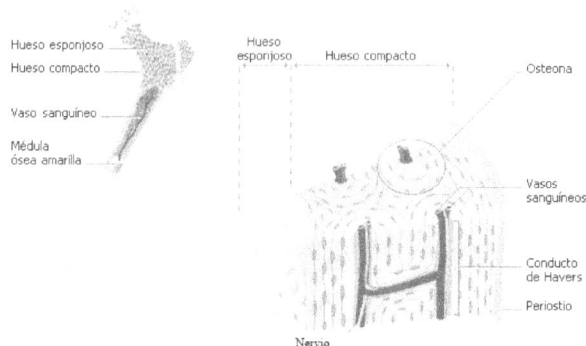

La acción inmediata del Socorrista ante una fractura se basa principalmente en el aseo quirúrgico, estabilización de la fractura y Antibioterapia profiláctica.

Las Fracturas Expuestas con más de 6 horas de evolución se consideran como contaminadas (Tipo III) y requieren de un cierre diferido de la herida. Estas fracturas provocan Hemorragias Externa y por consiguiente pérdida de sangre (Fractura de Fémur o de Cadera se pierde de 1000 – 1500 ml de sangre).

No se recomiendan maniobras reductivas ya que pueden provocar mayores lesiones, se deberá de colocar vendajes compresivos e inmovilizar.

..." 94

---

94 **Ref. Bibliográfica #:** 3, 13, 16, 17, 19, 23.

1··2··3··3 Tratamiento del Estado de Shock

"...

El Shock Circulatorio, es una grave condición médica en la que la perfusión del tejido fino es insuficiente para cubrir la demanda de Oxígeno y nutrientes. Éste estado de Hipoperfusión es una Emergencia Médica peligrosa para la vida y una de las principales causas que conducen a la muerte de pacientes en estado crítico.

La disminución del consumo de Oxígeno en la célula es la marca característica y básica del Shock. La disfunción inicial y Fallo Celular posterior es condicionado por la incapacidad de la célula para poder mantener sus funciones adecuadamente (esto es debido a la falta de Oxígeno y nutrientes y la incapacidad concomitante para movilizar desechos metabólicos). La célula entra en una situación grave en lo que respecta a la producción de energía. El déficit se hace crítico y ésta comienza a tener problemas para mantener su funcionamiento e integridad.

De aquí que si las condiciones que ocasionan el Shock no son revertidas, la célula simplemente muere.

Considerando que un órgano está formado por células y que diferentes órganos forman un sistema, podemos extrapolar y pensar en la evolución de los daños desde la célula hasta la disfunción y Fallo Orgánico.

Del Fallo Orgánico se comienza a considerar el fallo de los sistemas (Fallo Multisistémico). Ante una situación crítica como la que representa el Shock, la mortalidad va a estar relacionando con:

✓ La causa del Shock.
✓ La duración del estado nosológico que ocasiona el Shock.
✓ Grado de disfunción orgánica (mayor gravedad y mayor mortalidad en relación a número de órganos en disfunción).
✓ Número de órganos en fallo (mayor mortalidad en relación a mayor número de órganos en fallo).

..." [95]

---

[95] **Ref. Bibliográfica #:** 13, 17, 19, 23.

"...

- **Patologías relacionadas al Shock:**

➢ **Hipoxia:** Es una condición patológica de la célula en la cual los requerimientos de energía son mayores que la producción de energía aeróbica. La célula no es capaz de producir la energía necesaria debido a un escaso consumo de Oxígeno (ya sea por falta de disponibilidad o incapacidad para utilizarlo).

➢ **Anoxia:** Es una condición patológica en la que no hay disponibilidad de Oxígeno para la célula (situación vista en casos de Paro Circulatorio – PCR).

➢ **Isquemia:** Es una condición patológica en que se produce la disminución de Oxígeno y nutrientes a los tejidos (y por ende a la célula), condicionada por la disminución del flujo sanguíneo.

➢ **Disfunción Celular Hipóxica:** Es el conjunto de trastornos celulares ocasionados por la incapacidad de los mecanismos anaerobios para mantener los requerimientos energéticos que garanticen el funcionamiento adecuado de los diferentes procesos metabólicos en la célula.

➢ **Daño Celular Irreversible:** Se define como el conjunto de trastornos que son capaces de ocasionar una lesión irrecuperable debido a que los mecanismos anaerobios de producción de energía son incapaces de suplir las necesidades energéticas necesarias para mantener los diferentes procesos metabólicos responsables de la integridad celular.

➢ **Síndrome de Disfunción Multiorgánica:** Presencia de función orgánica alterada en pacientes agudamente enfermos, de tal forma que la Homeostasis no puede ser mantenida sin la intervención terapéutica.

... " [96]

---

[96] **Ref. Bibliográfica #:** 13, 17, 19, 23.

"...

➢ **Síndrome de Fallo Multiorgánico:** Definido por la incapacidad del órgano u órganos para mantener la Homeostasis siendo necesario el mantenimiento continuo de medidas de soporte de vida. Esta falla orgánica puede ser:

✓ **Primaria:** Por el daño directo del órgano.
✓ **Secundaria:** Por causa de la patología de base.

La repuesta a la Hipoxia depende de la actividad y los requerimientos energéticos de cada célula. La tolerancia a la Hipoxia es variable según los diferentes tipos. Por ejemplo: La Célula Muscular Esquelética recobra su función normal a los 30 minutos después de Isquemia, el Hepatocito presenta daño irreversible a las 2.5 horas después de haber sido sometido a Isquemia, la Neurona presenta daño irreversible a partir de los 4 – 6 minutos de haberse iniciado la Isquemia (por eso es necesario ventilar antes de este tiempo).

> ♥ **Cerebro (Neuronas), Corazón, Pulmón:** Muerte celular a partir de los 4 a 6 minutos de Hipoxia. (A partir de los 8 a 10 minutos hay daño irreversible).
>
> ♥ **Órganos abdominales:** Muerte celular a partir de los 45 a 90 minutos de Hipoxia.
>
> ♥ **Piel y músculos (Extremidades):** Muerte celular a partir de las 4 a 6 horas de Hipoxia.

Los componentes necesarios para la oxigenación de las células corporales están enunciados en el Principio de FICK:

✓ Captación de Oxígeno por los Glóbulos Rojos a nivel Pulmonar.
✓ Distribución de Glóbulos Rojos a las células tisulares (tejidos).
✓ Descarga de Oxígeno de los Glóbulos Rojos a las células tisulares.
✓ Suficiente cantidad de Glóbulos Rojos (Oxígeno a todo el cuerpo).
..." [97]

---

[97] **Ref. Bibliográfica #:** 13, 17, 19, 23.

Emergencia y Primeros Auxilios

"...

El tratamiento de emergencia tiene como objetivo la prevención o reversión del Metabolismo Anaerobio. Para esto se usa la Oxigenación Precoz y la infusión de líquidos, las cuales favorecen los primeros 2 componentes del Principio de FICK y previenen la Hipoperfusión tisular.

Para que exista una buena perfusión (distribución de los Glóbulos Rojos a las células tisulares), no solo es necesario la infusión de líquidos, sino que estén indemnes los componentes del Aparato Cardiovascular (ACV):

✓ Contenedor (Sistema Vascular: músculos, tendones, ligamentos, venas y arterias).
✓ Volumen (Sangre).
✓ Bomba (Corazón).

Relación entre los componentes del ACV:

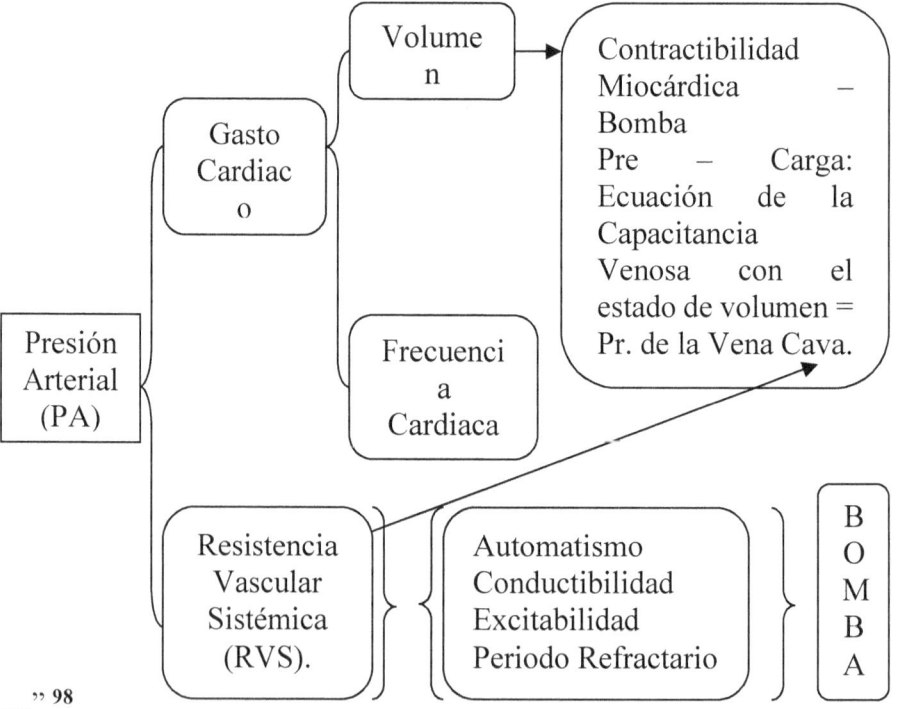

..." 98

---

98 **Ref. Bibliográfica #:** 13, 17, 19, 23.

"...

Cada contracción del Ventrículo Izquierdo (Volumen Sistólico) produce una onda de pulso. El pico máximo de esta onda es la TAS y el estado de TA entre las ondas es la TAD.

La Presión de Pulso (PP) = Presión Radial Sistólica (PRS) menos la Presión Radial Diastólica (PRD).

La Presión de Pulso (PP) es la fuerza con que el pulso se palpa en las arterias.

$$PP = PRS - PRD$$

$$PR = TAS - TAD$$

- **Proceso Fisiopatológico del Shock (Fases):**

- **Fase Isquémica:** Se produce vasoconstricción de los vasos más pequeños, obstruyéndose el flujo de sangre a través de los capilares (Vasoconstricción Progresiva Cutánea, Muscular y Visceral). Las células en ausencia de Hematíes frescos que les proporcionen Oxígeno se quedan solamente con el Metabolismo Anaerobio que comenzará a producir Ácido Purífico, Láctico e Hidrogeniones (H^+) con el aumento posterior de Potasio y en conclusión Acidosis Metabólica. (Piel fría, palidez, sudoración, Taquicardia).

- **Fase de Estancamiento:** Ante la continua acumulación de ácidos y otros productos tóxicos, los esfínteres en las arteriolas a nivel precapilar, se abren, pero los esfínteres en las vénulas a nivel postcapilar, acostumbrados a un medio más ácido, permanecen cerrados, el resultado es un incremento de sangre y de la Presión Hidrostática en los capilares que fuerza el líquido hacia el Espacio Intersticial a través de los capilares en fuga.

... " 99

---

99 **Ref. Bibliográfica #:** 13, 17, 19, 23.

"…

Lo que realmente ocurre es un estancamiento de la sangre que penetra por los Capilares Arteriales (CA) y no tiene salida por los Capilares Venosos (CV). Este líquido se irá acumulando incrementando la distancia que el poco Oxígeno y los pocos nutrientes que aún quedan deben viajar para alcanzar a las células, agravando más la Acidosis Metabólica.

- **Fase de Colapso, Lavado o Drenaje:** Al pasar el tiempo, los esfínteres postcapilares (situados en las vénulas), también se abren. Los líquidos acumulados (tóxicos) producto del Metabolismo Anaerobio son drenados hacia la circulación sistémica, la Acidosis Metabólica que antes era localizada ahora se convierte en Sistémica (AMS). La vasoplejía generalizada reduce de forma crítica la cantidad de líquido necesaria para llenar los ventrículos durante la Diástole, el Gasto Cardiaco (GC) disminuye, cae la TAS y TAD y se produce el colapso del Sistema Cardiovascular.

➢ **Acidosis:** La Acidosis es un término clínico que indica un trastorno hidroelectrolítico que puede conducir a Acidemia, y que viene definido por un pH sanguíneo inferior a 7.35. La Acidosis puede ser Metabólica o Respiratoria. Son aquellas situaciones clínicas en las que existe una alteración, predominando un aumento de la concentración de Hidrogeniones.

✓ **pH:** Es el principal indicador de riesgo, su rango normal está entre 7.35 y 7.45. Fuera de estos límites el metabolismo se deteriora en todo el organismo. El pH indica la relación Ácido – Básico, pero no concentraciones absolutas, por ello, los mecanismos compensatorios del organismo pueden hacer que el pH sea normal enmascarando una situación acidótica.

✓ **Exceso de Bases:** Debe estar entre -3 y +3 mmol/L, nos muestra la cantidad de bases necesaria para que el pH sea de 7.4 Nos aporta información adicional sobre la situación metabólica útil en casos de Acidosis Compensadas.

…" [100]

---

[100] **Ref. Bibliográfica #:** 13, 17, 19, 23.

"...

✓ **Bicarbonato:** Su concentración debe estar por encima de 22 mmol/L y por debajo de 26 mmol/L a través de él podemos evaluar la función renal.

✓ **Lactato:** Su concentración normal es de 1.2 – 2.8 mmol/L. Se produce por la degradación de Piruvato en ausencia de Oxígeno, y es normal que aumente su concentración durante la realización de ejercicio físico intenso. En general, el aumento de Lactato es debido al Metabolismo Anaeróbico.

✓ **pCO$_2$:** Es la Presión Parcial de CO_2 en la sangre, su valor normal es de 35 – 45 mm/Hg en sangre arterial. Es un buen indicador de la función respiratoria y refleja la cantidad de ácido en la sangre (sin contar el Ácido Láctico).

➢ **Acidosis Metabólica:** Es uno de los trastornos del Equilibrio Ácido – Básico, caracterizado por un incremento en la acidez del Plasma Sanguíneo y es, por lo general, una manifestación de trastornos metabólicos en el organismo.

El identificar la enfermedad desencadenante es la clave para la corrección del trastorno. La Acidosis Metabólica puede ser causada por: aumento en la generación de H^+ de origen endógeno (por ejemplo, Cetonas) o ácidos exógenos (por ejemplo, Salicilatos, Etilenglicol, Metanol). Incapacidad de los Riñones para excretar Hidrógeno producido por la ingesta de proteínas de la dieta (Acidosis Tubular Renal Tipo I a IV), la pérdida de Bicarbonato (HCO_3) a través del Riñón (Acidosis Tubular Renal Tipo II) o del Tracto Gastrointestinal (diarrea).

..." [101]

---

[101] **Ref. Bibliográfica #:** 13, 17, 19, 23.

"...

Los síntomas de una Acidosis Metabólica no son específicos, y el diagnóstico puede ser complicado a menos que el paciente presente indicaciones claras para el muestreo de gases en sangre arterial. Los síntomas incluyen el dolor de pecho, palpitaciones, dolor de cabeza, alteración del estado mental, incluyendo la ansiedad severa debido a Hipoxia, disminución de la agudeza visual, náuseas, vómitos, dolor abdominal, alteración del apetito y pérdida de peso (a largo plazo), debilidad muscular y dolor de los huesos.

Los que están en una situación de Acidosis Metabólica suelen presentar la Respiración de Kussmaul (Hambre de Aire): una respiración rápida, profunda y laboriosa, asociada con Cetoacidosis Diabética (CAD) o Coma Diabético clásico. Las respiraciones rápidas y profundas aumentan la cantidad de Dióxido de Carbono (CO_2) exhalado, lo que conlleva a una reducción de los niveles de Dióxido de Carbono sérico, causando algún grado de compensación.

La sobre compensación por medio de una Alcalosis Respiratoria [aumento de base y disminución de la cantidad de Dióxido de Carbono (CO_2) exhalado] para producir Alcalemia (aumento de base) no ocurre.

La Acidemia extrema conduce a complicaciones neurológicas y cardíacas: letargo, estupor, Coma, convulsiones; Arritmias (Taquicardia Ventricular), disminución en la respuesta a la Epinefrina; ambas conducen a la Hipotensión Arterial.

El examen físico revela ocasionalmente signos de enfermedad, pero por lo demás resulta normal. En la intoxicación por Glicol de Etileno se reportan alteraciones en los nervios craneales. El Edema de la Retina puede ser un signo de intoxicación por Metanol (Alcohol Metílico). La Acidosis Metabólica Crónica conduce a la Osteoporosis y puede causar fracturas.

..." 102

---

[102] **Ref. Bibliográfica #:** 13, 17, 19, 23.

"...

Las descripciones clásicas de la fisiología ácido – base a menudo no podían explicar las realidades ácido – base de algunos pacientes críticamente enfermos. Ocasionalmente se veía una Alcalosis en pacientes críticos que presentaban niveles de Albúmina Sérica disminuidas, y que eran valores que no pudieron ser cuantificados dentro de la Ecuación de Henderson – Hasselbalch.

Esta ecuación, es una fórmula química que se utiliza para calcular el pH, de una solución buffer o tampón, a partir del pK$_a$ (la Constante de Disociación del Ácido) y de las concentraciones de equilibrio del ácido o base conjugada.

$$pH = pK_a + \log\left(\frac{[A^-]}{[AH]}\right)$$

$$pOH = pK_b + \log\left(\frac{[BH^+]}{[B]}\right)$$

$$pH = pK_x + \log\left(\frac{[S]}{[A]}\right)$$

Donde: S es la sal o especie básica, y A es el ácido o especie ácida. En la última ecuación x puede ser A o B indistintamente.

La Fórmula de Henderson – Hasselbalch es empleada para medir el mecanismo de absorción de los fármacos en la economía corpórea. Dicho de otra manera, la absorción es la transferencia de un fármaco desde un sitio de administración hacia la sangre. Los rangos de rapidez y eficacia de la absorción farmacológica dependen de una ruta específica de administración, sea esta en su disposición farmacológica traslocarse al interior de la Membrana Celular para estimular el efecto organísmico deseado, por lo que la administración farmacéutica por diferentes rutas depende de su biodisponibilidad farmacológica.

..." [103]

---

[103] **Ref. Bibliográfica #:** 13, 17, 19, 23.

"…

Para ello, se requiere que para la traslocación del fármaco se necesite que este, desde su formulación farmacéutica no se disocie al llegar a la Membrana Celular, sea de carácter liposoluble y de bajo peso molecular por lo que debe ser de características de ácidos y bases débiles.

El efecto del pH en la absorción farmacológica se medía estudiando el pH de las presentaciones farmacéuticas:

✓ **Fármacos Ácidos Débiles [HA]:** Liberan un $[H^+]$ causando una carga aniónica $[A^-]$, para formar: $[HA] <-> [H^+] + [A^-]$.

✓ **Fármacos Alcalinos Débiles $[BH^+]$:** Liberan también un $[H^+]$. La forma ionizada de los fármacos base son usualmente cargados, y pierden un protón que produce una base sin carga [B], para formar: $[BH^+] <-> [B] + [H^+]$.

Tomando el pH de ciertas mucosas como por ejemplo:

✓ **Cavidad Oral:** pH = 5 a 6.
✓ **Mucosa Gástrica:** pH = 1 a 3.
✓ **Mucosa Intestinal:** pH = 4 a 5.

Y tomando el pK de ciertos fármacos como por ejemplo:

✓ **Morfina:** (Base) pK = 9.
✓ **Acetaminofeno:** (Base) pK = 8.
✓ **Diazepam:** (Ácido) pK = 4.
✓ **Aspirina:** (Ácido) pK = 1.4.

Además, la Acidosis Dilucional, frecuente después de una gran infusión de Solución Salina normal, tampoco puede ser explicada por aquellos enfoques para el Equilibrio Ácido – Básico.

…" 104

---

104 **Ref. Bibliográfica #:** 13, 17, 19, 23.

"…

La Henderson – Hasselbalch asume que los cationes (como el Ca^{2+}, Mg^{2+}) y aniones (Cl^-, Albúmina, PO_4^-) permanecen sin cambios en el Plasma Sanguíneo de un paciente con Acidosis Metabólica. Sin embargo, en pacientes en estado crítico, se sabe que estos iones están en un flujo dinámico. Durante los años 1980, Peter Stewart diseñó la Teoría del Ion Fuerte, utilizando Química Quántica, el cual toma en cuenta las fluctuaciones de todos los iones disueltos en el Plasma Sanguíneo.

➤ **Acidosis Respiratoria:** Es debida al aumento del Ácido Carbónico (H_2CO_3) circulante, al no producirse una eliminación normal del Dióxido de Carbono por Vía Respiratoria como resultado de una Hipoventilación Alveolar por Insuficiencia Respiratoria. Cuando el CO_2 se une con el agua, por medio de la Anhidrasa Carbónica (AC, Carbonato Dehidratasa) se convierte en Ácido Carbónico ($CO_2 + H_2O = H_2CO_3$), un ácido débil que se disocia parcialmente en Bicarbonato y cationes Hidrógeno, éstos iones de Hidrógeno son los causantes del incremento de Acidez Plasmática.

Al realizarse esto, se libera Hidrógeno. El exceso de Hidrógeno disminuye el pH y por lo tanto el Bicarbonato, llevando a una Acidosis Metabólica. Una forma para recordar esto es que, el pH es una medida de la concentración de cationes Hidrógeno. Esto quiere decir que cuando aumenta el pH disminuye el Hidrógeno y viceversa. La disminución de Hidrógenos produce Alcalosis Metabólica.

La Alcalosis Respiratoria por su parte se caracteriza por exceso de eliminación del CO_2. Esto impide su unión con el agua y evita la formación de Hidrógenos, aumentando el pH y produciendo alcalinización. Los síntomas de la Acidosis Respiratoria son Disnea, tos y en casos graves confusión, irritabilidad, letargo, Coma y muerte por Paro Cardiorrespiratorio.

… " [105]

---

[105] **Ref. Bibliográfica #:** 13, 17, 19, 23.

"...

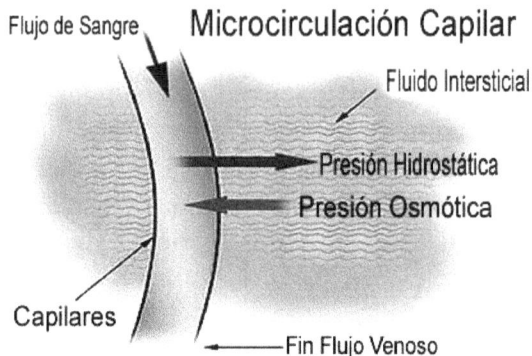

> **Plasma Sanguíneo:** Es la fracción líquida de la sangre, es decir, se obtiene al dejar la sangre desprovista de células como los Glóbulos Rojos y los Glóbulos Blancos. Está compuesto por un 90 % de agua, 7 % de proteínas y el 3 % restante por grasa, Glucosa, vitaminas, hormonas, Oxígeno, Gas Carbónico y Nitrógeno, además de productos de desecho del metabolismo como el Ácido Úrico. A estos se les pueden añadir otros compuestos como las sales y la Urea. Es el componente mayoritario de la sangre, representando aproximadamente el 55 % del volumen sanguíneo total, mientras que el 45 % restante corresponde a los elementos formes (tal magnitud está relacionada con el Hematocrito).

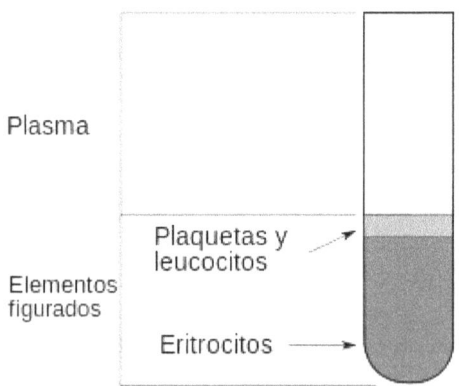

..." 106

---

[106] **Ref. Bibliográfica #:** 13, 17, 19, 23.

"...

Además de transportar los elementos formes, mantiene diferentes sustancias en solución, la mayoría de las cuales son productos del metabolismo celular.

El Plasma es una de las reservas líquidas corporales. El total del Líquido Corporal (60 % del peso corporal; 42 L para un adulto de 70 kg), está distribuido en tres reservas principales: Líquido Intracelular (21 – 25 L), Líquido Intersticial (10 – 13 L) y el Plasma (3 – 4 L). El Plasma y el Líquido Intersticial en conjunto hacen el volumen del Líquido Extracelular (14 – 17 L).

Además, el Plasma esta compuesto de numerosas sustancias inorgánicas y orgánicas (solutos del Plasma), distribuidas de la siguiente forma: LDL (Lipoproteínas de Baja Densidad – Colesterol Malo), HDL (Lipoproteínas de Alta Densidad – Colesterol Bueno), Protrombina, Transferrina. Metabolitos orgánicos (no electrolíticos) y compuestos de desecho (20 %). Fosfolípidos (280 mg/dl). Colesterol (150 mg/dl). Triacilgliceroles (125 mg/dl). Glucosa (100 mg/dl). Urea (15 mg/dl). Ácido Láctico (10 mg/dl). Ácido Úrico (3 mg/dl). Creatinina (1.5 mg/dl). Bilirrubina (0.5 mg/dl) y sales biliares (trazas). Componentes inorgánicos (10 %). Cloruro de Sodio (NaCl). Bicarbonato de Sodio ($NaHCO_3$). Fosfato. Cloruro de Calcio (CaCl). Cloruro de Magnesio (MgCl). Cloruro de Potasio (KCl). Sulfato de Sodio (Na_2SO_4).

... " [107]

---

[107] **Ref. Bibliográfica #:** 13, 17, 19, 23.

> ## Sistema Básico de Pischinger:

"...

Sistema Básico de Pischinger. Se observa todo el proceso de intercambio de Oxígeno y nutrientes desde los órganos hacia las células y la expulsión de los desechos tóxicos de estas hacia el exterior del organismo.

Según este esquema, el Oxígeno entra a través de los Pulmones (intercambio gaseoso), pasa después a los Capilares Arteriales (CA) y luego a la célula, que cada vez que reciben Oxígeno generan CO_2 (residual metabólico), devolviéndolo a los Capilares Venosos (CV) y estos al Pulmón para ser eliminado o también pueden ser eliminados a través de la piel (Sudor).

..." [108]

---

[108] **Ref. Bibliográfica #:** 15.

"...

El Hígado, sintetiza las grasas y las proteínas suministradas por el Sistema Digestivo, las manda por el CA hacia las células y estas luego devuelven por el CV el Colesterol (residual metabólico de las grasas o Lípidos) y el Ácido Úrico y Oxálico ($C_5H_4N_4O_3$ – residual metabólico de las proteínas) a los Riñones para su eliminación. También se pueden eliminar a través de la piel (Sudor y Sebo).

Los Riñones eliminan en este proceso también el catión Amonio (NH_4). Los iones Amonio son un producto tóxico de desecho del metabolismo celular. Este se convierte en el Ciclo de la Urea en Urea, debido a que es menos tóxica y puede ser almacenada más eficientemente. El Amonio es tóxico para los humanos en altas concentraciones, y puede causar daños en la mucosa que recubre los Pulmones o quemaduras Alcalinas.

El A3 que aparece en el grafico de este Sistema debajo del Oxígeno no es más que el gen de la Insulina (Adenosina y Timidina) que permite el aprovechamiento metabólico de los nutrientes y el anabolismo (Síntesis de los Componentes Celulares) de los Carbohidratos (Glucósidos o Sacáridos), segregado por el Páncreas.

Todos los residuos excretados por las células son de carácter ácido: el CO_2 se une con el agua para producir Ácido Carbónico (H_2CO_3); las grasas, Ácidos Grasos y las proteínas, Ácido Úrico.

Si no hay una correcta eliminación de estos desechos, el organismo empieza a retener ácidos y por consiguiente se retienen los Radicales Ácidos Libres (RÁL) en el Espacio Intersticial (EI), entre la célula y los Capilares Venosos. Si el pH aumenta en sangre debido a la acumulación de estos RÁL se produce un bloqueo metabólico (Acidosis Metabólica).

La interposición de los residuos metabólicos generan Endotoxinas entre los capilares y las células, determinando los siguientes procesos:

..." [109]

---

[109] **Ref. Bibliográfica #:** 13, 15, 17, 19, 23.

"…

✓ Dificultad en la nutrición celular ya que la barrera de RÁL en el EI destruirá los nutrientes e impedirá que el Oxígeno llegue a la célula.

✓ Los residuos ácidos (Ácido Úrico, Ácido Oxálico, Ácido Carbónico, Ácidos Grasos) son cáusticos y pueden quemar a las células.

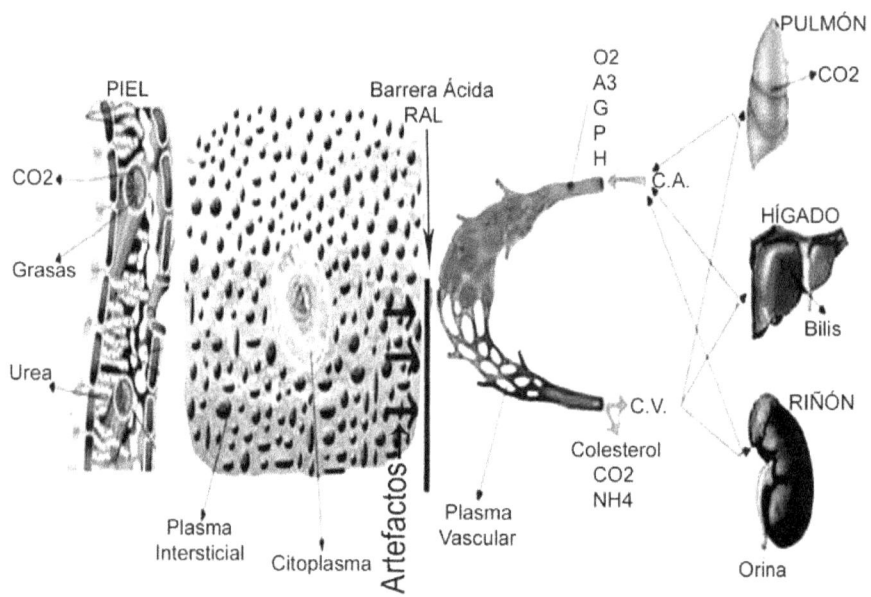

Bloqueo por acumulación de RÁL en el EI, produce Artefactos que indican Hipoxia celular e impide que la célula expulse los desechos (se ahoga y se quema con sus propios desechos).

En esta fase, ante la imposibilidad de eliminación de los desechos tóxicos o, debido a la liberación masiva (ruptura de la barrera RÁL) de ellos hacia el torrente circulatorio, provoca una Acidosis Metabólica Sistémica y una Toxemia generalizada, las células comienzan a morir debido a que se quedan sin Oxígeno, se queman químicamente (ataque químico) debido a que el Plasma Intersticial pasó de Alcalino a Ácido.

…" 110

---

110 **Ref. Bibliográfica #:** 13, 15, 17, 19, 23.

"…

Si el paciente logra recuperarse de esta situación pero, durante el tiempo de traumatismo y estado de Shock, se mueren las células del Cerebro, sufrirá de Alzheimer por atrofia neuronal; si se mueren las células de la Base del Cerebro, sufrirá de Parkinson (destrucción de las Neuronas Pigmentadas de la Sustancia Negra). Si el nivel de Acidosis es en el Sistema Nervioso, la Mielina se degrada al ser atacada por los ácidos provocando enfermedades desmielinizantes (Esclerosis Múltiple, Esclerosis Lateral Miotrófica).

Los tejidos con células muertas debido a la acción de los RÁL se denominan Tejidos Fibrosos, estos provocan los Fibromas (Fibroma Mamario, Fibroma Uterino, Fibroma Prostático, Fibroadenoma). Si se mueren las células del Pulmón (Fibrosis Pulmonar), las del Hígado (Fibrosis Hepática), las del Riñón (Fibrosis Renal).

Esto por citar algunos ejemplos de complicaciones debido a la muerte celular por Acidosis Metabólica, sin olvidar al Cáncer.

- **Clasificación Etiológica del Shock:**

➢ **Hipovolémico Absoluto:** Éste es el tipo más común de Shock y es causado por la disminución del volumen sanguíneo. El factor principal de esta disminución es la pérdida de sangre por causas internas (como las hemorragias) o externas (como las fístulas, fracturas o quemaduras graves).

➢ **Hipovolémico Relativo (Shock Distributivo):** Ocurre debido a alteraciones de la relación contenedor/contenido. Se subdivide en:

✓ **Séptico:** Es causado por una fuerte infección que conduce a la vasodilatación, por ejemplo debido a bacterias Gram Negativas. Es tratada por medio de la administración de Antibióticos, Vasoconstrictores y el reemplazo de fluidos.

…" 111

---

111 **Ref. Bibliográfica #:** 13, 15, 17, 19, 23.

"...

✓ **Anafiláctico:** Es causado por una reacción anafiláctica severa a un alérgeno, antígeno, droga o a una proteína externa, provocando la liberación de Histamina; ésta última causa vasodilatación extensa, conduce a la Hipotensión y el aumento de la permeabilidad capilar.

✓ **Neurogénico:** Es la forma más rara de Shock. Es causada por un trauma en la Médula Espinal, lo que resulta en la pérdida repentina de reflejos autónomos y motores debajo del punto de lesión (esto es, en cualquier punto desde la lesión hacia la o las extremidades más cercanas).

Sin el estímulo del Sistema Nervioso Simpático, las paredes del recipiente se relajan de forma incontrolada, dando por resultado una disminución repentina de la Resistencia Vascular Periférica (RVP), conduciendo a la vasodilatación y a la Hipotensión.

El Shock Neurogénico o el Cardiovascular no tienen respuesta óptima a la reposición de volumen.

➤ **Cardiogénico:** Es causado por la falla o ineficacia del Corazón al bombear sangre, provocado por daños en los músculos cardíacos debido al Infarto del Miocardio Agudo (IMA). Otras causas del Shock Cardiogénico incluyen Arritmias, la Cardiomiopatía, el Paro Cardíaco Congestivo (PCC), Contusión Cardiaca (contusio cordis) o problemas de la válvula cardiaca.

➤ **Obstructivo:** En éste, el flujo de sangre se obstruye impidiendo e incluso deteniendo por completo la circulación. Varias condiciones dan lugar a esta forma de Shock:

✓ **Taponamiento Cardíaco:** En el cual, la sangre en el Pericardio, evita la afluencia de la sangre al Corazón (retorno venoso).

✓ **Pericarditis Constrictiva:** En el cual, el Pericardio se contrae y endurece, es similar al Taponamiento Cardiaco.
..." [112]

---

[112] **Ref. Bibliográfica #:** 13, 17, 19, 23.

"...

✓ **Tensión Neumotoráxica:** Con la Presión Intratoráxica elevada, el flujo de sangre al Corazón se detiene (retorno venoso).

✓ **Tromboembolismo Pulmonar:** Es el resultado de un incidente tromboembólico en los vasos sanguíneos pulmonares y obstaculiza la vuelta de la sangre al Corazón.

✓ **Estenosis Aórtica:** En que se obstaculiza la circulación al obstruirse el flujo de salida de la sangre a través del tracto ventricular.

➢ **Shock Endocrino:** Se debe a alteraciones endocrinas, y su inclusión como un tipo de Shock es reciente. Se distinguen tres causas básicas:

✓ **Hipotiroidismo:** En pacientes críticamente enfermos, reduce el Volumen Cardiaco y puede conducir a la Hipotensión y a la Insuficiencia Respiratoria.

✓ **Tirotoxicosis:** Puede inducir una Cardiomiopatía reversible; es causado por un exceso en la circulación de Tiroxina (T4) libre o de Triyodotironina (T3) libre.

✓ **Escasez Suprarrenal Aguda:** Es frecuentemente el resultado de continuar el tratamiento de Corticosteroides sin disminuir gradualmente la dosificación. Sin embargo esta condición también puede darse a lugar debido a la cirugía y la enfermedad intercorriente en pacientes con terapia de Corticosteroides, si no se realiza un ajuste de la dosificación de acuerdo a los requisitos crecientes de la misma.

✓ **Escasez Suprarrenal Relativa:** Ocurre en pacientes críticamente enfermos cuando los niveles hormonales actuales son insuficientes para cubrir la mayor demanda.

..." 113

---

[113] **Ref. Bibliográfica #:** 13, 17, 19, 23.

"…

- **Clasificación Clásica del Shock:**

• **Shock Hipovolémico (pérdida de sangre):**

➤ **Síntomas:**

✓ Ansiedad, inquietud o estado mental alterado debido a la baja Perfusión Cerebral y consiguiente Hipoxia.
✓ Baja Presión Arterial debida a escaso volumen sanguíneo circulante.
✓ Pulso débil y rápido.
✓ Piel fría por vasoconstricción y palidez cutánea.
✓ Respiraciones rápidas por estimulación del Sistema Nervioso Simpático y Acidosis.
✓ Hipotermia.
✓ Sed y boca seca por falta de líquidos.
✓ Fatiga por falta de oxigenación.
✓ Piel fría, especialmente extremidades, por insuficiente perfusión.
✓ Mirada distraída.

➤ **Causas:**

✓ **Shock por pérdida de Plasma:** La pérdida de Plasma del Sistema Circulatorio puede ser tan intensa como para reducir el Volumen Total de la sangre causando de este modo, un Shock Hipovolémico típico. Se puede producir una pérdida intensa de Plasma Sanguíneo por estas tres condiciones:

▪ **Obstrucción Intestinal:** La distensión del Intestino origina la salida de líquido desde los capilares intestinales hacia las paredes y la luz. Esto origina un aumento de la presión capilar y el líquido contiene una gran cantidad de proteínas plasmáticas, por lo que se disminuye el Volumen Plasmático.

…" 114

---

114 **Ref. Bibliográfica #:** 13, 17, 19, 23.

"...

- **Heridas o Quemaduras:** Las personas que han sufrido quemaduras u otros procesos que dejan desnuda la piel, pierden tanto Plasma a través de las zonas expuestas que el Volumen Plasmático cae considerablemente. En esta condición, la viscosidad de la sangre se incrementa haciendo más lenta la circulación.

- **Deshidratación:** La pérdida de líquido en todos los compartimentos vitales del organismo puede disminuir el volumen de la sangre y causar Shock de manera muy parecida al provocado por una hemorragia. Entre las causas se encuentran la sudoración, diarrea, vómito; pérdida de líquido por Riñones nefróticos, ingreso inadecuado de líquidos y electrolitos; destrucción de las Cortezas Suprarrenales, con la consiguiente Insuficiencia Renal para reabsorber el Sodio, Cloruros y agua.

✓ **Shock por Traumatismos:** Los traumatismos también pueden ser causa de Shock. Aunque muchas veces la pérdida de sangre es derivada de la hemorragia, también puede ocurrir sin pérdida de sangre. La contusión del cuerpo puede lesionar los capilares hasta el grado de permitir una pérdida excesiva de Plasma hacia los tejidos promoviendo una disminución del Volumen Plasmático. Este tipo de Shock por traumatismo también puede incluir un cierto grado de Shock Neurogénico causado por el dolor, que es así mismo, un factor agravante de este tipo de Shock al inhibir el Centro Vasomotor, con lo que se eleva la capacidad vascular y disminuye el retorno venoso.

- **Cardiogénico (afecciones cardíacas):** Taponamiento Cardiaco; ruidos cardiacos abolidos por obstrucción por líquidos; microvoltaje al EKG, Edema en la Esclavina (color azul), Ingurgitación Yugular (Pulso Yugular fuerte).

- **Séptico (infección aguda):** Toxemia generalizada a causa de acumulación de desechos metabólicos o infección proveniente del medio exterior.
..." [115]

---

[115] **Ref. Bibliográfica #:** 13, 17, 19, 23.

"…

- **Mecanismos Compensadores del organismo ante el Shock:**

El organismo primeramente incrementa el Gasto Cardiaco (GC), a expensas de aumentar la FC alterando la pre y post carga cardiaca y la contractibilidad del Corazón.

La TA se mantiene normal al principio, debido a un incremento en la RVS que depende de la liberación de Norepinefrina. Los mecanismos compensadores pueden prevenir la caída de la TAS hasta que el paciente haya perdido el 30 % del volumen sanguíneo.

La Taquicardia es el principal síntoma y persiste (mientras la FC sea mayor de 160 lpm en infantes, 140 lpm en preescolar, 120 lpm en escolar y 100 lpm en los adultos) hasta que la reserva cardiaca es agotada.

Este es el signo más precoz del Shock, y se produce porque ante cualquier injuria o agresión que sufre el organismo, se desarrolla un estímulo a las Glándulas Suprarrenales que liberan Epinefrina y el Corazón aumenta su FC.

Si la agresión continua, habrá liberación de Norepinefrina de los gránulos del Sistema Nervioso Simpático y el resultado será vasoconstricción primero cutánea, después muscular y visceral que incrementa la RVS y por lo tanto la TAD. El pulso se vuelve filiforme, apenas perceptible.

✓ Taquicardia (por Epinefrina).
✓ Piel fría, pálida, Llenado Capilar mayor de 2 segundos (por Norepinefrina, Vasoconstricción Cutánea).
✓ Piel húmeda, sudorosa, Diaforesis (Fase de Estancamiento).
✓ Ansiedad, temor, hostilidad, confusión mental, letargo y Coma.
✓ Taquipnea por incremento de CO_2 (agobio respiratorio).
✓ Diuresis menor de 30 ml/h hasta 5 ml/h o menor aún.
✓ Presión del Pulso se estrecha primero a expensas de que sube la Diastólica, después cae la TAS y TAD.
✓ Puede haber nauseas y vómitos.

…" 116

---

[116] **Ref. Bibliográfica #:** 13, 17, 19, 23.

"...

- **Causas fundamentales del Shock (en general):**

Signos y síntomas	Fallo de Volumen Hipovolémico
Temperatura de la piel	Fía y sudorosa
Color de la piel	Pálida y cianótica
Pulso	Rápido y débil
TA	Baja
Nivel de consciencia	Alterado
Llenado Capilar	Retardado
PR del Pulso	Estrecha
Causas	Hemorragias
Manejo	O_2 al 100 %, Volumen

Signos y síntomas	Fallas en el Contenedor		
	Psicógeno	Medular o Neurogénico	Séptico
Temperatura de la piel	Fría, sudorosa	Caliente, seca	Fría o caliente y sudorosa
Color de la piel	Pálida	Rosada	Pálida y moteada
Pulso	Rápido y débil	Normal	Rápido y débil
TA	Baja Se logra recuperar con Trendelembur *	Baja (Hipotensión sin Taquicardia)	Sube la TAS y baja la TAD
Nivel de consciencia	Alterado	Lúcido	Alterado
Llenado Capilar	Retardado Mayor de 2 s	Normal	Retardado
PR del Pulso	Estrecha	Normal	Aumentada
Respiración		Diafragmática	

... " [117]

[117] **Ref. Bibliográfica #:** 13, 17, 19, 23.

"…

Otros		Arreflexia flácida, Esfínter Rectal sin tono, Priapismo.	
Causas	Desmayo, emoción intensa	Sección medular	Septicemia
Manejo	O_2 al 100 %, posición Trendelembur *	O_2 al 100 %, volumen, inmovilizar, Aminas	O_2 al 100 %, Antibióticos.

* **Trendelembur:** Posición horizontal (decúbito supino) del cuerpo con una inclinación de +35 a 45° (para la Posición Antishock elevar los MI, también se pueden elevar los MS; si hay hemorragia en la cabeza, elevar esta en vez de los MI).

Signos y síntomas	Fallo de Bomba	
	Cardiogénico	Neumotórax a Tensión
Temperatura de la piel	Fría y sudorosa	Fría y sudorosa
Color de la piel	Pálida, cianótica, esclavina	Cianótica
Pulso	Rápido, paradójico	Rápido
TA	Baja refractaria (Hipotensión refractaria a los líquidos. Hipertensión venosa)	Baja
Nivel de consciencia	Alterado	Alterado con ansiedad
Llenado Capilar	Retardado	Retardado
PR del pulso	Estrecha	Estrecha

…" [118]

---

[118] **Ref. Bibliográfica #:** 13, 17, 19, 23.

"...

Otros	Taponamiento Cardiaco, ruidos cardiacos apagados, Taquicardia, dilatación venosa Yugular	Enfisema subcutáneo, ausencia de murmullo vesicular, Hipertimpanismo, Insuficiencia Respiratoria Aguda, desviación de la Tráquea, dilatación venosa Yugular
Causas	Disfunción Miocárdica, Contusión, Taponamiento Cardiaco, Trombo Embolismo Pulmonar (TEP), IMA	Neumotórax con mecanismo de válvula unidireccional
Manejo	O_2 al 100 %, Aminas	O_2 al 100 %, Descompresión

✓ Las lesiones Cráneo – Encefálicas aisladas no producen Shock.
✓ El Shock Séptico es poco probable en los casos de trauma (politraumatizados).
✓ La Hipovolemia por hemorragias y fracturas es la causa más común de Shock en pacientes traumatizados.
✓ Los lesionados por encima del Diafragma, hay que definir si se trata de un Shock Hipovolémico, Cardiogénico por Contusión Miocárdica o ambos.

En el caso del Neumotórax Simple y Hemotórax se puede agregar: simetría torácica en espiración; en el lado lesionado hay hipoinflación en la inspiración; Neumotórax a Tensión, simetría bilateral en pico máximo de la inspiración, el lado no lesionado vuelve a su estado normal por lo tanto existe asimetría en espiración.

... " 119

---

[119] **Ref. Bibliográfica #:** 13, 17, 19, 23.

"...

- **Primeros Auxilios para el tratamiento del Shock:**

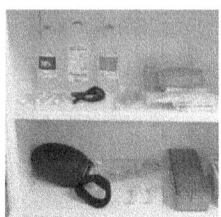

Medios para tratar el Shock Hipovolémico.

✓ Verificar inmediatamente si el paciente está consciente.

✓ Si se está sólo con el paciente, se debe ir por ayuda; en caso contrario se debe enviar a alguien por ayuda mientras otra persona se queda con el paciente.

✓ Asegurar la apertura de la Vía Respiratoria y determinar si hay respiración. Colocar al paciente en posición de recuperación si es capaz. (Prioridad A y B).

✓ Aplicar presión directa a cualquier sangramiento obvio. (Prioridad C).

✓ Cubrir al paciente con una manta o chaqueta no muy gruesa.

✓ No ofrecer bebidas, si el paciente las pide solo humedecer los labios.

✓ Prepárese para realizar Reanimación Cardiopulmonar (RCP) (Prioridad ABCD).

..." 120

---

[120] **Ref. Bibliográfica #:** 13, 17, 19, 23.

"...

✓ Una vez que usted haya atendido las necesidades inmediatas del paciente enfóquese en recolectar información: ¿Qué ocurrió? ¿Tiene problemas médicos? ¿Toma algún medicamento? ¿Es alérgico a algún medicamento? Escriba ésta información si es posible, el paciente puede quedar inconsciente, perdiéndose ésta importante información.

✓ Provea la información obtenida al personal de la ambulancia cuando llegue.

El manejo del Estado de Shock requiere intervención inmediata, incluso antes de hacer un diagnóstico. La meta fundamental en caso de Shock es restablecer la perfusión a los órganos por medio de la restauración y mantenimiento de la circulación sanguínea, asegurándose de que la oxigenación y presión de la sangre son adecuadas para evitar complicaciones.

Los pacientes atendidos con síntomas de Shock, sin importar el tipo, deben tener su Vía Respiratoria permeable y terapia de Oxígeno iniciada. En caso de Insuficiencia Respiratoria puede ser necesaria la Intubación y Ventilación Mecánica.

Un Paramédico o Socorrista puede intubar a un paciente fuera del hospital en caso de emergencia; mientras que un paciente con Insuficiencia Respiratoria sería intubado por un Médico si se encontrase en un hospital.

La razón de estas actividades es asegurar la supervivencia del paciente durante su transporte al hospital; éstas no curan la causa del Shock. Los tratamientos específicos dependen de la causa.

Se debe establecer un compromiso entre:

✓ Aumentar la Presión Sanguínea para permitir el transporte seguro (cuando la Presión Sanguínea baja, cualquier movimiento puede bajar la perfusión del Corazón y del Cerebro, y en consecuencia causar la muerte).

..." [121]

---

[121] **Ref. Bibliográfica #:** 13, 17, 19, 23.

"…

✓ Respetar el valioso tiempo. Si es necesaria una cirugía, ésta debería ser llevada a cabo durante la primera hora para maximizar la oportunidad de sobrevivir del paciente.

• **Manejo del Shock Hipovolémico:**

Aunque el organismo puede compensar la pérdida de tensión por medio de reflejos autónomos, en ocasiones la pérdida de líquidos es tan extensa que es necesario aplicar un tratamiento para corregir la situación. El tratamiento médico inicial para el Shock Hipovolémico debe tener como finalidad el arreglo de tres áreas principales: maximizar el suministro de Oxígeno, asegurando una adecuada ventilación, aumentando la saturación de Oxígeno de la sangre, y restaurando el flujo sanguíneo; el control de la pérdida de sangre y la restitución con líquidos (ABC).

✓ **Corregir la Hipovolemia por hemorragia:** El tratamiento tras una hemorragia masiva incluye la administración Intravenosa de sangre total, Eritrocitos en paquete o productos de la sangre. Se requiere el uso de soluciones como las de Ringer con Lactato o una Solución Salina (SSF) al 0.9 %.

✓ **Corregir la Hipovolemia por pérdida de líquidos:** Se incluye la restitución Intravenosa de líquidos con Coloides como la Seroalbúmina, Hetaalmidón y Fracción de Proteínas Plasmáticas. También se usan soluciones como las de Ringer con Lactato y Solución Salina (SSF) al 0.9 %.

Sigue siendo cuestión de debate e investigación si el uso de Cristaloides o Coloides es el más adecuado para la reposición de líquidos en el paciente con Hipovolemia severa. Muchos de los fluidos estudiados para uso en la reanimación incluyen la Solución Isotónica de Cloruro de Sodio, Solución de Ringer Lactato, la Solución Salina Hipertónica, Albúmina, Fracción de Proteína Purificada, Plasma fresco congelado, Hetaalmidón, Pentaalmidón y Dextran 70.

…" [122]

---

[122] **Ref. Bibliográfica #:** 13, 17, 19, 23.

"…

Los proponentes de la reanimación con Coloides sostienen que el aumento de la Presión Oncótica producida con estas sustancias reduce el Edema Pulmonar. Sin embargo, la vasculatura pulmonar permite considerable flujo de sustancias, incluyendo las proteínas, entre el Espacio Intravascular y el Intersticio. El mantenimiento de la Presión Hidrostática Pulmonar en menos de 15 mm/Hg parece ser un factor más relevante en la prevención del Edema Pulmonar.

Otro argumento es que se requiere menos Coloide para aumentar el Volumen Intravascular. Sin embargo, todavía no se ha demostrado ninguna diferencia en el resultado final con el uso de Coloides comparados con los Cristaloides.

Las soluciones coloidales sintéticas, como Hetaalmidón, Pentaalmidón y Dextran 70, tienen algunas ventajas en comparación con los Coloides naturales, tales como la Fracción de Proteínas Purificadas, Plasma fresco congelado y la Albúmina. Tienen las mismas propiedades expansoras de volumen, pero debido a sus estructuras y su elevado peso molecular, permanecen mayormente en el Espacio Intravascular, reduciendo la aparición de Edema Intersticial.

Aunque existen ventajas teóricas, los estudios no han logrado demostrar una diferencia en los parámetros ventilatorios, los resultados de las Pruebas de Función Pulmonar, los días usando un ventilador, el total de días de hospitalización, o la sobrevida del paciente.

➢ **Volumen Normal:**

✓ **Adultos:** 70 ml x kg de peso (7 %, aproximadamente 5 L).
✓ **Niños:** 80 – 90 ml x kg de peso (8 a 9 %, aproximadamente 3 a 4 L).

➢ **Volumen de Reposición:**

✓ **Adulto:** kg de peso x 40 ml.
✓ **Niño:** kg de peso x 20 ml.

Se repondrá 3 ml por cada 1 ml de sangre perdida (3:1).
…" [123]

---

[123] **Ref. Bibliográfica #:** 13, 17, 19, 23.

"...

Con la administración de volumen aumenta la precarga y por tanto hay mayor Gasto Cardiaco (GC), esto sucede si el Corazón cuenta con la capacidad de asimilar el volumen extra. Al final, solamente $^1/_3$ del volumen administrado permanecerá en el Espacio Intravascular y los $^2/_3$ restantes irán al Espacio Intersticial y comenzarán los problemas de edemas y distress.

Fallo de Volumen (Efectos directos de la hemorragia o grados de la hemorragia basados en porcentajes de pérdidas agudas de sangre):

	Grado I	Grado II	Grado III	Grado IV
Pérdida de sangre (ml)	750	750 – 1500	1500 – 2000	+ 2000
Volemia (%)	15	15 – 30	30 – 40	+ 40
FC (lpm)	100	+ 100	+ 120	+ 130
TA (mm/Hg)	120/80	120/90	85/70	60/45 60/0
FR (rpm)	12 – 20	+ 20	+ 30	+ 40
Llenado Capilar (seg.)	Menor de 2	2 – 4	4 – 6	+ 6
PR Pulso	40	30 Estrecho a expensas del aumento de la Diástole	15 Estrecho	Estrecho o ausencia de Diástole.
SNC	Alerta	Ansiedad, temor, hostilidad	Confusión mental	Deprimido, gravemente letárgico
Diuresis (ml/h)	30 – 50	25 – 30	15 – 25	- 5

..." [124]

---

[124] **Ref. Bibliográfica #:** 13, 17, 19, 23.

"...

Reemplazo	No requiere, solo Vía Oral	Ringer Lactato 3:1	Ringer Lactato 3:1 Sangre 1:1	Ringer Lactato 3:1 Sangre urgente.
Diagnós-tico	Similar a una Trans-fusión de sangre	Shock compensado por TA, Hipovolemia y vasocons-tricción	Shock descompen-sado signos de Hipoper-fusión	Riesgo de muerte, pérdida de más del 50 %, inconscien-cia, no hay pulso, no hay TA.

Si los líquidos fueron administrados en exceso, después de que se recupere la hemodinámica, hay que valorar Diuréticos y Aminas, el paciente debe ser ingresado en Unidad de Cuidados Intensivos (UCI) para monitoreo invasivo y reevaluación constante pues la evolución clínica no es suficiente para garantizar la sobrevida.

➢ **Pasos:**

✓ (A) Vía Aérea permeable.

✓ (B) Oxígeno 100 %, Ventilación Asistida, Mandatoria o Controlada si corresponde.

✓ (C) Control de hemorragias. Uso de Pantalones Neumáticos Antishock (PNA) si es necesario.

..." [125]

[125] **Ref. Bibliográfica #:** 13, 17, 19, 23.

"…

Vía Intravenosa (IV): 2 catéteres gruesos #16 – 14 en venas antecubitales (Dorsal de la Mano o en los antebrazos). Estar atento para Venodisección de la Safena (son 2 vasos venosos en cada una de las Extremidades Inferiores destinados a conducir la sangre venosa del pie, la pierna y el muslo hasta la Vena Femoral. Estas dos venas son la Safena Mayor o Interna y la Menor o Externa), venodisección en los brazos o Vía Intra – Ósea en niños menores de 6 años.

Administrar Ringer Lactato o Solución Salina al 0.9 % (tiene riesgo potencial de Acidosis Hipoclorémica) en bolo de 1 – 2 L vigilando respuesta y hasta obtener una PAM entre 60 – 70 mm/Hg que se alcanza con una TA de 100/50 mm/Hg. No administrar un tercer litro de Cristaloides sin antes reponer Glóbulos o sangre. En niños, utilizar bolos de 20 ml/kg, y se debe alcanzar una TAS de 70 + 2 (edad en años) antes de llegar al salón de operaciones.

Abrigar al paciente para que mantenga una temperatura corporal normal. Colocar en posición Antishock si no hay contraindicaciones (Trendelemburg o Lateral de Seguridad).

✓ (D y E) vigilar estado de consciencia, examinar totalmente al paciente, reevaluar cada 5 minutos y trasladar en ambulancia AVA a velocidad constante de 60 km/h o menor.

Se debe alcanzar después del tratamiento una PAM entre 60 – 70 mm/Hg, TA de 100/50 mm/Hg, Diuresis de 50 ml/h, nivel de consciencia normal (alerta), Llenado Capilar en 2 seg., que no exista gradiente térmico y disminuir la Taquicardia y Taquipnea.

… " 126

---

[126] **Ref. Bibliográfica #:** 13, 17, 19, 23.

"…

Si se alcanzan estos valores al terminar de infundir el segundo bolo de Cristaloides, indica que hubo una pérdida de menos del 20 % de la volemia y el paciente no está sangrando.

Si se logra al pasar el IV bolo de Cristaloides pero al disminuir la velocidad de infusión de líquidos, se deterioran todos los valores anteriores, indica una pérdida entre el 20 y el 40 % del volumen circulante y que el paciente sigue sangrando.

Si no se logra, el paciente sigue sangrando y necesita ser intervenido quirúrgicamente urgente.

El Equilibrio Ácido – Básico en el Shock sufre de varias etapas:

✓ Etapa Temprana = Alcalosis Respiratoria por la Taquipnea.
✓ Etapa Intermedia = Acidosis Metabólica moderada.
✓ Etapa Tardía = Acidosis Metabólica severa.

➢ **Fármacos en el Shock Hipovolémico:**

La Hipovolemia puede ser causa del desequilibrio Ácido – Básico. La persona puede tener al principio una Alcalosis Respiratoria que podrá progresar en una Acidosis Metabólica. En estos casos, se indica el uso de Bicarbonato de Sodio.

Pueden administrarse fármacos Inotrópicos como la Dopamina, Dobutamina, Epinefrina y Norepinefrina a dosis bajas para mejorar el Gasto Cardiaco (GC) y la contractilidad del Miocardio en pacientes con problemas de función cardiaca. Los Vasodilatadores como la Nitroglicerina dilatan las arterias coronarias para incrementar el aporte de Oxígeno y reducir la postcarga.

La Somatostatina es un polipéptido natural aislado del Páncreas, el Hipotálamo y las Células Epiteliales del Estómago. La Somatostatina disminuye el flujo sanguíneo a la red Porta a causa de la vasoconstricción. Tiene efectos similares como la Vasopresina, pero no causa vasoconstricción coronaria. Es rápidamente retirada de la circulación, con una vida media inicial de 1 – 3 min. En pacientes adultos se indica un bolo de 250 µg Intravenoso, seguido de 250 – 500 µg/h en infusión continúa por 2 – 5 días en caso de que sea efectiva.
…" [127]

---

[127] **Ref. Bibliográfica #:** 13, 17, 19, 23.

"…

➤ **Cristaloides:** Un Cristaloide es un tipo de disolución con una estructura y propiedades diferentes de los Coloides. Se emplean en terapia Intravenosa para reponer líquidos perdidos. Están compuestas por solutos iónicos y no iónicos de baja masa molecular.

Los Cristaloides aumentan el Volumen Plasmático (Intravascular), en función de la cantidad de iones Sodio presentes por lo que una Solución Hipersalina (3 % de concentración en iones Na^+) es más eficaz que una Solución Salina normal (0.9 %). No obstante, se difunden con rapidez a los Espacios Intersticial e Intracelular por lo que dicho aumento del Volumen Plasmático no es tan efectivo. Por ejemplo, la infusión de 1 L de Solución Salina normal eleva el Volumen Plasmático en 200 – 250 cm^3, difundiéndose el resto al Espacio Intersticial.

Se emplean como fluidos de mantenimiento, para promover el flujo de orina y para corregir deshidratación y pérdidas de líquido, en casos de trastornos de líquidos y de electrólitos: vómitos, diarreas, Obstrucción Intestinal Aguda, pérdidas renales o extrarrenales.

Algunos de los Cristaloides más empleados en terapia Intravenosa son:

✓ **Solución Salina normal (Suero Fisiológico – SSF):** Contiene un 0.9 % de Cloruro de Sodio o 154 mmol/L.

Es una disolución acuosa de sustancias compatibles con los organismos vivos debido a sus características definidas de osmoticidad, pH y fuerza iónica. Está compuesto de agua, electrolitos y, a veces, distintas sustancias, como por ejemplo la Glucosa, fuente de Carbono y energía para el organismo, y de algunos Polisacáridos expansores.

… " 128

---

[128] **Ref. Bibliográfica #:** 13, 17, 19, 23.

142

"...

Se emplea como sustituto de la sangre cuando disminuye drásticamente la volemia y como vía de aplicación de diversas sustancias (por ejemplo, inyectables).

También es indicado en las curaciones de perforaciones en la piel, en vómitos constantes (Vía Oral) y en obstrucciones nasales.

▪ **Solución:** Una disolución o solución es una mezcla homogénea de dos o más sustancias. La sustancia disuelta se denomina Soluto y están presente generalmente en pequeña cantidad en comparación con la sustancia donde se disuelve denominada Disolvente o Solvente.

✓ **Solución Salina Hipertónica:** Contiene de un 3 – 5 % de Cloruro de Sodio o 513 – 855 mmol/L.

▪ **Hipertónica:** Una Solución Hipertónica es aquella que tiene mayor concentración de Soluto en el medio externo, por lo que una célula en dicha solución pierde agua (H_2O) debido a la diferencia de presión, es decir, Presión Osmótica, llegando incluso a morir por deshidratación. La salida del agua de la célula continúa hasta que la Presión Osmótica del medio externo y de la célula sean iguales.

✓ **Solución Salina Hipotónica:** Contiene un 0.45 % de Cloruro de Sodio o 77 mmol/L.

... " 129

---

129 **Ref. Bibliográfica #:** 13, 17, 19, 23.

"...

• **Hipotónica:** Una Solución Hipotónica, denominada también Hipotona es una solución con baja concentración de Soluto en el medio externo en relación al medio citoplasmático de la célula. Una célula sumergida en una solución con una concentración más baja de materiales disueltos, está en un ambiente hipotónico; la concentración de agua es más alta (a causa de tener tan pocos materiales disueltos) fuera de la célula que dentro. Bajo estas condiciones, el agua se difunde a la célula, es decir, se produce Ósmosis de líquido hacia el interior de la célula. Una célula en ambiente hipotónico se hincha con el agua y puede explotar; cuando se da este caso en los Glóbulos Rojos de la sangre, se denomina Hemólisis.

• **Isotónica:** El medio o solución y la vuelta a la célula hace que se convierta en isotónica, es aquél en el cual la concentración de Soluto es la misma fuera y dentro de una célula. Se dice que las soluciones que tienen la misma concentración de sales que las células de la sangre, son isotónicas. Por tanto, tienen la misma Presión Osmótica que la sangre y no producen la deformación de los Glóbulos Rojos. Aplicando este término a la concentración muscular, se dice que una concentración es isotónica cuando la tensión del músculo permanece constante.

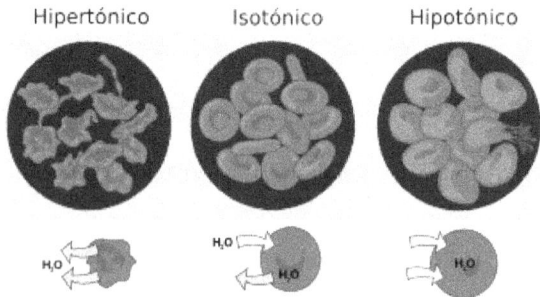

Hipertónico   Isotónico   Hipotónico

La Presión Osmótica es la Presión Hidrostática producida por una solución en un volumen dividido por una membrana permeable debido a la diferencia en concentraciones del Soluto.

..." [130]

---

[130] **Ref. Bibliográfica #:** 13, 17, 19, 23.

"…

✓ **Solución de Ringer con Lactato:** Imita la composición del líquido extracelular y además contienen sustancias tampón. Una composición típica es: 102 mmol/L de Cloruro de Sodio; 28 mmol/L de Lactato Sódico; 4 mmol/L de Cloruro de Potasio, y 1.5 mmol/L de Cloruro de Calcio.

✓ **Dextrosa (5 % / 20 ml), (10 % / 500 ml), (20 % / 10 ml), (30 % / 500 ml):** Suministran una concentración de 278 mmol/L de Glucosa (Nutriente). Se emplea si el paciente tiene bajo nivel de azúcar en sangre o niveles elevados de Sodio (Hipoglucemia, Shock, hemorragias, Acidosis, quemaduras). Existen variedades como el Dextro – Ringer o el Suero Gluco – Fisiológico, etc. Suministrar por Vía Central a 60 gotas/min. o 4 mg/kg/h.

✓ **Dextran 40 y 70:** Frasco (10 % / 500 ml = 40 000 U) o de (6 % / 400 ml = 70 000 U). Compuesto por 10 g de Dextrana, Solución Dextrosa al 5 % y Cloruro de Sodio al 0.9 %. Es un Expansor de Plasma indicado en el Shock Hipovolémico para proveer la restitución de líquidos mejorando el estado hemodinámico durante 24 h o más y complicaciones tromboembólicas.

Para Trombosis severa: 50 a 100 g o 10 ml/kg/día, EV.
Hipovolemia: 2 g/kg/día EV el primer día y los siguientes 1 g/kg/día durante 5 días.
Shock Hipovolémico: Inicial con 500 a 1000 ml (10 a 20 ml/kg) EV para 24 horas, mantener con 500 ml (10 ml/kg) cada 24 horas x 5 días.

✓ **Solución tipo Plasmalyte:** Una mezcla parecida al Ringer Lactado, con presencia de iones Magnesio, Acetato y Gluconato.

✓ **Suero Glucosado:** Contiene un 5 – 10 % de Glucosa, con concentraciones de 252 mmol/L.

…" [131]

---

[131] **Ref. Bibliográfica #:** 13, 17, 19, 23.

"…

✓ **Suero Glucosalino:** Contiene a la vez un 0.45 % de Cloruro Sódico y 5 % de Glucosa.

➤ **Bicarbonato de Sodio (ámpulas de 40 mg / 1 ml = 0.48 mEq de Na/ml o de 80 mg /1 ml = 0.95 mEq de Na/ml):** Es un restaurador electrolítico, Alcalinizante Urinario y Sistémico, se administra únicamente cuando el pH es menor de 7.2 (Acidosis Metabólica). Se administra por vía IV, 1 mEq/kg, seguidos de 0.5 mEq/kg cada 10 minutos hasta lograr la recuperación (Paro Cardiaco). Una buena ventilación con Oxígeno al 100 % y una buena profusión con infusión de Cristaloides son las mejores acciones.

➤ **Sangre y Glóbulos:** Usar cuando se calcula una hemorragia mayor del 25 % de la volemia y la Hb menor de 10 g/L (siempre usar cuando la Hb sea menor de 7 g/L independientemente de la cuantía de la hemorragia). Usar 1 volumen congelado cada 5 unidades de Glóbulos o 1 volumen concentrado de plaquetas por cada 10 kg de peso del paciente si plaquetas menor de 100 000 o si el paciente fue politransfundido.

En emergencia, se puede emplear el Agua de Coco e infundirla por vía IV igual que los Cristaloides.

Recordar que los pacientes en Shock es imperativo comprobar la Ingurgitación Yugular (aumento de la presión Yugular) pues si está presente nos indica:

✓ Taponamiento Cardiaco.
✓ Neumotórax a Tensión.
✓ Hemotórax masivo.
✓ Hemoneumotórax o fallo de bomba post – trauma.

…" [132]

_____

[132] **Ref. Bibliográfica #:** 13, 17, 19, 23.

"...

En estos casos, el tratamiento debe encaminarse a tratar la causa: punción en el 5to Espacio Intercostal anterior a la línea axilar media en el Pulmón (Pleurotomía Alta o Baja) y/o punción pericárdica (Pericardiocentesis), o tratamiento del fallo de bomba si corresponde.

➤ **Pantalones Neumáticos Antishock (PNA):** Se deben colocar ante la sospecha de Shock pero se comienzan a inflar cuando la TAS es menor de 90 mm/Hg con Taquicardia, Llenado Capilar mayor de 2 segundos, etc.

Se infla primero la pierna derecha, luego la izquierda y por último el abdomen. Se desinfla al revés, abdomen – pierna izquierda – pierna derecha en el salón de operaciones. Si durante el desinflado disminuye la TA en 5 mm/Hg o más se suspende el desinflado y se valoran las causas.

Está indicado cuando hay Hipovolemia con sangrado pélvico, abdominal, de Extremidades Inferiores; Aneurisma Aórtico roto; lesión hepática; lesión de la Vena Cava Inferior; quemaduras. Hipovolemia con embarazo y evisceración (inflar solo los Miembros Inferiores).

Las contraindicaciones principales de este dispositivo son: Edema Pulmonar, lesiones vasculares torácicas sangrantes, Taponamiento Cardiaco, Hernia Diafragmática. (No usar los PNA como férulas si no hay Hipovolemia, no usar por más de 2 horas).

Las complicaciones más frecuentes son: incremento del sangrado en áreas no comprimidas por el PNA, agravamiento por desinflado rápido en pacientes aún hipovolémicos, Síndrome Compactimental Anterior de Extremidades Inferiores.

" 133
...

---

[133] **Ref. Bibliográfica #:** 13, 17, 19, 23.

"…

- **Manejo de la Hipoxemia:**

➢ **Corregir la Hipoxemia relacionada:** La corrección de la Hipoxemia suele requerir la administración de Oxígeno ya que el paciente necesita una concentración adecuada de Hemoglobina para transportar el Oxígeno de manera eficaz.

Las Vías Respiratorias del paciente son evaluadas inmediatamente después de su llegada a la sala de emergencias y se estabilizan en caso de ser necesario. La profundidad y el ritmo de las respiraciones, así como, sonidos respiratorios son evaluadas por el médico especialista.

Si se encuentra que la patología de base, por ejemplo, un Neumotórax, Hemotórax, o Tórax Inestable, interfiere con la respiración, ésta es abordada de inmediato. Se administra un alto flujo de Oxígeno a todos estos pacientes con apoyo ventilatorio de ser requerido. El exceso de ventilación a Presión Positiva puede ser perjudicial para un paciente con Shock Hipovolémico y por lo general, no se emplea.

La colocación de una vía EV se indica para los pacientes con hemorragia severas. Para estos pacientes, la línea EV proporcionará la supervisión continua de la Presión Arterial y también la facilidad de Gasometría en sangre arterial.

- **Definiciones Relacionadas:**

➢ **Síndrome de Respuesta Inflamatoria Sistémica (SIRS):** Conjunto de síntomas y signos que se presentan en respuesta a una variedad de entidades clínicas no infecciosas (como por ejemplo en politraumatismo, Pancreatitis, etc.), donde dicha respuesta esta determinada por la aparición de 2 o más de los siguientes criterios (adultos):

…" [134]

---

[134] **Ref. Bibliográfica #:** 13, 17, 19, 23.

148

"…

Característica	Criterio
Temperatura	Mayor de 38° C o menor de 36° C.
Frecuencia Cardiaca	Mayor de 90 lpm.
Frecuencia Respiratoria	Mayor de 25 rpm.
pCO_2	Mayor de 32 mm/Hg.
Leucocitos	Mayor de 12000 o menor de 4000 cel/mm^3.
Bastones, Basófilos (Bandas)	Mayor del 10 %.

Edad	FR (rpm)	FC (lpm)	T (° C)
+ 5 días	+ 60	+ 190	+38 / -35.5
- 1 mes	+60	+190	+38 / -35.5
1 – 12 meses	+45	+160	+38.5 / -36
1 a 2 años	+40	+140	+39 / - 36
2 a 5 años	+35	+130	+39 / - 36
5 a 12 años	+30	+120	+38.7 / -36
12 a 15 años	+30	+100	+38.5 / -36
+ 15 años	+25	+90	+38 / -36

✓ **SIRS Severo:** SIRS que se asocia a disfunción orgánica, Hipoperfusión o Hipotensión (la Hipoperfusión y las anormalidades de perfusión influyen pero no están limitadas a la presencia de Acidosis Láctica, Oliguria o alteraciones del estado mental). En estos casos la Hipotensión responde adecuadamente con la sola administración de reanimación (Fluidoterápica).

➤ **Shock Estéril o Shock relacionado a SIRS:** SIRS asociado a Hipotensión que no mejora con la reanimación Fluidoterápica. En estos casos la Hipotensión es refractaria a administración de volumen razón por la cual el soporte Inotrópico o Vasopresor está indicado (pudiendo presentar estos pacientes, una vez iniciado el soporte, presencia de Shock pero sin Hipotensión).

" [135]
…

[135] **Ref. Bibliográfica #:** 13, 17, 19, 23.

149

"...

➢ **Sepsis:** Conjunto de síntomas y signos que se presentan en respuesta a un proceso infeccioso, donde dicha respuesta esta determinada por la aparición de dos o más de los siguientes criterios:

Característica	Criterio
Temperatura	Mayor de 38° C o menor de 36° C.
Frecuencia Cardiaca	Mayor de 90 lpm.
Frecuencia Respiratoria	Respiratoria Mayor de 20 rpm o Presión Arterial de Dióxido de Carbono menor de 32 Torr).
Leucocitos	Mayor de 12000 o menor de 4000 cel/mm^3.
Bastones (Bandas, baciliformes)	Mayor del 10 %.

..." 136

---

[136] **Ref. Bibliográfica #:** 13, 17, 19, 23.

1··2··4 Prioridad D (Examen Neurológico)

"…

- **Examen Neurológico (D):**

• **Conciencia:** Aquí se evalúa el estado neurológico del paciente, primeramente determinando el nivel de consciencia mediante la nemotecnia AVDI:

✓ **A (Alerta):** Está despierto, habla.

✓ **V (Responde al estímulo verbal):** Responde al llamado, cuando alzamos la voz y lo llamamos.

✓ **D (Responde al estímulo doloroso):** Responde al dolor, le pellizcamos y reacciona con gestos o gruñidos.

✓ **I (No responde a ningún estímulo):** Inconsciente.

Se preguntará a la víctima ¿cómo está?, ¿cómo se encuentra? Si contesta es símbolo inequívoco de que respira y tiene pulso. En caso que no conteste, pellizcar levemente en los hombros, si reacciona, seguir la conducta anterior; en caso negativo, llamar a los Servicios de Emergencias cuanto antes.

• **Escala de Coma de Glasgow (ECG):** Continuamos con la valoración neurológica mediante la Escala de Coma de Glasgow. Esta escala neurológica fue diseñada para evaluar el nivel de consciencia de los pacientes que han sufrido un Trauma Craneoencefálico (TCE) durante las primeras 24 horas del postrauma, al valorar tres parámetros: Apertura Ocular, Respuesta Motora y Respuesta Verbal.

…" [137]

---

[137] **Ref. Bibliográfica #:** 13, 17, 19, 23.

"…

A cada uno se le asigna un valor dependiendo de la respuesta del paciente, los resultados se suman al final para realizar la interpretación. El valor más bajo que puede obtenerse es de 3 (1 + 1 + 1), nunca puede ser 0, y el más alto es de 15 (4 + 5 + 6).

➢ **Apertura Ocular (O):** Puntuación Total = 4:

✓ Espontánea = 4.
✓ Estímulo verbal (al pedírselo) = 3.
✓ Al dolor = 2.
✓ No responde = 1.

➢ **Respuesta Verbal (V):** Puntuación Total = 5:

✓ Orientado = 5.
✓ Desorientado = 4.
✓ Palabras inapropiadas (incoherente) = 3.
✓ Sonidos incomprensibles = 2.
✓ No responde = 1.

➢ **Respuesta Motora (M):** Puntuación Total = 6:

✓ Cumple órdenes expresadas por voz = 6.
✓ Localiza el estímulo doloroso = 5.
✓ Retira ante el estímulo doloroso = 4.
✓ Respuesta en flexión anormal (decorticación) = 3.
✓ Respuesta en extensión anormal (descerebración) = 2.
✓ No responde = 1.

La puntuación es el principal factor de pronóstico en el TCE (Traumatismo Craneoencefálico) e indica la terapéutica de cuidados y maniobras a realizar.

… " 138
…

---

138 **Ref. Bibliográfica #:** 13, 17, 19, 23.

"…

Puede aplicarse en repetidas exploraciones para realizar un seguimiento del estado neurológico. De acuerdo con la puntuación obtenida a los pacientes se les clasifica como:

✓ **Sin TCE:** Puntuación total igual a 15.
✓ **TCE Leve:** Puntuación total entre 13 – 14.
✓ **TCE Moderado:** Puntuación total entre 9 – 13.
✓ **TCE Severo:** Puntuación total menor de 8 de mal pronóstico, requiere: Intubación y RCP inmediata (ABC).

• **Ojos:** Evaluar los ojos siguiendo la nemotecnia PIRRL (Pupilas Iguales, Redondas y Reactivas a la Luz).

✓ **Pupilas Discóricas:** Cuando tienen forma irregular.

✓ **Pupilas Isocóricas:** Cuando ambas presentan el mismo tamaño.

✓ **Pupilas Anisocóricas:** Cuando tienen tamaño diferentes.

✓ **Pupilas Normorreactivas:** Cuando la pupila reacciona a la luz disminuyendo de tamaño se habla de Pupila Normorreactiva.

✓ **Midriasis:** Cuando la pupila esta dilatada se dice que está en Midriasis. (Daño Cerebral Mayor).

✓ **Miosis:** Cuando esta contraída se dice que está en Miosis (Daño Cerebral Moderado).

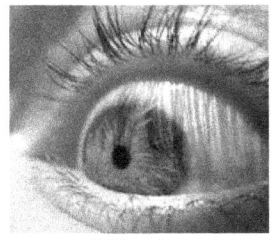 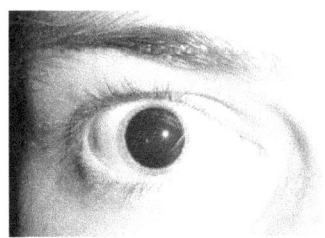

Miosis.   **Midriasis.**

…" 139

---

139 **Ref. Bibliográfica #:** 13, 17, 19, 23.

"…

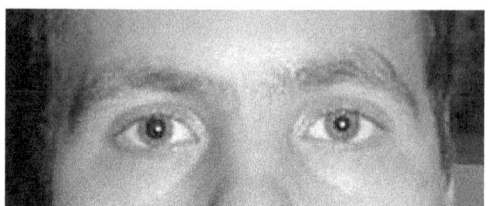

Pupilas Anisocóricas (Daño cerebral grave).

- **Respiración:** A este método se le llama VOS (Ver, Oír, Sentir). Nos acercaremos a la boca de la víctima con la mejilla e intentaremos sentir el aliento a la vez que dirigimos la mirada al tórax (si respira se moverá). Es importante destacar que en caso de que exista respiración, hará falta explorar el pulso ya que puede o no tenerlo. Esta maniobra es similar al MES.

✓ **Ver:** Miramos el tórax, se eleva o no, si se eleva y baja respira.

✓ **Oír:** Con el oído escuchamos el sonido de la respiración.

✓ **Sentir:** Con los dedos Índice y Medio sentimos el Pulso Carotídeo (a un lado de la Tráquea) de la víctima.

…" 140

---

140 **Ref. Bibliográfica #:** 13, 17, 19, 23.

1··2··5 Prioridad E (Exposición de Lesiones)

"…

- **Exposición de Lesiones (E):**

Se realiza la exposición de lesiones, exploración física, toma de signos vitales y temperatura.

➢ **Evaluación Primaria:**

✓ Exposición del tórax, abdomen y extremidades.
✓ Quitar tanta ropa como sea necesaria para determinar la presencia o ausencia de lesiones.
✓ Una vez detectada la lesión se cubrirá para evitar la Hipotermia.
✓ La calidad del pulso y la respiración deben evaluarse constantemente, se obtendrán de forma simultánea junto con el resto del examen.

➢ **Evaluación Secundaria:**

✓ **Cabeza:** Por observación determinar la presencia de contusiones, abrasiones, laceraciones, asimetría ósea, hemorragias, defectos óseos; anormalidades en ojos, párpados, oído externo, boca y mandíbula. Por palpación determinar lesiones de los huesos de la cara y el cráneo (crepitación, desviación, depresión, movilidad anormal).

✓ **Cuello:** Por observación determinar la presencia de contusiones, abrasiones, equimosis, laceraciones, ingurgitación venosa, deformidades de la Laringe y Tráquea. Por palpación determinar la presencia de Enfisema Subcutáneo, crepitación y dolor a nivel de la Columna Cervical.

… " [141]

---

[141] **Ref. Bibliográfica #:** 13, 17, 19, 23.

"...

✓ **Tórax:** Por inspección buscar deformidades, contusiones, heridas, abrasiones. Prestar atención a los movimientos asimétricos durante la expiración e inspiración, abultamientos y retracciones intercostales supraesternales o supraclaviculares. Realizar palpación, percusión y auscultación.

✓ **Abdomen:** Por inspección buscar abrasiones, equimosis, abultamientos, heridas y distensión abdominal. Por palpación en cada uno de los cuadrantes, determinar dolor y presencia de masas, si es blando u ofrece resistencia. A este nivel no se tiene como objetivo determinar lesiones abdominales específicas.

✓ **Pelvis:** Por inspección se debe precisar la existencia de abrasiones, contusiones, laceraciones, fracturas abiertas y distensión. Por palpación se debe ir en busca de inestabilidad pélvica, la cual hace sospechar hemorragia.

✓ **Extremidades:** Se debe observar y palpar cada uno de los huesos y articulaciones en busca de deformidades, hematomas, equimosis, crepitación, dolor y resistencia muscular o movilidad anormal, fracturas expuestas (si existen hay que inmovilizar).

En caso de encontrar otro tipo de lesiones como fracturas, se inmovilizan, para que no se agrave el daño, si hay quemaduras, se mantienen irrigadas con Solución Isotónica, o cubrir con una gasa estéril, no despegar la ropa que haya quedado adherida a la piel, inmovilizar el área quemada para que no tenga contacto con algún objeto o prenda, no aplicar lociones, ungüentos o grasa en la lesión, no tocar la lesión.

Resumen:

◄ Requieren evaluación de las prioridades A; A – B; B – C; C – DAB.
◄ Requieren Reevaluación del ABCD constante cada 5 minutos.

..." [142]

---

[142] **Ref. Bibliográfica #:** 13, 17, 19, 23.

2·· Víctimas en Masa

"…

Se define como víctimas en masa a cualquier situación en la cual los requerimientos de cuidados médicos exceden la capacidad para proporcionar esos cuidados. En un Incidente Masivo de Víctimas (IMV), los cuidados médicos, por ser inferiores a la cantidad de lesionados que van a ser atendidos, deben ser racionalizados. Esto significa, que las reglas habituales acerca de salvar vidas en la experiencia diaria, donde se atienden rápidamente y con la misma prioridad a todas las víctimas, no se pueden aplicar en un IMV.

En estos casos, hay que definir en qué pacientes vamos a emplear los recursos con que contamos; es decir, hacemos una clasificación llamada TRIAGE previo de todos los pacientes. Esta clasificación se debe hacer siempre y cuando exista más de 1 paciente a atender simultáneamente.

En un IMV, la atención prioritaria debe estar dirigida a aquellos con mayores posibilidades de sobrevivir; ejemplo, un paciente con trauma abierto severo de cráneo y otro con un sangramiento abdominal agudo (será atendido primeramente el sangramiento pues tiene mayores posibilidades de sobrevivir que el trauma craneal y de ser atendido primero este, es posible que ambos mueran, uno morirá porque no es recuperable y el otro porque los recursos, tiempo, equipos y personal fueron empleados antes de atenderlo a él).

En resumen, en una situación de TRIAGE, el paciente catastróficamente lesionado debe ser considerado como segunda prioridad. Esto representa una situación difícil pero supone una respuesta apropiada por parte del Socorrista que a la larga redundará en una mayor sobrevida de pacientes y lesionados. La función del Socorrista es asistir a la mayor cantidad de víctimas vivas posibles.

… " 143

---

143 **Ref. Bibliográfica #:** 13, 17, 19, 23.

Emergencia y Primeros Auxilios

2··1 TRIAGE
"...

Esta palabra de origen francés significa "Clasificar", es una palabra universal en donde no importa el dialecto que hable el Socorrista todos la entenderán. Este esquema divide a los pacientes en 5 categorías (Niveles).

El objetivo del TRIAGE es lograr la mayor sobrevida posible de pacientes lesionados, el cual se utilizará como una guía y no como un reemplazo al mejor juicio del Socorrista.

Se efectúa en 30 segundos (dependiendo de la cantidad de víctimas que existan en la escena).

- **Clasificación del TRIAGE por el Código Internacional de Colores:**

- **Nivel 1 (Rojo):** Paciente cuya lesión es crítica (ABC), pero esta lesión se puede resolver en poco tiempo y con un mínimo de recursos. No puede seguir órdenes sencillas (inconsciente o alterado). Requiere estabilidad inmediata. Las víctimas tienen un pronóstico bueno (ABC) de sobrevida. Debe ser trasladado en el menor tiempo posible a un hospital en ambulancias con AVA (Apoyo Vital Avanzado). Ejemplo, obstrucción de la Vía Aérea, compromiso ventilatorio, Insuficiencia Respiratoria, Neumotórax a Tensión; hemorragia severa, Shock Hipovolémico; quemaduras de la cara; injurias por inhalación, etc. Requiere inmediata asistencia médica. El Socorrista deberá tener una pegatina, tarjeta o una tira de este color que le colocará al lesionado después de su evaluación para conocimiento del personal avanzado en emergencia.

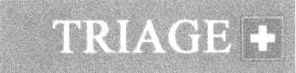

... " 144
...

---

144 **Ref. Bibliográfica #:** 13, 17, 19, 23.

"...

- **Nivel 2 (Amarillo o Naranja):** Paciente con lesiones serias pero que no requiere un manejo inmediato para salvar su vida o su extremidad. Puede seguir órdenes sencillas. Debe ser trasladado a un hospital en una ambulancia con AVI (Apoyo Vital Intensivo). Ejemplo, fractura de huesos largos, fractura de pelvis, fracturas abiertas; traumas ligeros o moderados de cabeza, tórax o abdomen; trauma abdominal contuso; injuria facial o de los ojos; Quemaduras de II Grado (más del 20 % y menos del 40 % SCQ), Quemaduras de III Grado (más del 10 % y menos del 20 % de SCQ); riesgo de Shock, etc.

En este nivel, la atención puede demorar de 10 – 20 minutos. El Socorrista deberá tener una pegatina, tarjeta o una tira de este color que le colocará al lesionado después de su evaluación para conocimiento del personal avanzado en emergencia. Aquí el color puede variar en dependencia de la región geográfica. En Cuba es el amarillo.

TRIAGE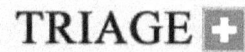

- **Nivel 3 (Verde o Azul):** Paciente con lesiones menores que pueden esperar para ser atendidos, pueden inclusos asistir y ayudar ellos mismos a otros pacientes. Pueden caminar y dirigirse a los lugares indicados por el Socorrista o ser trasladados a un policlínico en ambulancias con AVB (Apoyo Vital Básico) o en un transporte ordinario. No deben ir al hospital principal. Ejemplo, fracturas, contusiones, heridas, quemaduras menores, etc. En este nivel la atención puede demorar de 2 a 4 horas. El Socorrista deberá tener una pegatina, tarjeta o una tira de este color que le colocará al lesionado después de su evaluación para conocimiento del personal avanzado en emergencia.

TRIAGE

..." 145

---

145 **Ref. Bibliográfica #:** 13, 17, 19, 23.

"...

- **Nivel 4 (Gris):** Paciente cuya lesión es tan severa que solo tiene una mínima posibilidad de sobrevida. Debe ser trasladado al hospital en una ambulancia con AVA si aún vive. Ejemplo, quemaduras de 90 % de la SCQ (Superficie Corporal Quemada) con lesión térmica pulmonar, politraumatizado grave con profusión de masa encefálica, etc. El Socorrista deberá tener una pegatina, tarjeta o una tira de este color que le colocará al lesionado después de su evaluación para conocimiento del personal avanzado en emergencia. Aquí el color puede variar en dependencia de la región geográfica. En Cuba es el gris.

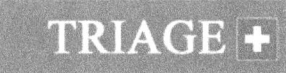

- **Nivel 5 (Negro o Blanco):** Paciente que no responde, no respira, no tiene pulso, posiblemente fallecido. En IMV rara vez los recursos disponibles permiten intentar una resucitación del paciente en Paro Respiratorio o Cardiopulmonar (RCP). El Socorrista deberá tener una pegatina, tarjeta o una tira de este color que le colocará al lesionado después de su evaluación para conocimiento del personal avanzado en emergencia.

Esto supone un problema moral, pues el paciente puede estar vivo en ese momento (signos vitales abolidos pero puede tener AESP u otro ritmo eléctrico), pero es imposible que el Socorrista pueda determinarlo y de todas formas en 4 a 6 minutos su cerebro morirá. En este caso, debido a las circunstancias, el Socorrista hace lo correcto y los familiares de la víctima deben resignarse.

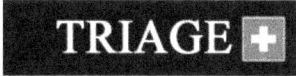 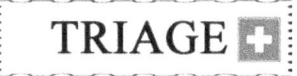

..." 146

---

146 **Ref. Bibliográfica #:** 13, 17, 19, 23.

"...

- **Áreas de Trabajo necesarias para efectuar un TRIAGE:**

• **Áreas Restringidas:**

ÁREA	ACCESO PERMITIDO
Primaria: Es el área del impacto, siniestro o catástrofe. Se realizan acciones directas sobre los riesgos (fuego, gases, derrames, derrumbes, inundaciones, terremotos, etc.).	Profesionales de Salvamento (Unidades de Rescate y Salvamento, Cruz Roja, etc.).
Secundaria: Es un área posterior al siniestro (50 – 100 m). Se realizan acciones preventivo – curativas.	Trabajadores de Salvamento. Personal Médico, Paramédicos, Socorristas. Personal del Puesto de Mando. Camilleros y personal de seguridad.
Terciaria: Es el área posterior al lugar de trabajo (200 m). Se evita que las personas no relacionadas con el siniestro sufran daños o estorben.	Población en general y personas de la prensa. Asustados, histéricos, con trastornos psiquiátricos descompensados, etc.

• **Puesto Médico de Avanzada (PMA):** Puede utilizarse cualquier estructura que tenga los recursos para brindar AVA (Apoyo Vital Avanzado). Debe contar con un área de recepción con 12 camillas y un área de tratamiento con capacidad para 25 víctimas. Debe tener entrada y salida para ambulancias o vehículos. Su ubicación debe de estar en el Área Restringida Secundaria. Lo integrarán personal de Emergencia, Intensivistas, Anestesistas, Cirujanos, Ortopédicos, etc.).

..." [147]

---

[147] **Ref. Bibliográfica #:** 13, 17, 19, 23.

"…

Se realizan trabajos conocidos como el Principio de las 3 T (TTT):

✓ **Tipificar:** Reclasificar a los pacientes.

✓ **Tratar:** Estabilización de los pacientes con equipos médicos de avanzada (ABCDE).

✓ **Trasladar:** Remitir al hospital una vez estabilizado al paciente, donde recibirá la atención médica definitiva.

• **Puesto de Mando (PM):** Puede utilizarse cualquier tipo de estructura como carros, ambulancias, casas, carpa, edificio, etc., que tenga buena visibilidad y buenas comunicaciones. Su ubicación debe ser cercana al límite externo del foco del impacto, al Puesto Médico de Avanzada (PMA) y al Área de Evacuación.

• **Área de Evacuación:** Requieren equipos médicos de las tripulaciones de las ambulancias, camilleros y personal de transporte.

- **¿Cuándo tener en cuenta el traslado inmediato o diferido (Rojo – Amarillo)?:**

• **Indicadores Funcionales:**

✓ FR menor de 10 o mayor de 30 rpm.
✓ TAS menor de 90 mm/Hg.
✓ Escala de Coma de Glasgow menor de 13.
✓ Escala de Trauma menor de 11.

➢ **Empaquetamiento:** Una vez estabilizado el paciente (ABCD garantizado) se procederá al empaquetado en bloque inmovilizando al paciente sobre una Tabla Espinal, con Collarín Cervical (estas maniobras las explicaré más adelante).

… " [148]

---

[148] **Ref. Bibliográfica #:** 13, 17, 19, 23.

"…

➢ **Transportación:** Tan pronto como sea posible. La monitorización y reevaluación del paciente en forma intermitente y la continuación de las medidas de resucitación, deben efectuarse durante la misma. El paciente debe ser llevado a un hospital que pueda brindar cuidados definitivos relativos al problema que presenta.

No estoy de acuerdo con la selectividad de los hospitales en cuanto a la dirección que presente el paciente en su Carné de Identidad. Una víctima, de cualquier accidente, debe ser atendida en el hospital más cercano que tenga condiciones de UCI para garantizar la sobrevida; pero aún en pacientes Clasificados Verde – Azul (si no se trata de un IMV en donde sí hay que seleccionar para garantizar la sobrevida de los pacientes Rojo – Amarillo y no abarrotar al hospital), es necesario que sean atendidos en el más cercano y no ¡donde le toque!, que genera malestar y graves complicaciones para el paciente y sus familiares.

➢ **Comunicación:** Iniciarla tan rápido como sea posible (#104, 105), trasmitir la información necesaria acerca de las condiciones del paciente que se traslada para facilitar la preparación del hospital que lo recibirá. Son importantes los registros por escrito.

- **Indicadores de Lesiones Anatómicas:**

✓ Lesiones penetrantes de cráneo, cuello, tórax, axila, extremidades proximales al hombro, dorso, abdomen y cadera.
✓ Dos o más fracturas de huesos largos proximales.
✓ Quemaduras mayores del 15 % de la SCQ asociadas con quemaduras de cara o Vía Aérea.
✓ Tórax Inestable o Tórax Batiente (Neumotórax abierto, entrada de aire por heridas en el tórax).
✓ Combinación de traumas con quemaduras.
✓ Fractura de pelvis o de cráneo, abiertas o deprimidas (hemorragia externa masiva).
…" [149]

---

[149] **Ref. Bibliográfica #:** 13, 17, 19, 23.

"...
- ✓ Parálisis.
- ✓ Amputación proximal de rodilla y tobillo.

- • **Indicadores de Riesgo de Peligrosidad o de Impactos de Alta Energía:**

- ✓ Caída de 6 m o más (3 veces el tamaño de la persona).
- ✓ Choques a velocidad mayor de 52 – 72 Km/h.
- ✓ Deformidad del vehículo igual o mayor a 50 cm o 20 pulgadas.
- ✓ Intrusión en el compartimiento de pasajeros de 37.5 cm en el lado del conductor o de 50 cm en el lado opuesto.
- ✓ Expulsión de un pasajero del carro.
- ✓ Volcadura.
- ✓ Muerte de un ocupante de un mismo vehículo.
- ✓ Golpe a un peatón a velocidad mayor o igual a 52 Km/h.
- ✓ Víctimas de explosiones.
- ✓ Niños, ancianos y embarazadas.
- ✓ Edad menor de 5 años o mayor de 55 con trauma moderado.
- ✓ Enfermedad cardiaca o respiratoria conocida.
- ✓ Diabetes Tipo I, Cirrosis u Obesidad mórbida.
- ✓ Embarazo.
- ✓ Pacientes Inmunodeprimidos.
- ✓ Pacientes con Coagulopatías o que usan Anticoagulantes.
- ✓ Duda en cuanto a los síntomas que presenta el paciente.

Resumen:

◀ **10 Minutos de Oro:** Periodo de tiempo que debe emplear el Socorrista en el escenario para brindar la atención inicial al paciente (ABC).

◀ **Hora Dorada:** Periodo de 60 minutos desde que el paciente, críticamente traumatizado, sufrió la lesión hasta que debe recibir el tratamiento quirúrgico definitivo.

" [150]
...

---

[150] **Ref. Bibliográfica #:** 13, 17, 19, 23.

Emergencia y Primeros Auxilios

3·· Cinemática del Trauma

"…

- **Cinemática del Trauma:**

La Cinemática es la parte de la mecánica que estudia el movimiento. En los accidentes de vehículos motorizados, se ha observado que el daño sufrido por el vehículo sirve de patrón para estimar las lesiones que tendrán los pasajeros que viajan en él; es decir, los pasajeros sufrirán los mismos tipos de lesiones, con la misma intensidad y la misma dirección que las observadas en el vehículo.

- **Triple o Cuarta Colisión:** Se refiere a los impactos recibidos.

✓ Colisión del vehículo contra una superficie dura.
✓ Colisión del o los ocupante(s) contra el vehículo.
✓ Colisión de los órganos internos (partes blandas) de la(s) víctima(s) contra las partes duras del cuerpo (huesos).
✓ Colisión de objetos que se puedan desprender y golpear al o los ocupante(s) dentro del vehículo (cajas, balones, objetos sueltos o desprendidos, etc.).

Esto permite analizar el movimiento de las fuerzas involucradas en un accidente para con solo observar la escena, desde la distancia, deducir los daños que pudieran sufrir sus pasajeros.

Para comprender mejor la Cinemática del Trauma es necesario recordar las 3 Leyes del Movimiento de Newton y la Ley de la Conservación de la Energía de Einstein.

✓ **Primera Ley del Movimiento de Newton (Inercia):** Todo cuerpo persevera en su estado de reposo o movimiento uniforme y rectilíneo, a no ser que sea obligado a cambiar su estado por fuerzas impresas sobre él. Desde otro punto de vista, un cuerpo en reposo permanecerá en reposo y, un cuerpo en movimiento, permanecerá en movimiento, a menos que una fuerza externa actúe sobre él.

… " [151]

---

[151] **Ref. Bibliográfica #:** 13, 17, 19, 23.

"…

Ejemplo, para un pasajero que viaja en un tren y que se encuentra sentado, percibe que el Interventor viene caminando lentamente por el pasillo del tren; mientras que para alguien que ve pasar el tren desde el andén de una estación, el Interventor y el pasajero, ambos se están moviendo a una gran velocidad. Se necesita, por tanto, un sistema de referencia que permita determinar el movimiento.

✓ **Segunda Ley del Movimiento de Newton (Fuerza):** El cambio de movimiento es proporcional a la fuerza motriz impresa y ocurre según la línea recta a lo largo de la cual aquella fuerza se imprime. Desde otro ángulo, la Fuerza es igual a la Masa por la Aceleración o Desaceleración.

$$\mathbf{F} = m \text{ x } a$$

$\mathbf{F}$ = Fuerza (Newton N = $kg/m/s^2$).
m = Masa (kg).
a = Aceleración o Desaceleración (m/s^2).

✓ **Tercera Ley del Movimiento de Newton (Acción y Reacción):** Con toda acción ocurre siempre una reacción igual y contraria: o sea, las acciones mutuas de dos cuerpos siempre son iguales y dirigidas en sentido opuesto. Expone que por cada fuerza que actúa sobre un cuerpo, este realiza una fuerza de igual intensidad, pero de sentido contrario sobre el cuerpo que la produjo.

✓ **Ley de Conservación de la Energía (Einstein):** La cantidad total de energía en cualquier sistema físico aislado (sin interacción con ningún otro sistema) permanece invariable con el tiempo, aunque dicha energía puede transformarse en otra forma de energía. En resumen, esta ley afirma que la energía no puede crearse ni destruirse, sólo puede cambiar de una forma a otra (transformarse).

…" [152]

---

[152] **Ref. Bibliográfica #:** 13, 17, 19, 23.

"...

Las 3 Leyes de Newton

Cuando una fuerza actúa sobre un objeto, este se pone en movimiento, acelera, desacelera o varía su trayectoria. Cuanto mayor es la fuerza, tanto mayor es la variación del movimiento.

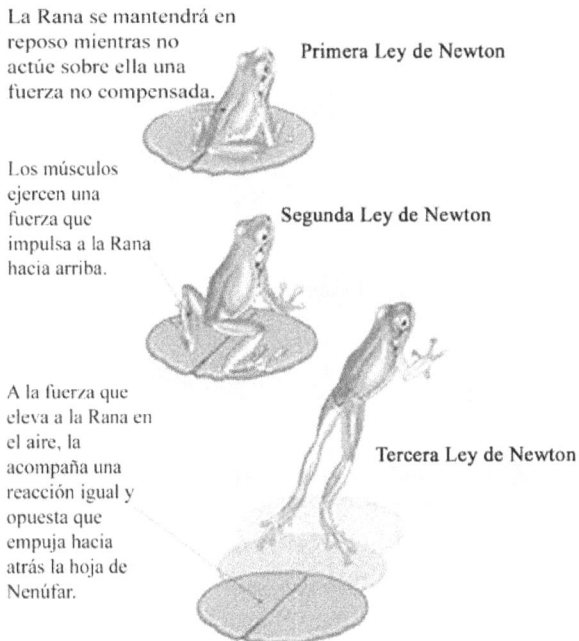

La Rana se mantendrá en reposo mientras no actúe sobre ella una fuerza no compensada.

Primera Ley de Newton

Los músculos ejercen una fuerza que impulsa a la Rana hacia arriba.

Segunda Ley de Newton

A la fuerza que eleva a la Rana en el aire, la acompaña una reacción igual y opuesta que empuja hacia atrás la hoja de Nenúfar.

Tercera Ley de Newton

Esta energía puede ser Térmica, Eléctrica, Química, Mecánica, Cinética y Radiante.

Como la energía que se produce con la aceleración y desaceleración es Cinética, a ella nos referiremos:

$$Ec = [m \ x \ (v^2)] \ / \ 2$$

Ec = Energía Cinética (Joule, $J = kg/m^2/s^2$).
m = Masa (kg).
v = Velocidad o movimiento (m/s).
..." 153

---

153 **Ref. Bibliográfica #:** 13, 17, 19, 23.

"…

Así, por ejemplo, si un pasajero tiene un peso de 50 kg y viaja a una velocidad de 100 Km/h. Tenemos que llevar los datos a las unidades requeridas para cada magnitud, por lo que serían:

m = 50 kg.
v = 100 Km/h.
  = 100 000 m/60 min.
  = 100 000 m/3600 seg.
  = 27.77⁻ m/s.

Por lo tanto quedaría:

Ec = [50 kg x (27.77 m/s.)^2] / 2
Ec = [50 kg x 771.1729 m^2/s^2] / 2
Ec = [38 558.645 kg/m^2/s^2] / 2
Ec = 19 279.3225 J.

Si este vehículo choca contra un muro de ladrillos y desacelera de 100 Km/h a 0 instantáneamente, los 19 279.3225 J de Ec se transformarían en daño al vehículo, al ocupante y a sus órganos internos, que serán absorbidos y amortiguados por el vehículo dependiendo del tipo de material y de su resistencia ante ésta energía, llegando al ocupante en un 80 % ($\approx$ 15 423.458 J) y a sus órganos internos en un 60 % ($\approx$ 11 567.5935 J).

Una persona camina a una velocidad de 6 Km/h y puede correr entre 15 – 25 Km/h. Si sacáramos la cuenta de cuanta Energía Cinética recibe nuestro organismo al detenernos bruscamente (tomando como referencia una persona de 50 kg de peso) tendríamos que al caminar (Ec = 64 J) y al correr (Ec = 1 204.09 J). No soy experto en la materia pero supongo que la estructura interna del cuerpo humano soporte aproximadamente unos 3 000 J de Ec antes de sufrir daño grave. ¡Imagínense ustedes lo que nos ocurriría con 11 000 J de Ec!

… " [154]

---

[154] **Ref. Bibliográfica #:** 13, 17, 19, 23.

"…

Si el chofer, utilizando el ejemplo anterior, observa sin embargo el muro a distancia y da un frenazo que permita aumentar la distancia y el tiempo del impacto del vehículo contra la pared de ladrillos, el daño será menor al disminuir la Ec, al igual que si disminuyéramos poco a poco el caminar hasta parar o fuéramos disminuyendo la velocidad del trote hasta parar.

Las huellas del frenado nos ayudan a estimar la velocidad del vehículo, así como, la deformidad de la carrocería. Frenados igual o mayor de 10 m y deformidad mayor de 50 cm son evidencias de alto impacto (daño grave para sus ocupantes y sus órganos internos).

- **Cavitación:** La Cavitación es otro factor a tener en cuenta. Es el hueco o espacio que ocurre cuando las partículas tisulares (tejido) que son impactadas por un objeto móvil, se desplazan fuera del punto de impacto y lejos de la trayectoria del objeto dentro del cuerpo.

La Cavitación depende de 2 factores:

✓ Densidad del Tejido.
✓ Diámetro del área frontal del objeto.

Y es afectada por 3 factores:

✓ Perfil.
✓ Rodamiento.
✓ Fragmentación.

➢ **Cavidad (por impacto):**

✓ **Temporal:** Trauma Cerrado, intervienen 2 tipos de fuerza (compresión causada por machacamiento, prensamiento o aplastamiento; cambios de velocidad causado por aceleración y desaceleración provocando lesiones por desgarro o cizallamiento).

… " 155

---

155 **Ref. Bibliográfica #:** 13, 17, 19, 23.

"...

✓ **Temporal Permanente:** Trauma permanente, que provoca daño por machacamiento y separación del tejido.

El tamaño de la cavidad depende de la densidad del tejido, del diámetro del área frontal del objeto móvil y de la energía que se trasmite. Los tejidos pocos densos, como el pulmonar, son los que menos daños sufren cuando son atravesados por un objeto penetrante. En cambio los más densos como el Tejido Óseo, tendrán cavidades mayores y permanentes.

Los Traumas Cerrados, es decir, aquellos que tuvieron una Cavidad Temporal pero que en el momento de llegar el Socorrista o TUM, ya el tejido regresó a la normalidad y aparentemente no le sucedió nada, son los más difíciles de detectar.

Afortunadamente las fuerzas involucradas en el Trauma Cerrado (compresión, desgarro y cizallamiento), producen patrones predecibles de lesión en todas las colisiones de vehículos motorizados.

Analizando la Cinemática del Trauma y teniendo en cuenta los daños, que con más frecuencia se han observado en los pacientes que sufren estos impactos, podemos estimar y/o diagnosticar las lesiones.

- **Tipos de lesiones según situación:**

• **Impacto Frontal:** La energía es transferida como desaceleración. La magnitud del daño, es igual a la suma de las velocidades de los vehículos. El paciente puede desplazarse:

➤ **Hacia abajo y por debajo:** Siendo las lesiones más comunes observadas:

✓ **Si se impactan las rodillas:** Luxación de rodilla, fractura de Fémur, fractura y luxación posterior de cadera y pelvis.

✓ **Si se impacta el extremo distal del Fémur:** Fractura de Diáfisis del Fémur o en articulaciones acetabular (interfase Fémur – Pelvis).

..." 156

---

156 **Ref. Bibliográfica #:** 13, 17, 19, 23.

"…

✓ **Si se impacta la Tibia proximal:** Dislocación de rodilla que se reduce espontáneamente pero habrá hemorragia y edema, lesión de la Arteria Poplítea.

En estos desplazamientos hacia abajo y por debajo, la mitad superior del cuerpo rota en el último momento sobre el volante o el parabrisas y el patrón de lesiones será el mismo que en el caso del mecanismo hacia arriba y por arriba. Ejemplo: la cabeza puede impactarse contra el parabrisas y producirse lesiones por compresión (fracturas de cráneo) y en el Encéfalo, lesiones por desgarro y cizallamiento.

➢ **Hacia arriba y por arriba:** Impacto del tórax y el abdomen contra el volante:

✓ **Lesiones por compresión en abdomen:** Fractura pélvica un 10 % con lesión genitourinaria, lesión o ruptura del Bazo, Páncreas, Hígado y ocasionalmente los Riñones y las Vértebras Lumbares (L1 a L5).

✓ **Lesiones por incremento de la Presión Intraabdominal:** Desgarro o ruptura del Diafragma y de la Válvula Aórtica.

✓ **Lesiones por desgarro y cizallamiento en abdomen:** Riñones (desgarro de los vasos renales en la cercanía a su unión a la Vena Cava Inferior y a la Aorta Descendente). Hígado (Hígado – Sección y desgarramiento del Hígado por el Ligamento Teres).

✓ **Lesiones por compresión en el tórax:** Fracturas costales, tórax flácido anterior, Neumotórax, Contusión Pulmonar, Contusión Miocárdica con Arritmias. Si ocurre compresión en la parte baja del tórax, puede existir ruptura del Hígado y Bazo.

✓ **Lesiones por desgarro y cizallamiento en el tórax:** Desgarro de la Aorta o Aneurisma traumático a nivel del Ligamento Arterioso.

… " [157]

---

[157] **Ref. Bibliográfica #:** 13, 17, 19, 23.

"…

✓ **Efecto Bolsa de Papel:** Los impactos frontales y laterales provocan un fenómeno que se traduce en un Neumotórax (ruptura pulmonar al cerrar la Glotis antes del choque). Ambos impactos son causa de ruptura de la Válvula Aórtica y del Diafragma.

✓ **Lesiones por desgarro y cizallamiento en cabeza:** Contusión, equimosis y edema del lado del impacto. Desgarro en el lugar de las fijaciones tisulares y vasculares en el lado opuesto del impacto (Hemorragia Intracraneal).

✓ **Lesiones por desgarro y cizallamiento en la Columna Cervical:** Hiperflexión o Hiperextensión del cuello con fractura o dislocación de las Vértebras Cervicales (C1 a C7) y daños en los tejidos blandos. Edema Tisular y Vascular del cuello que puede comprometer la Vía Aérea 5 ó 10 minutos después.

• **Impacto Posterior:** La energía es transferida como un movimiento de aceleración. La magnitud del daño es igual a la diferencia entre las velocidades de los vehículos que chocan.

✓ **Hiperextensión del cuello:** Con desgarro de ligamentos y de las estructuras anteriores de sostén, si la cabecera del asiento esta posicionada, probablemente no sufra daños. Puede existir un Impacto Frontal secundario.

• **Impacto Lateral:**

➢ **Si el vehículo permanece en el lugar a pesar del impacto:** Lesiones por compresión en tronco, pelvis y extremidades.

…" 158

---

158 **Ref. Bibliográfica #:** 13, 17, 19, 23.

"...

➢ **Si parte de la carrocería penetra hacia los pasajeros:** El uso del Cinturón de Seguridad condiciona un daño mayor (en el tórax, fractura de costillas, Tórax Inestable Lateral, Contusión Pulmonar, ruptura hepática y/o esplénica dependiendo del lado del impacto. Fractura del brazo y la Clavícula. Fractura de pelvis y Fémur. Lesión lateral de la cabeza con contusiones y hemorragias).

➢ **Si el vehículo es desplazado por la fuerza del impacto:** El uso del Cinturón de Seguridad reducirá la severidad de la lesión (flexión lateral del cuello con rotación de la Columna Cervical; desgarro o esguinces de los ligamentos y estructuras de soporte del cuello). Las fracturas de la Columna Cervical son más frecuentes en estos Impactos Laterales con lesiones de la Médula Espinal.

La presencia de lesión sobre el lado del paciente contrario al sitio del impacto debe alertar a revisar al ocupante adyacente. Recordar que el desgarro y cizallamiento de la Aorta a nivel del Ligamento Arterioso también se observa en este tipo de impacto.

• **Impacto Rotacional:** Producen lesiones que son una combinación de los Impactos Frontales y Laterales.

• **Volcaduras:** El vehículo puede impactar varias veces en diversos ángulos, lo cual sucede también con sus ocupantes y con sus órganos internos.

Una de cada 13 víctimas es expulsada del vehículo y sufren fracturas de Columna y tienen 6 veces más posibilidades de morir. ¡Los Cinturones de Seguridad salvan vidas!

El cinturón posicionado de manera incorrecta, por arriba de la pelvis, puede lesionar tejidos blandos y órganos abdominales no obstante, aún así, las lesiones serán menores que si no usan el cinturón.

... " 159

---

159 **Ref. Bibliográfica #:** 13, 17, 19, 23.

"…

✓ **Lesiones ocasionadas por el cinturón:** Compresión del Bazo, Hígado y el Páncreas; ruptura diafragmática y de la Válvula Aórtica por aumento de la Presión Intraabdominal; fractura de las vértebras D12, L1 y L2.

• **Accidentes de Motocicleta:** Tipos de Impactos (Frontal, Angular y Eyección).

✓ **Frontal:** Lesiones en la cabeza, tórax y abdomen. Fracturas bilaterales de Fémur al impactarse estos sobre el manubrio de la moto. Quemaduras por fricción.

✓ **Angular:** Aplastamiento de la pierna; fractura de Tibia, Peroné; luxación de Tobillo (generalmente expuesta).

✓ **Eyección:** Conductor arrojado como un proyectil. Derrape, abrasiones dérmicas, quemaduras por fricción, lesiones menores.

¡No usar el casco aumenta en un 300 % la probabilidad de lesiones en la cabeza!

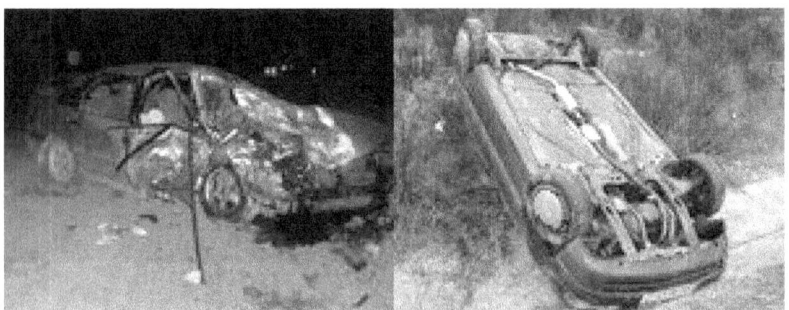

…" 160
…

---

160 **Ref. Bibliográfica #:** 13, 17, 19, 23.

"...

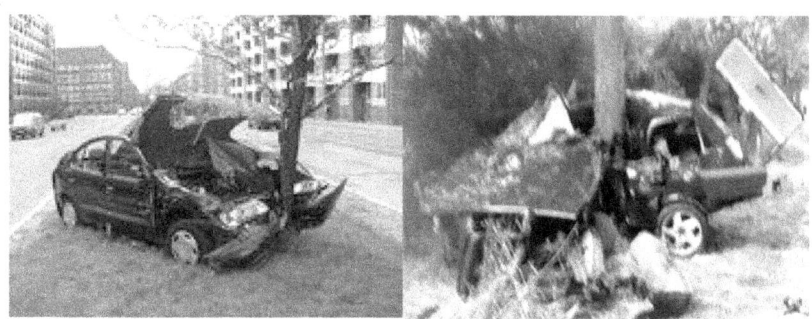

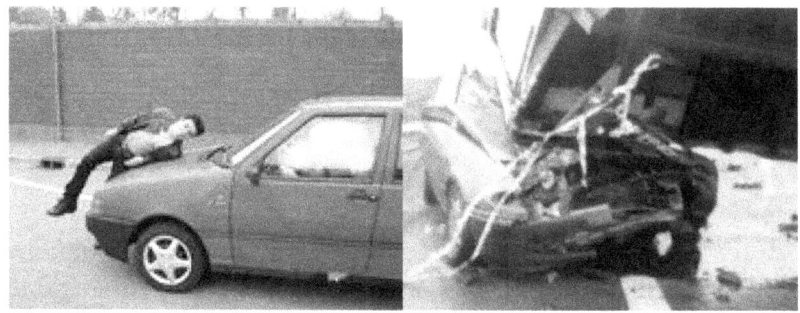

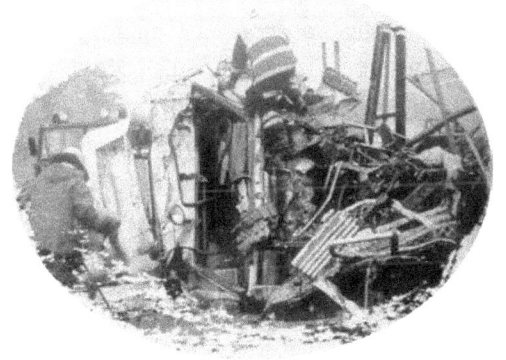

..." 161

---

[161] **Ref. Bibliográfica #:** 17, 19, 21.

"...

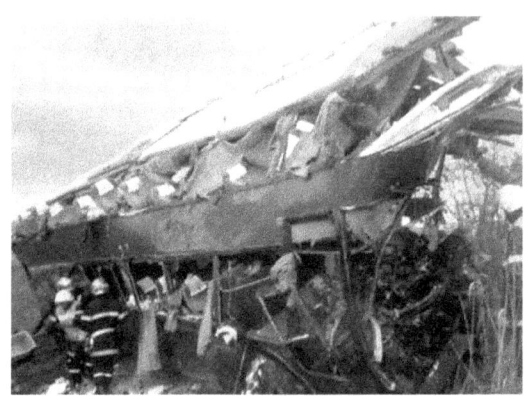

- **Accidentes peatonales:** Se observan 2 tipos de patrones:

➢ **Adultos:** Se voltea, recibe Impactos Laterales o Posteriores.

✓ **Primer Impacto:** Golpes por la defensa en las piernas (fracturas de Tibia y Peroné). Golpes en muslos superiores por el frente del vehículo.

✓ **Segundo Impacto:** Abdomen y tórax al pegar contra la parte superior del vehículo (fractura superior de Fémur, pelvis, costillas y Columna con serio daño intraabdominal e intratoráxico). Lesiones en cabeza y cara si no se protege con los brazos.

✓ **Tercer Impacto:** Al caer sobre el pavimento (lesión en cadera, hombro, cabeza; lesión inestable de Columna. Puede ser golpeado por un segundo vehículo.

➢ **Niños:** No se voltean, enfrentan al vehículo sin moverse, de frente.

✓ **Primer Impacto:** Golpes por la defensa en los muslos, pelvis (daño al Fémur y al anillo pélvico).

..." 162

---

162 **Ref. Bibliográfica #:** 13, 17, 19, 21, 23.

"…

✓ **Segundo Impacto:** Tórax al pegar contra la parte superior del vehículo (Hiperflexión de la cabeza y la cara golpea contra la superficie del vehículo).

✓ **Tercer Impacto:** Al caer sobre el pavimento, arrastrado, posiblemente atropellado (lesiones en cabeza y Columna Vertebral).

Todo golpeado por un vehículo es considerado víctima de Trauma Multisistémico.

• **Caídas:** Puede sufrir lesiones por impactos múltiples. La gravedad de la caída depende de (la altura, superficie sobre la que cae, parte del cuerpo que golpea primero).

A mayor altura (más de 3 veces la estatura de la persona), provocan lesiones graves.

✓ **Síndrome de Don Juan:** Caída de pie (fractura bilateral de Calcáneos; fractura por compresión de la Columna Vertebral (Dorso – Lumbar) en un 20 % de los casos; fractura bilateral de Colles (muñeca) al caer hacia delante; luxación y fractura de cadera.

• **Explosiones:** Pueden lesionar al 70 % de los que se encuentran en su cercanía:

✓ **Lesión Primaria:** Causada por la onda de presión o de calor. Son las más severas pero a menudo inadvertidas y pueden llevar a la muerte. Sangrado Pulmonar, Neumotórax, Embolismo Aéreo, lesiones del SNC y quemaduras. Usualmente ocurren en los órganos que tienen gas.

✓ **Lesión Secundaria:** Ocurre cuando la víctima es golpeada por vidrios, objetos u otros productos de la explosión (laceraciones, fracturas y quemaduras).

…" [163]

---

[163] **Ref. Bibliográfica #:** 13, 17, 19, 23.

179

"…

✓ **Lesión Terciaria:** La víctima se convierte en un misil y es arrojada contra algún objeto.

• **Lesiones Penetrantes:** El daño causado en los traumas penetrantes se clasifican en 3 categorías:

➢ **Baja Energía:** Producidos pos armas blancas (cuchillos, punzones, etc.). La Cavidad Temporal es menor de 3 veces la superficie frontal de un misil. Usualmente producen menos trauma secundario asociado. Si el arma fue extraída es importante definir qué se usó y el sexo del atacante, para estimar la trayectoria dentro del cuerpo y la posible gravedad.

Se suele presentar más de una herida. La herida de entrada suele ser pequeña pero el daño interno puede ser extenso. Uno de cada 4 pacientes con lesiones abdominales tienen también una lesión toráxica asociada. Similarmente, puñaladas en el tórax, debajo de los pezones involucran el abdomen.

Para determinar la trayectoria de la lesión no solo es importante conocer el sexo, el arma utilizada, sino también la posición de la víctima y la del atacante.

✓ **Hombre:** Tienden a apuñalear con la hoja sobre el lado del Pulgar y con un movimiento hacia arriba.

✓ **Mujeres:** Tienden a apuñalear con la hoja del lado del 5to dedo y con un movimiento de arriba hacia abajo.

➢ **Energía Media:** Producidas por armas de fuego (pistolas, revólver y algunos rifles de bajo calibre). La Cavidad Temporal es de 3 a 6 veces el área de la superficie frontal del misil. Dañan no solamente el tejido directamente en relación a la trayectoria del proyectil, sino además, al tejido cercano. Las variables (perfil, rodamiento, y fragmentación) influencian la extensión y dirección de la lesión.

…" [164]

---

[164] **Ref. Bibliográfica #:** 13, 17, 19, 23.

"...

> **Alta Energía:** Producidas por armas de asalto (rifles, ametralladoras, etc.). La Cavidad Temporal es mayor de 6 veces el área de la superficie frontal del misil. Produce daño y lesión sobre un área más amplia de lo que es aparente durante la evaluación inicial.

Dos orificios, uno de entrada y otro de salida (Cavidad Temporal). Si el proyectil cruza la línea media del cuerpo, la lesión es más severa.

✓ **Abrasión:** Área pequeña de 1 a 2 mm de color negro.

✓ **Quemadura:** Si el disparo se hace entre 5 a 7 cm.

✓ **Tatuaje:** Las partículas de Cordita en ignición, tatúan la piel cuando el disparo se efectúa a una distancia menor de 25 cm.

Si la boca del cañón se encuentra contra la piel, los gases en expansión penetran el tejido y producen crepitación a la palpación.

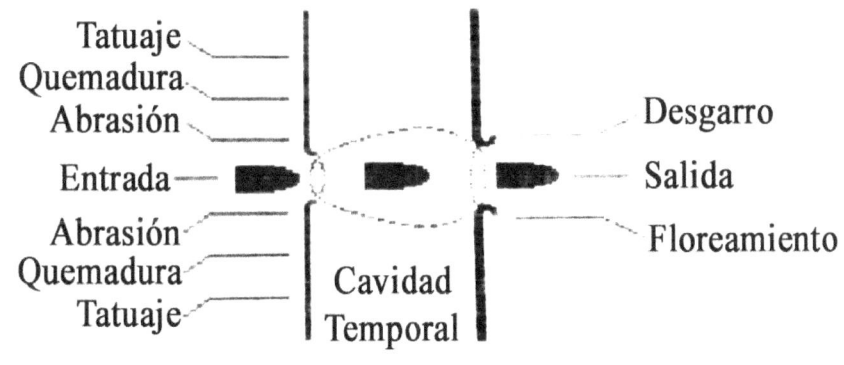

..." 165

---

165 **Ref. Bibliográfica #:** 13, 17, 19, 23.

4·· Algoritmos

4··1 Trauma Cráneo – Encefálico (TCE) [Cabeza]

"…

El TCE es causado por fuerzas externas a la cabeza que pueden clasificarse como fuerzas de contacto y de inercia. Las fuerzas de contacto suelen causar lesiones focales, tales como Fracturas de Cráneo, Hematomas Epidurales o Subdurales y Contusiones. En cambio, cuando la inercia actúa sobre la cabeza, causa aceleración por traslación o rotación, con o sin una fuerza de contacto. Este es el caso de los latigazos que se producen cuando se frena bruscamente un vehículo. El movimiento de traslación por inercia puede causar Contusiones, Hematomas Intracerebrales y Hematomas Subdurales; pero la inercia por rotación o angular puede causar Daño Axonal Difuso. Un TCE Grave puede ser resultado solamente de fuerzas de aceleración – desaceleración sin daño alguno en el Cuero Cabelludo.

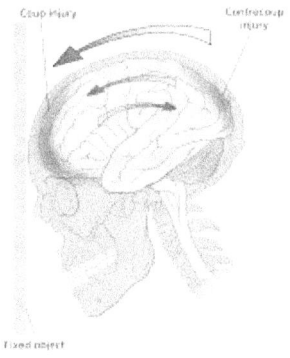

… " [166]

---

[166] **Ref. Bibliográfica #:** 13, 17, 19, 23.

"…

La fisiopatología del TCE se divide en dos fases. En la primera fase, el daño inicial ocurre como resultado directo del evento traumático. La segunda fase se da por múltiples procesos neuropatológicos que pueden seguir afectando días o semanas después del traumatismo inicial. Uno de los objetivos del tratamiento neurocrítico es intervenir de manera oportuna para evitar el daño secundario.

Daño Primario	Daño Secundario
Laceraciones del Cuero Cabelludo.	Hinchazón cerebral (Swelling).
Fracturas de Cráneo.	Daño Cerebral Isquémico.
Contusiones y laceraciones del Cerebro.	Daño Cerebral Secundario a HIC (Edema Cerebral, Hidrocefalia).
Lesión Axonal Difusa.	Enfermedad Neurológica
Lesiones vasculares.	Progresiva.
Daño primario de: (Tronco Cerebral, nervios craneales, cuerpo calloso).	Embolismo Graso.
Hemorragia Intracraneal.	Infección.

- **Elementos anatomofisiológicos más importantes:**

✓ El cuero cabelludo aporta una protección esponjosa al cráneo.
✓ Gran vascularidad del cuero cabelludo.
✓ El cráneo en las regiones temporales es particularmente más delgado.
✓ La superficie interna del cráneo es rugosa e irregular en su base.
✓ Entre la Duramadre y la superficie interna del cráneo se encuentra el Espacio Epidural, donde se localizan las Arterias Meníngeas.
✓ Entre las Aracnoides y la Piamadre se encuentra el Espacio Subaracnoideo, donde se localizan las Venas Meníngeas.
✓ El tejido encefálico ocupa el 80 % del Espacio Intracraneal, estando compuesto por el Cerebro, Cerebelo y Tallo Cerebral.

…" [167]

---

[167] **Ref. Bibliográfica #:** 13, 17, 19, 23.

"…

✓ El Sistema Reticular Activador, que forma parte del Tallo Cerebral, es responsable del estado de consciencia.

✓ El Bulbo Raquídeo que forma parte del Tallo Cerebral, es el responsable de la respiración y la Frecuencia Cardiaca (FC).

✓ El Cerebelo es el coordinador de los movimientos.

✓ El Líquido Cefalorraquídeo (LCR) producido en el Sistema Ventricular y que circula por el Espacio Subaracnoideo, actúa como amortiguador del choque del Encéfalo en el cráneo.

✓ La Incisura Tentorial (en la unión de la parte media del Encéfalo con el Cerebelo) presenta el punto más débil de la Cavidad Craneana.

✓ La Presión de Perfusión Cerebral (PPC) depende de la Presión Arterial Media (PAM) y de la Presión Intracraneal (PIC).

✓ El incremento de la PIC se caracteriza por aumento de la TA, disminución de la Frecuencia de Pulso (FP) y cambios en el patrón respiratorio (Triada de Cushing).

✓ El aumento excesivo de la PIC determina la herniación de los Lóbulos Temporales a través de la Incisura Tentorial, determinando la aparición de 2 cuadros clínicos diferentes: Síndrome de Herniación Central y Síndrome de Herniación Lateral o Uncal.

- **Elementos importantes en la evaluación del Trauma de Cráneo:**

✓ Los signos vitales pueden ser indicadores de la función cerebral.

✓ Las drogas y el alcohol pueden enmascarar las manifestaciones clínicas del Trauma de Cráneo o simularlas.

✓ Las alteraciones del patrón ventilatorio pueden ser producidas por otras lesiones (Hipovolemia no tratada y alteraciones metabólicas como la Acidosis Metabólica).

✓ La Hipertensión Arterial puede ser causada por dolor, ansiedad o bien por Hipertensión Arterial preexistente.

✓ La Hipotensión Arterial se presenta en los estadíos terminales.

✓ Los pacientes con Hipotensión deben tener sangrado en otro sitio y necesitan recibir tratamiento del Shock.

…" [168]

---

[168] **Ref. Bibliográfica #:** 13, 17, 19, 23.

"…
✓ Es necesario repetir la evaluación periódicamente y detectar la progresión de la evolución.

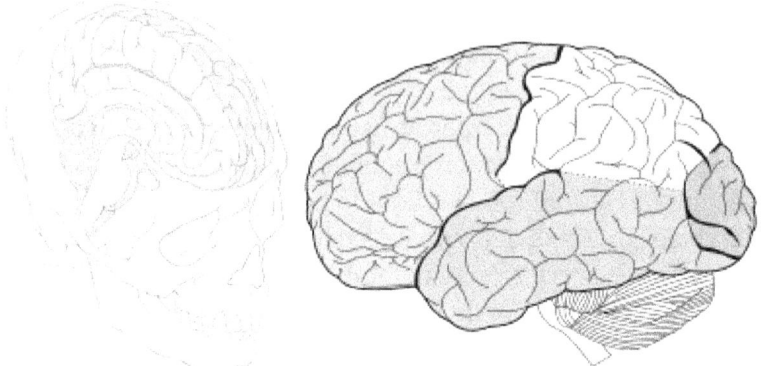

Cerebro: Azul (Lóbulo Frontal), Verde (Lóbulo Temporal), Amarillo (Lóbulo Parietal), Rosado (Lóbulo Occipital)

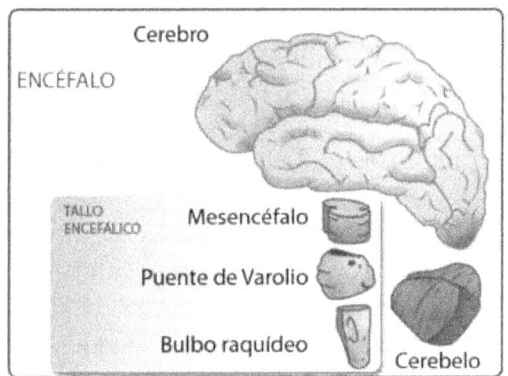

…" 169

169 **Ref. Bibliográfica #:** 13, 17, 19, 23.

"...

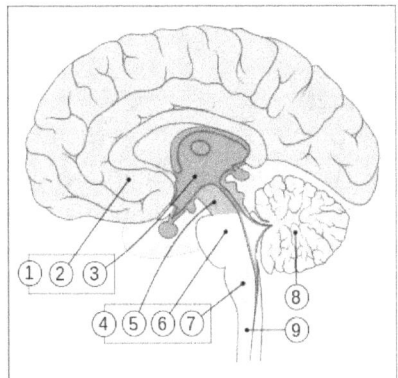

Sección sagital media del Encéfalo. La parte visible del Ventrículo Cerebral está coloreada de azul semitransparente.

1) Cerebro.
2) Telencéfalo (señalando el Lóbulo Frontal y con visión atenuada del Lóbulo Temporal).
3) Diencéfalo.
4) Tronco del Encéfalo.
5) Mesencéfalo.
6) Protuberancia.
7) Bulbo Raquídeo.
8) Cerebelo.
9) Médula Espinal.

- **Entidades clínicas en Trauma de Cabeza:**

• **Concusión (Conmoción) Cerebral:** Lesión encefálica difusa provocada por la sacudida del Encéfalo. Se presenta con mucha frecuencia lesión del Lóbulo Temporal. (Golpes en la cabeza).

✓ Pérdida transitoria del estado de la consciencia.
✓ Déficit en la memoria. Hay Amnesia Anterógrada y Retrógrada, más frecuente la segunda.
✓ Ansiedad y agresividad.
..." [170]

---

[170] **Ref. Bibliográfica #:** 13, 17, 19, 23.

"…
✓ No hay signos de focalización neurológica.
✓ El déficit es transitorio, sin secuelas identificables de lesión encefálica.
✓ TAC y Rayos X normal.

- **Contusión Cerebral:** Lesión por choque del Encéfalo contra la superficie interna irregular del cráneo, como consecuencia de procesos de aceleración – desaceleración.

✓ La clínica suele depender de la localización, el grado y la gravedad de la lesión.
✓ Daño tisular y vascular frecuente en forma de laceraciones del Encéfalo.
✓ Puede manifestarse como una alteración neurológica focalizada.
✓ El Lóbulo Occipital es sitio frecuente de lesión por golpe directo, mientras que los Temporales y Frontales son sitios comunes de contusiones por contragolpe.
✓ Si el área contundida es grande, puede aumentar considerablemente la PIC.
✓ Hay pérdida de la consciencia por periodos de más de 5 minutos. Puede asociarse con Amnesia Anterógrada y Retrograda.
✓ Puede presentarse vómitos persistentes y cefaleas transitorias.
✓ TAC arroja lesiones puntiformes de densidad de sangre con edema perilesional.

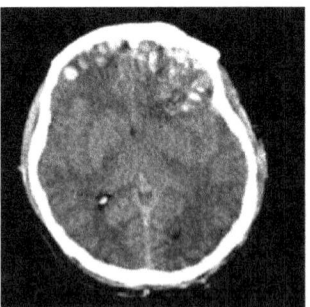

TAC mostrando Contusiones Cerebrales, Hemorragia Intracraneal entre los hemisferios, Hematoma Subdural y Fracturas Craneales.
…" 171

---

171 **Ref. Bibliográfica #:** 13, 17, 19, 23.

"…

Las Contusiones se encuentran en 20 al 25 % de los pacientes con TCE Grave. Son lesiones heterogéneas compuestas de zonas de hemorragia puntiforme, edema y necrosis que aparecen en las imágenes de TAC como áreas de hiperdensidad puntiforme (hemorragias), con hipodensidad circundante (edema), suelen estar localizadas en la cara inferior del Lóbulo Frontal y la cara anterior del Lóbulo Temporal, por su relación con el ala mayor del Esfenoides, también se pueden encontrar en la superficie de impacto y en la superficie contraria a este, el llamado Efecto Golpe – Contragolpe. Cuando estas evolucionan se parecen más a los Hematomas Intracerebrales y por esta razón, de su ubicación depende el posible efecto de masa.

- **Fractura de Cráneo:**

✓ El 88 % son lineales.
✓ Pueden ser: únicas, múltiples, lineal, diastasas de bordes, deprimidas con impactos de fragmentos óseos dentro del tejido encefálico, fractura de la base del cráneo.
✓ Los impactos de alta velocidad frecuentemente perforan el cráneo.
✓ Habitualmente el diagnostico es difícil, incluso con estudios radiológicos. El mecanismo de lesión puede sugerirla.
✓ Las fracturas de la base del cráneo son las más graves. Se caracterizan por salida de sangre y LCR a través de los oídos y la nariz, áreas equimóticas alrededor de cada ojo, limitada por los rebordes orbitarios (Ojos de Mapache), área equimótica retroauricular (Signo de Battle).
✓ Las fracturas faciales no representan mayor peligro para el paciente y son de fácil diagnóstico.

A pesar de que el cráneo es una estructura ósea sólida con una gran resistencia es común que resulte fracturado si el impacto ejerce una presión excesiva sobre él, ya sea por una fuerza elevada o por un área pequeña de contacto.

…" 172

---

172 **Ref. Bibliográfica #:** 13, 17, 19, 23.

"...

Las Fracturas de Cráneo resultan de un impacto en la cabeza que por lo general es lo suficientemente grave como para provocar al menos una breve pérdida de conciencia. Las Fracturas de Cráneo Lineales son grietas sin desplazamiento de estructuras óseas a través del cráneo, si el trauma es muy intenso puede causar un hueco, o Diastasas entre los bordes de la fractura.

Una fractura en la cual el hueso se desplaza al interior de la Cavidad Craneal a una distancia mayor que el grosor del hueso se llama Fractura Craneal Desplazada. Esta fractura con fragmentos de cráneo empujados hacia la Bóveda Craneal es más común en un TCE causado por un objeto con una superficie de contacto pequeña, como un martillo. El tipo más común de Fractura de Cráneo es una Fractura Lineal, por lo general sobre las convexidades laterales del cráneo.

Un trauma ocular contuso en la frente o el Occipucio puede causar fracturas en la Base del Cráneo. Tales fracturas son más comunes en la base craneal anterior y, a menudo implican la Lámina Cribiforme, lo que altera los Nervios Olfatorios y puede causar la pérdida del Sentido del Olfato.

Las fracturas de base craneal posterior pueden extenderse a través de la porción petrosa del Hueso Temporal y el Conducto Auditivo Interno, lo que daña el Nervio Acústico o el Nervio Facial conduciendo a la pérdida de audición sensorio – neural o Parálisis Facial.

El significado clínico de las Fracturas de Cráneo está en relación con el daño asociado a los tejidos subyacentes, los vasos o nervios craneales más que a la propia fractura. Las Fracturas de Cráneo Lineales que involucran la porción escamosa del Hueso Temporal pueden romper la Arteria Meníngea Media desencadenando un Hematoma Epidural. Las fracturas con hundimiento del cráneo se asocian con contusiones del tejido cerebral subyacente. Si el Cuero Cabelludo que recubre el fragmento de cráneo con hundimiento está lacerado, el fragmento de hueso deprimido es propenso a ser contaminado con bacterias de la piel, lo que puede conducir a la formación de abscesos cerebrales o Encefalitis.

..." [173]

---

[173] **Ref. Bibliográfica #:** 13, 17, 19, 23.

"…

Las fracturas de la base del cráneo a menudo están asociadas con la ruptura de la Duramadre subyacente, lo que resulta en fístulas con la Fosa Nasal, Senos Paranasales u oído, lo que constituye una vía más de entrada de microorganismos y fugas de LCR por la nariz o el oído. Las fístulas son un conducto para la contaminación bacteriana del Espacio Intracraneal de la nariz, Senos Paranasales, o en el Conducto Auditivo Externo.

- **Hematoma Intracraneal:**

➢ **Hematoma Epidural:**

✓ Acumulo de sangre venosa o arterial entre el hueso y la Duramadre.
✓ Se produce después de un TCE asociado a fractura ósea.
✓ La mortalidad es de un 15 – 20 % pudiendo ser mayor si pasan desapercibidos.
✓ Son producidos por traumatismos de baja velocidad y se asocian frecuentemente a fracturas de cráneo.
✓ Inconsciencia (el 20 % de estos pacientes no recuperan la consciencia). Tanto en adultos como en niños puede provocar complicaciones como Hemiparesia Contralateral, pupilas fija dilatadas en el mismo lado del impacto (Midriasis Ipsilateral), Coma.
✓ Se produce por desgarro de la Arteria Meníngea Media, aumento rápido de la PIC.
✓ TAC muestra una imagen hiperdensa, lenticular, biconvexa.

Los Hematomas Epidurales son los que se localizan entre la lámina interna craneal y la Duramadre, como se ha mencionado están asociados con Fracturas de Cráneo y ruptura de la Arteria Meníngea Media o sus ramas. Son más comunes en las Regiones Parietales y Temporales y son raros en las Regiones Frontales y Occipitales. Se encuentran entre el 8 y 10 % en pacientes con TCE Grave.

…" 174
…

---

[174] **Ref. Bibliográfica #:** 13, 17, 19, 23.

"…

En la TAC, se ven como lesiones hiperdensas y biconvexas y debido a que no existe un espacio entre la Duramadre y el hueso, no suelen propagarse a menos que superen la adherencia de la Duramadre.

Estos hematomas son raros en infantes debido a que el cráneo es deformable lo que les confiere una protección, además de ser raros en adultos mayores de 60 años debido a la adherencia débil de la Duramadre al cráneo.

➢ **Hematoma Subdural:** Acumulo de sangre venosa entre la Duramadre y la Corteza Cerebral.

✓ **Hematoma Subdural Agudo:** Manifiestan signos y síntomas durante las primeras 24 horas. TAC su aspecto es de manchas con color blanco brillante. Son resultado de impactos de alta velocidad y tienen una mortalidad del 50 – 80 %.

✓ **Hematoma Subdural Subagudo:** Se manifiestan entre las 25 – 64 horas después de ocurrida la lesión. Su aspecto es isodenso con relación al tejido cerebral, usualmente se confunden y son pasados por alto. Son resultado de impactos de alta velocidad, desarrollándose más lentamente y tiene una mortalidad del 25 %.

✓ **Hematoma Subdural Crónico:** Pueden presentarse después de las 65 horas hasta semanas o meses posteriores a la lesión. Su aspecto es hipodenso con relación al tejido cerebral. Tiene una mortalidad del 50 %.

Las manifestaciones clínicas de cualquiera de ellos son: cefalea persistente o recurrente, visión borrosa o doble, nauseas y vómitos, somnolencia, cambios de personalidad, confusión y desorientación, inconsciencia o Coma.

En pediatría se asocian a fracturas de huesos del cráneo en menores de 3 años. TAC muestra una hiperdensidad yuxtaósea en semiluna.

… " 175

---

175 **Ref. Bibliográfica #:** 13, 17, 19, 23.

"…

- **Hematoma Intracerebral:**

➤ **Hematoma Intraparenquimatoso:** Focalización neurológica, convulsiones, Coma. Mortalidad de un 80 %.

✓ Hemorragia en el tejido encefálico a consecuencia de laceraciones.
✓ Puede ser resultado de un trauma penetrante de la cabeza o por impacto del Encéfalo contra las eminencias óseas irregulares del cráneo al producirse una desaceleración brusca.
✓ Es común que el paciente presente convulsiones en el escenario.
✓ Se caracteriza por signos de focalización neurológica, según el área dañada.
✓ Sangramiento venoso lento.
✓ Puede ser asintomático por periodos largos de tiempo o presentar síntomas inmediatamente.
✓ Se acompaña de lesión Encefálica subyacente.

- **Edema Cerebral:**

✓ Aumento del Volumen Encefálico por uno a varios de sus componentes.
✓ Coma persistente.

- **Niveles de Afectación del Tallo Cerebral por incremento de la PIC:**

- **Nivel 1:**

✓ TA aumentada.
✓ FP disminuida.
✓ Pupilas constreñidas pero permanecen reactivas.
✓ Respiración de Chayne Stokes.

…" [176]

---

[176] **Ref. Bibliográfica #:** 13, 17, 19, 23.

"...

✓ Empeoramiento progresivo de la respuesta motora hasta alcanzar la Postura de Decorticación (flexión de Extremidades Superiores con extensión rígida de Extremidades Inferiores) ante el estímulo doloroso.
✓ Intervención quirúrgica inmediata.

- **Nivel 2:**

✓ TA muy aumentada.
✓ FP muy disminuida.
✓ Pupilas fijas, no reactivas.
✓ Hiperventilación Central Neurológica (respiraciones muy rápidas y superficiales).
✓ Empeoramiento progresivo de la respuesta motora hasta alcanzar la Postura de Descerebración ante el estímulo doloroso.
✓ Pocos pacientes se recuperan.

- **Nivel 3:**

✓ TA disminuida.
✓ Pulso rápido e irregular.
✓ Pupilas dilatadas y fijas.
✓ Las estructuras inervadas por los nervios craneanos producen signos por el lado de la lesión.
✓ Las estructuras inervadas por los nervios espinales producen signos por el lado de la lesión.
✓ Respiración atáxica o medular (respiración arrítmica) o cesa del todo.
✓ El paciente se encuentra flácido.
✓ No hay respuesta a los estímulos dolorosos.

..." [177]

---

[177] **Ref. Bibliográfica #:** 13, 17, 19, 23.

"…

- **Manejo Pre – Hospitalario del TCE:**

➤ **Evaluación:**

✓ (A) Inconsciencia, respiración ruidosa, obstrucción de la Vía Aérea.
✓ (B) Alteraciones del patrón respiratorio, elevación de la PIC.
✓ (C) Taquicardia, disminución de la FP, TAS elevada.
✓ (D) ARIP, Escala de Coma de Glasgow, MSC x 4.

Nota: MSC (Motilidad, Sensorial, Circulación) de los 4 miembros (MSC x 4).

Nota: AMPLE (Alergia, Medicamentos Previos, Patologías Previas, Libaciones y Alimentos Previos, Eventos RCP al Trauma).

➤ **Tratamiento:**

✓ Garantizar (A) con control adecuado de Columna Cervical (uso del Collarín Cervical e inmovilización en Tabla Espinal (Férula Espinal o Camilla Rígida).

✓ (AB) Intubación Endotraqueal (si se requiere optimizar Vía Aérea). Se debe proteger al paciente contra el riesgo de Broncoaspiración, mantenerlo perfectamente inmovilizado en la Tabla Espinal por si hay que ponerlo de lado rápidamente, equipos de aspiración y succión a mano, etc.).

La Intubación Endotraqueal ha demostrado disminuir la mortalidad del 26 al 36 % en pacientes con TCE y del 50 % específicamente para pacientes con TCE Grave. En ausencia de signos de herniación cerebral, después de la Intubación Endotraqueal debería aplicarse asistencia ventilatoria de acuerdo a la tabla hasta que una Gasometría Arterial pueda determinar una FR más sencilla.

… " [178]

---

[178] **Ref. Bibliográfica #:** 13, 17, 19, 23.

"...

Frecuencia Ventilatoria Recomendada	
Paciente	FR
Adultos	10 vpm
Niños	20 vpm
Infantes	25 vpm

La hiperventilación puede disminuir el aumento agudo de la PIC por inducción de la vasoconstricción cerebral por Hipocapnia, que disminuye el flujo sanguíneo cerebral. Debido a su mecanismo de acción rápido, el médico puede administrarlo como profilaxis en pacientes comatosos para prevenir el aumento potencial de la PIC, sin embargo, no hay evidencia de que la hiperventilación mejore la evolución del paciente, además, durante las primeras horas después del TCE el flujo sanguíneo esta disminuido y está disminución puede exacerbarse por la vasoconstricción hipocápnica.

Por esta razón, el uso de hiperventilación sostenida como profilaxis no está recomendado ya que también retarda la recuperación, pero la hiperventilación transitoria cobra utilidad si el paciente muestra signos de herniación cerebral (Midriasis, Anisocoria, Pupilas no Reactivas a la Luz, respuesta motora extensora o ausencia del movimiento al estímulos dolorosos), una vez solucionada la Hipoxia y la Hipotensión; en este caso se utilizan los valores de la tabla hasta que se disponga de una Gasometría Arterial.

Frecuencia Ventilatoria Recomendada		
Paciente	Hiperventilación	Diferencia
Adultos	20 vpm	10 vpm
Niños	30 vpm	10 vpm
Infantes	35 vpm	15 vpm

..." 179

---

[179] **Ref. Bibliográfica #:** 13, 17, 19, 23.

"...

✓ (C) Tratamiento del Edema Cerebral: Utilizar deshidratantes cerebrales (Manitol al 20 %, Furosemida). Hiperventilar con O_2 al 100 % a frecuencia de 24 – 30 rpm (poca vasoconstricción cerebral y disminución del Edema Cerebral y la PIC al mantener una pCO_2 por debajo de 30 mm/Hg, garantiza además un flujo de O_2 lo más adecuado posible a las células hipoperfundidas). Elevación de la cabeza 30°.

Como una medida preventiva al aumento de la PIC se recomienda tratar el dolor (por ejemplo, con la inmovilización de fracturas) ya que estas tienden a aumentar la PIC. El tratamiento de elección para disminuir la PIC es el drenaje continuo de LCR. La Hipertensión Intracraneal (HIC) persistente (PIC > 25 mm/Hg) requiere hiperventilación leve y el uso de Diuréticos con sus respectivos riesgos, vasoconstricción hipocápnica e Hipovolemia. En este caso podría considerarse útil repetir la TAC para buscar lesiones expansivas y pruebas de coagulación.

✓ (C) Línea IV (2 accesos si es posible). Reposición de líquidos con Soluciones Hipertónicas o Isotónicas (con pérdidas de volumen mayor del 30 %, usar Coloides), a flujo mínimo de 50 ml/h o 16 gotas/min. (si no Shock y signos vitales adecuados), para evitar la progresión del Edema Cerebral y mantener permeable la vía IV.

Si la IIIC es persistente, puede usarse Manitol. Este agente es efectivo para reducir la PIC en pacientes con TCE. La dosis efectiva de este medicamento es de 0.25 a 1 g/kg EV. Los bolos intermitentes suelen ser más efectivos que una infusión continua, debe vigilarse que la Osmolaridad Sérica no supere los 320 mmol/L. Si la PIC baja de 20 mm/Hg estas terapias pueden ser retiradas con cuidado.

... " 180

---

[180] **Ref. Bibliográfica #:** 13, 17, 19, 23.

"…

En caso de que la HIC no se resuelva con métodos médicos o quirúrgicos se puede considerar utilizar la administración masiva de Barbitúricos en pacientes hemodinámicamente estables dependiendo de la relación costo/beneficio.

La administración profiláctica de Barbitúricos no muestra beneficio alguno y puede ser peligrosa. La dosis de este tratamiento es 10 mg/kg durante 30 minutos o 5 g/kg/h por 3 horas y dosis de mantenimiento de 1 mg/kg/h.

El último enfoque terapéutico consiste en una Craneotomía Descompresiva para la HIC Persistente – Progresiva, en esta, una parte del cráneo es removida y la Duramadre es abierta para permitir la expansión cerebral sin aumento de la presión, esta técnica ha tenido grandes resultados pero también conlleva graves complicaciones.

✓ **Tratamiento Antishock si se presenta:** Posición de Trendelembur, control de temperatura, control de hemorragias (el sangrado del Cuero Cabelludo se controla ejerciendo suave presión directa sobre los vasos de la zona interesada o sobre las zonas periféricas a la lesión. Buscar otras lesiones internas si coexisten signos de Shock con lesiones mínimas o con sangrado mínimo de cara o piel cabelluda. Si es necesario la reposición de volumen, debe ejecutarse cuidadosamente, con monitoreo de signos vitales constantes y del estado neurológico del paciente (D).

✓ **Tratamiento de las convulsiones:** Fenitoína (10 y 20 microgramos/ml), Fenobarbital, Midazolam.

✓ **Empaquetamiento adecuado:** Traslado rápido al Centro de Trauma para tratamiento quirúrgico.

Se han identificado dos factores que predisponen el pronóstico del paciente con TCE: la atención que reciba y el tiempo que tarde en recibirla. El pronóstico de los pacientes mejora significativamente si estos son transportados a centros de atención hospitalaria de forma que se pueda minimizar el daño secundario.
…" [181]

---

[181] **Ref. Bibliográfica #:** 13, 17, 19, 23.

"…

La observación del paciente debe realizarse y anotarse cada 30 minutos hasta que se alcance un puntaje de 15 en la ECG. Una vez que se alcance, deberá registrarse como mínimo cada hora.

La prioridad de todo paciente en el departamento de urgencias es la realización del ABC: estabilización de la Vía Aérea, ventilación y circulación antes de otras lesiones.

- **Particularidades del TCE Pediátrico:**

• **Etiología más frecuente:**

✓ Maltrato físico (Síndrome del Niño Maltratado) en el lactante.
✓ Accidentes (en otras edades): de transito (vehículos motorizados, ciclos, peatonales).

- **Clasificación del TCE:**

➢ **TCE Leve:**

✓ Glasgow 13 – 14.
✓ No alteraciones del estado de la consciencia.
✓ No Amnesia postraumática.
✓ No déficit neurológico.
✓ No fracturas de huesos del cráneo.
✓ No tratamiento.
✓ No Rayos X (excepto los menores de 1 año).
✓ Representa el 72 % de los casos.

➢ **TCE Moderado:**

✓ Glasgow 12 – 13.
✓ Pérdida de la consciencia (por menos de 5 minutos).
✓ Amnesia postraumática.
✓ Tendencia al sueño.
✓ Depresión de los huesos del cráneo.
✓ TAC.
…" [182]

---

[182] **Ref. Bibliográfica #:** 13, 17, 19, 23.

"…

➤ TCE Moderado Grave:

✓ Glasgow 8 – 11.
✓ Pérdida de la consciencia (por más de 5 minutos). El paciente se encuentra letárgico o estuporoso.
✓ Convulsión postraumática.
✓ Déficit neurológico focal.
✓ TAC.
✓ Clínicamente, los pacientes con TCE moderado requieren hospitalización y pueden necesitar una intervención neuroquirúrgica además están asociados con una mayor probabilidad de hallazgos anormales en las técnicas de neuroimagen. Estos pacientes también pueden desarrollar un síndrome posconmoción.
✓ Representa el 16 % de los casos.

➤ TCE Grave:

✓ Glasgow 3 – 8.
✓ Deterioro súbito y progresivo del nivel de consciencia asociado a una o más de las siguientes situaciones (Anisocoria, defecto motor focal de origen neurológico, Bradicardia, Hipotensión Arterial, rigidez nucal o posturas patológicas, vómitos persistentes).
✓ El paciente tiene un estado comatoso, no puede abrir sus ojos o seguir órdenes y sufren de lesiones neurológicas significativas. Por lo general tiene una neuroimagen anormal, es decir, a la Tomografía Computarizada (TAC) revela Fractura del Cráneo o Hemorragia Intracraneal.
✓ Convulsiones prolongadas o status convulsivo.
✓ Trauma penetrante de cráneo.
✓ TAC muestra imagen de masa o hemorragia.

… " 183

---

[183] **Ref. Bibliográfica #:** 13, 17, 19, 23.

"...

✓ Estos pacientes requieren ingreso a la Unidad de Cuidados Intensivos (UCI), y la toma de medidas urgentes para el control de la Vía Aérea, Ventilación Mecánica, evaluación o intervención neuroquirúrgica, y monitorización de la Presión Intracraneal (PIC). La recuperación es prolongada y generalmente incompleta. Un porcentaje significativo de pacientes con TCE Grave no sobrevive más de un año.

✓ Representa el 12 % de los casos.

Más del 50 % de los TCE presentan traumatismos asociados en otra región corporal. A estos pacientes se les conoce como pacientes Politraumatizados. Por su evolución clínica, debe tenerse presente que el 5 % de los traumatismos puede presentar una Lesión Raquimedular Cervical (un daño en la Médula Espinal).

Traumatismos asociados más frecuentes	
Lesión	**Incidencia**
Ortopédicos	45 %
Toráxicos	30 %
Abdominales	12 %
Faciales	28 %
Genitourinarios	1.5 %
Vertebromedulares	3 %

La mayoría de los TCE son causados por accidentes de vehículos de motor. Otras causas son las caídas, lesiones en eventos deportivos, y las agresiones. Se ha identificado a la edad como un factor que determina la evolución de la enfermedad.

..." 184

---

[184] **Ref. Bibliográfica #:** 13, 17, 19, 23.

"...

Relación etiológica y desenlace patológico		
Accidente	Buena Recuperación %	Estado vegetativo + muerte %
Tránsito, Pasajeros	5	48
Tránsito, atropellados	7.8	57
Caída	6	52

- **Daño Primario:** El daño primario es inmediato y no puede prevenirse o tratarse ya que se ha completado el daño antes de recibir atención médica. Si es grave, el paciente puede fallecer de manera simultánea. La mejor manera de mitigar el daño primario es la prevención, con medidas como el uso del casco en motociclistas.

Existen dos tipos de daño primario, el Traumatismo Craneal Cerrado (TCC) y el Traumatismo Craneal Penetrante (TCP).

En el TCC, el impacto directo del Cerebro contra el cráneo y el corte de las estructuras neurovasculares por las fuerzas de rotación o de rebote, dan como resultado el daño en el cuerpo celular y los axones. Los accidentes de tráfico son colisiones a alta velocidad con una desaceleración muy rápida y son particularmente perjudiciales debido a que las estructuras neuronales, que residen en un compartimiento lleno de líquido, se mueven durante la parada repentina del cuerpo en movimiento chocando contra la Bóveda Craneal. Las estructuras se golpean tanto en el plano directo como en el opuesto del movimiento contra la lámina ósea interna. Esta es la base del patrón de lesión por Golpe – Contragolpe, donde se ve una lesión contusional y 180° opuesto al lugar del impacto. Si hay fuerzas de rotación, las estructuras se tuercen y pueden ocurrir desgarre, esta es la causa de la Lesión Axonal Difusa (LAD), comúnmente visto en TAC como hemorragias después del TCE.

..." [185]

---

[185] **Ref. Bibliográfica #:** 13, 17, 19, 23.

"...

En el TCP, la bóveda del cráneo es violada por un cuerpo extraño. El cuerpo invasor puede ser grande y moverse lentamente, como un cuchillo; o bien, puede ser pequeño y en movimiento rápido, como una bala. En ambos casos el cuerpo intruso lesiona las estructuras neuronales, vasculares y estromales a medida que atraviesa el Cerebro. Si el objeto se mueve a una velocidad muy alta, el vacío creado por la estela del proyectil, da lugar a la cavitación del tejido. Los proyectiles disparados pueden causar este tipo de lesión dependiendo de la forma y la velocidad de entrada.

Cada vez hay más acuerdo en torno a otra clase de lesiones llamadas TCE Explosivo (TCEe). El agente más común asociado con TCEe son artefactos explosivos. El TCEe puede ser considerado como un subtipo del TCC. Muchos combatientes que están expuestos a explosiones sufren TCEe y no suelen tener una lesión penetrante en el Cerebro. Sus heridas son consecuencia de fuerzas explosivas que se transmiten por el Parénquima cerebral, sin ruptura de la Bóveda Craneal. Se cree que el mecanismo de daño se asocia con una onda de presión concusiva.

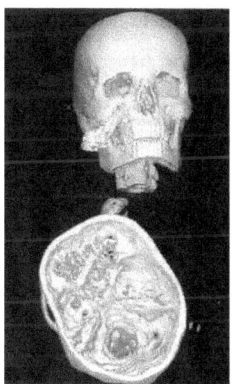

Tomografía Computarizada de un TCP causado por un destornillador.

..." 186

---

186 **Ref. Bibliográfica #:** 13, 17, 19, 23.

"...

Las lesiones causadas por un TCE pueden ser clasificadas como Focales o Difusas.

➢ **Lesiones Focales:** Se producen en el lugar del impacto y los déficit neurológicos son atribuibles a estas áreas. Las áreas más propensas a recibir lesiones de este tipo son las lesiones orbitofrontales y en la región anterior del Lóbulo Temporal ya que se encuentran sobre la superficie rugosa en la base del cráneo. Debido a la tendencia de que un trauma en la cabeza se produzca en una dirección antero – posterior, el Cerebro se mueve de manera similar y se lesiona a medida que se desliza sobre la base del cráneo.

El ejemplo más representativo lo constituye la Contusión Cerebral, que consiste en un área de laceración del Parénquima asociada a Hemorragia Subpial y Edema Mixto (Vasogénico y Citotóxico). Puede evolucionar hacia la resolución espontánea, la formación de un hematoma secundario a la atrición de vasos en el foco de contusión, o el aumento progresivo de su volumen. Las áreas contundidas producen déficit neurológico por destrucción tisular, compresión del tejido cerebral vecino e Isquemia.

➢ **Lesión Difusa:** Se circunscribe básicamente a la Lesión Axonal Difusa (LAD) y a algunos casos de Tumefacción Cerebral Difusa (Swelling). Una LAD es el corte de los axones en la Sustancia Blanca cerebral, lo que causa la aparición del déficit neurológico no lateralizado, como la Encefalopatía. Las consecuencias de este tipo de lesión pueden tener un retraso de aparición de hasta 12 horas después del trauma.

..." 187

---

[187] **Ref. Bibliográfica #:** 13, 17, 19, 23.

"…

La LAD se produce por efecto de fuerzas inerciales que actúan sobre los axones durante unos 50 m en sentido lineal o angular (por ejemplo, en colisiones frontales) lo que produce la desconexión y ruptura de los axones (Axotomía Primaria), no obstante, la mayoría de los axones dañados (94 %) son afectados por la Axotomía Diferida que consiste en un aumento a la permeabilidad de Ca^{++} en los Nodos de Ranvier que causa la destrucción celular por exitotoxicidad. Ambas Axotomías evolucionan desfavorablemente con cambios histopatológicos progresivos, como son la formación precoz de Bulbos de Retracción Axonal, acumulación de Microglia y presencia de Tractos de Degeneración Walleriana.

La LAD puede ser identificada como hemorragias petequiales en la Materia Blanca (especialmente subcortical) en la TAC y RM después de un TCE, sin embargo, los resultados pueden aparecer sutiles o ausentes en las imágenes. Los pacientes que padecen una LAD están subreactivos desde el momento en que se inflige el traumatismo porque la afectación axonal interrumpe las señales del Sistema Reticular Activador Ascendente y sus manifestaciones van desde una Conmoción Cerebral hasta la Lesión Axonal Difusa Grave.

Con respecto al Swelling Difuso, puede presentarse tardía o precozmente, asociado a otros tipos de lesiones focales (contusiones) y (LAD), o como entidad única. Durante el desarrollo del daño secundario, es posible encontrarlo con Hipertensión Intracraneal y otras lesiones anatómicas como la Isquemia.

- **Daño Secundario:** Esta fase de la lesión comienza rápidamente después de la fase primaria y puede continuar durante un período prolongado. La Lesión Cerebral Secundaria es la principal causa de muerte hospitalaria tras un TCE; la mayoría son causadas por la inflamación del Cerebro, con un aumento de la Presión Intracraneal (PIC) y la consiguiente disminución de la Perfusión Cerebral que conduce a Isquemia.

… " [188]

---

[188] **Ref. Bibliográfica #:** 13, 17, 19, 23.

"…

Involucra disfunción y muerte de las Neuronas, Glía y de estructuras de soporte. Se cree que la carga más importante de la lesión neurológica después de un TCE tiene que ver con esta lesión secundaria. Una amplia gama de mecanismos están implicados en la lesión secundaria, e incluyen Hipoxia, Isquemia, Radicales Libres, los aminoácidos excitatorios, desequilibrio de iones (por ejemplo, Calcio), desregulación de temperatura y la inflamación.

Esta respuesta cerebral también puede determinar cambios patológicos sistémicos, como distréss respiratorio, Diabetes insípida, Síndrome de Pérdida Cerebral de Sal o Pirexia Central. Horas después del TCE, el líquido que se acumula en el Cerebro causa Edema Cerebral, aumenta la PIC, y reduce el umbral de la TAS de la Isquemia Cerebral.

Muchos intentos de desarrollar estrategias terapéuticas se han centrado en los procesos de lesión secundaria pero a pesar de los esfuerzos de investigación, el tratamiento clínico actual se limita principalmente a las medidas de apoyo con especial énfasis en el mantenimiento de la Presión de Perfusión (PPC) y oxigenación de los tejidos (en especial el Encéfalo), minimizar la Hipertensión Intracraneal (HIC) y el tratamiento del Edema Cerebral.

Varios agentes farmacológicos contra los Radicales Libres, Antagonistas del N – Metil – D – Aspartato, y los Bloqueadores de los Canales de Calcio, han sido investigados en un intento de evitar la lesión secundaria asociada con una lesión cerebral traumática, pero ninguno ha demostrado ser eficaz.

… " [189]

---

[189] **Ref. Bibliográfica #:** 13, 17, 19, 23.

"...

La Hipoxia y la Hipoperfusión son reconocidas como los principales factores que contribuyen a la Lesión Cerebral Secundaria. Las áreas más susceptibles son el Hipocampo y las regiones distales de la corteza. La fiebre, los estados sépticos y las crisis comiciales aumentan el metabolismo cerebral por lo que los efectos de la Isquemia serían, teóricamente, aún más devastadores. Se han asociado resultados desastrosos en pacientes con TCE Grave que presentan un episodio de Hipotensión (con TAS por debajo de 90 mm/Hg).

El daño microvascular difuso se asocia con pérdida de la autorregulación vascular cerebral y la pérdida de integridad de la Barrera Hematoencefálica. La laceración de la microvasculatura exacerba esta lesión. El daño microvascular contribuye al Edema Vasogénico observado después de un TCE. La Hiponatremia, a menudo asociada por diferentes mecanismos al TCE, es un factor determinante de mal pronóstico dado que promueve Edema Intracelular.

..." [190]

---

[190] **Ref. Bibliográfica #:** 13, 17, 19, 23.

Emergencia y Primeros Auxilios

4··2 Trauma de Extremidades (Lesiones de Miembros)
"…

➢ **Lesiones potenciales:** Fracturas, luxaciones, torceduras, desgarro, aplastamiento, lesiones de tejidos blandos, amputación de Miembros Superiores (MS) o Inferiores (MI).

- **Clasificación:**

✓ Paciente con lesión única en extremidad que no pone en peligro la vida de forma inmediata (Verde).
✓ Trauma de extremidad que pone en peligro la vida del paciente y ausencia de otras lesiones en otros sitios (Amarillo).
✓ Trauma de extremidad simple con lesión letal en otros sitios (Verde).
✓ Lesión que pone en peligro la vida, incluyendo lesiones en extremidades (Rojo).

- **Fracturas:**

• **Tipos de fracturas:**

✓ **Abiertas o Cerradas:** Ambas pueden ser a su vez: Rectas, Angulares, en Minutas, Completas e Incompletas.

➢ **Signos y síntomas de fracturas:**

✓ Dolor a la palpación o movimiento.
✓ Inflamación (comparar con la otra extremidad).
✓ Crepitación.
✓ Impotencia funcional y disminución de la capacidad motora.
✓ Disminución o ausencia de percepción sensorial distal a la lesión.
✓ Circulación disminuida o ausente distal a la lesión (comprobar temperatura de la piel, pulso distal y Llenado Capilar).
… " [191]

---

[191] **Ref. Bibliográfica #:** 13, 17, 19, 23.

"…

➢ **Mecanismo de producción:**

✓ Directo.
✓ Indirecto (Pelvis).
✓ Patológico (Osteoporosis, Cáncer).

➢ **Pérdida de sangre en las fracturas:**

Huesos	L de Sangre (ml/h)
Humero	1000 – 2000
Antebrazo	500 – 1000
Codo	1500 – 1500
Pelvis	1500 – 4500
Cadera	1500 – 3500
Fémur	1000 – 3000
Rodilla	1000 – 1500
Tibia	500 – 1500
Tobillo	500 – 1500

La sección completa de una arteria produce menos sangramiento que una sección parcial (50 cc/minuto).

➢ **Manejo en la Escena:**

✓ Control de la Columna Vertebral.

✓ (ABCD). Se deben tratar primero las lesiones que puedan provocar la muerte.

✓ (E), Identificar, Estabilizar (inmovilizar con las manos), Exponer (quitar ropa), Evaluar (chequear el Pulso Pedíos, Tibiales Posteriores y Poplíteo, Motilidad, Sensibilidad y Circulación – MSC x 4, temperatura de ambos miembros).
…" [192]

---

[192] **Ref. Bibliográfica #:** 13, 17, 19, 23.

"…

✓ Controlar el sangramiento con presión directa, vendaje compresivo o apósito estéril directo (nunca hacer torniquete). Si hay sangramiento en los MS, elevar el miembro por encima del Corazón, apretar la Arteria Braquial contra el hueso. Si hay sangramiento en los MI, presionar o apretar la Arteria Femoral contra el hueso.

✓ Inmovilizar (evitar sangramiento y daño a nervios, aliviar el dolor y evitar lesiones anatómicas mayores). Se pueden utilizar las Férulas de Entablillado Moldeables (de vacío, almohadas, rejillas de alambres, sábanas, cartón), Inflables o Rígidas (madera, plástico, metal).

✓ Si presenta buena MSC, solo inmovilizar (sea Abierta o Cerrada).

✓ Si la extremidad fracturada no tiene pulso, se debe alinear la extremidad, si se mantiene sin pulso volveremos a alinear y si continúa sin pulso se inmoviliza y se traslada al hospital (sea Abierta o Cerrada).

✓ Toda fractura que no esté alineada hay que reducirla e inmovilizarla.

✓ Reevaluar cada 10 minutos.

✓ El Fémur siempre se reduce y se inmovilizan los dos miembros.

✓ Las fracturas de articulaciones no se reducen.

✓ Cuando hay múltiples fracturas, el dispositivo más adecuado es la Tabla Espinal Larga.

…" [193]

---

[193] **Ref. Bibliográfica #:** 13, 17, 19, 23.

"…
✓ En caso de que una extremidad se haya amputado: no pierda tiempo en buscarla si no se encuentra junto al paciente; despojarla de prendas si se encuentra, lavarla con SSF, guardarla dentro de una bolsa de plástico en frío (dura 18 horas), debe ser implantada antes de las 6 horas posteriores al trauma pero debe de llegar al hospital en menos de 45 minutos para poder implantarla luego. Nunca empapelarla, colocarla en agua, cubrirla con gasa o toallas mojadas ni colocarla directamente sobre el hielo.

- **Síndrome Compactimental (SC):**

Además de ser una víctima atrapada por aplastamiento y compresión, los detritos resultantes de este daño producen Insuficiencia Renal Aguda (IRA), Isquemia local de nervios y músculos producida por el aumento de la Presión Intersticial más el aumento de la Presión Capilar (35 – 45 mm/Hg), Hipovolemia.

➢ **Signos:**

✓ Tumefacción.
✓ Parálisis muscular.
✓ Dolor en las extremidades (flexión o extensión).

➢ **Causas:**

✓ Aplastamiento.
✓ Compresión mantenida.
✓ Uso de los PNA por un tiempo mayor de 2 horas.

…" [194]

---

[194] **Ref. Bibliográfica #:** 13, 17, 19, 23.

"…

➢ **Manejo:**

✓ Actuación en A y B.
✓ Control de 2 venas (C), transfundir 2000 ml de SSF y 80 mEq de Bicarbonato, o sea, 20 mEq por cada 500 ml. El objetivo es producir una Diuresis alcalina y evitar la obstrucción tubular renal. Así permitirá ganar tiempo hasta poder extraer y evacuar a la víctima.
✓ Fasciotomía antes de la 4ta hora de la lesión (picar para extraer los líquidos).

- **Pantalones Neumáticos Antishock (PNA):**

➢ **Contraindicaciones absolutas:**

✓ Disfunción ventricular.
✓ Ruptura diafragmática.
✓ Neumotórax a Tensión.
✓ Edema Agudo de Pulmón (EAP).

➢ **Contraindicaciones relativas:**

✓ Hemorragia a nivel del punto distante del pantalón.
✓ Hernia diafragmática.
✓ Embarazo.
✓ (No utilizar por más de 2 horas).

… " [195]

---

[195] **Ref. Bibliográfica #:** 13, 17, 19, 23.

4··3 Trauma en Tórax (Heridas de Tórax)

"…

Un traumatismo toráxico es una lesión grave en el tórax, bien sea por golpes contusos o por heridas penetrantes. El traumatismo toráxico es una causa frecuente de discapacidad y mortalidad significativa, la principal causa de muerte después de un trauma físico a la cabeza y lesiones de la Médula Espinal.

Los traumatismos toráxicos pueden afectar la pared ósea del tórax, Pleura y Pulmones, Diafragma o el contenido del Mediastino. Debido a potenciales injurias anatómicas y funcionales de las costillas y de tejidos blandos incluyendo el Corazón, Pulmón o grandes vasos sanguíneos, las lesiones toráxicas son urgencias médicas que si no son tratadas rápida y adecuadamente pueden dar como resultado la muerte.

Las lesiones toráxicas que pasan desapercibidas o no son reconocidas debido a una mala evaluación, pueden tener efectos catastróficos ya que afectan la ventilación y respiración condenando al paciente a la Hipoxia y al Shock.

Las lesiones toráxicas suponen del 20 al 25 % de todas las muertes por traumatismo, y las complicaciones del traumatismo toráxico contribuyen a otro 25 % de todas las muertes.

Menos del 15 % de estas lesiones requieren tratamiento quirúrgico definitivo. Más del 80 % de las lesiones toráxicas que amenazan la vida se pueden revertir con medidas adecuadas.

- Anatomía fisiológica del tórax:

El tórax es la parte del cuerpo humano que está entre la base del cuello y el Diafragma. Contiene a los Pulmones, Corazón, grandes vasos sanguíneos como la Arteria Aorta (Ascendente, Arco y Descendente), Vena Cava (Superior e Inferior), cadena ganglionar simpática (Ganglios Linfáticos) de donde salen los esplácnicos, Vena Ácigos (Mayor y Menor), Esófago, Tráquea, Conducto Toráxico y su división es el Mediastino.

…" [196]

---

[196] **Ref. Bibliográfica #:** 13, 17, 19, 23.

"...

Tiene la forma de cono truncado o pirámide cuadrangular y su pared está formada por las costillas y los Músculos Intercostales por los lados, que se unen por delante al Hueso Esternón por medio de los Cartílagos Costales, y por detrás a la Columna Vertebral Dorsal. La función de esta caja es la de proteger a los órganos internos de traumatismos mecánicos que de otra manera podrían lesionarlos.

La caja toráxica tiene la particularidad de ensancharse para permitir la inspiración. Además, el último par de costillas es denominado Flotante, ya que solo está unido a las vértebras en la parte posterior. Anteriormente, este par es libre, esto permite su ensanchamiento en el embarazo.

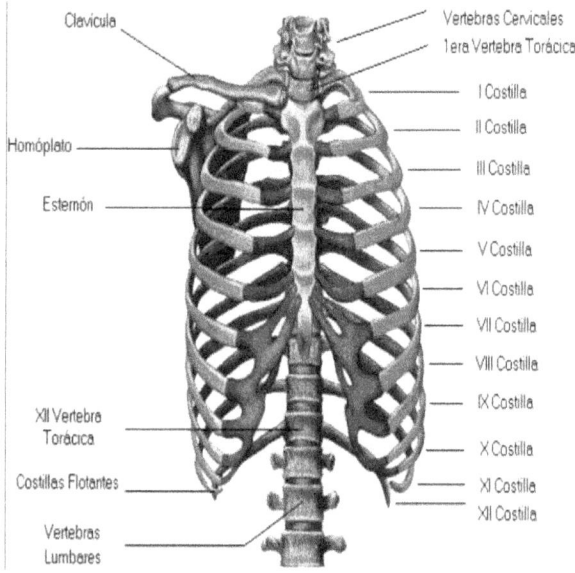

De la parte media de la columna se desprenden literalmente una serie regular de arcos óseos, las costillas, que vienen a articularse en la parte anterior en otra columna, el esternón.

Las costillas, junto con las dos columnas vertebral y el esternón, circunscriben un vasto espacio abierto por ambos extremos, el tórax

Las costillas son huesos largos y curvos, que en su conjunto forman la caja toráxica, rodean el pecho, permitiendo expandir los Pulmones, facilitando la respiración. En general sirven de protección a los órganos internos del tórax, como el Corazón.

Las costillas generalmente son 12 a cada lado, en forma de arco con un cuerpo con dos caras (externa e interna); dos bordes (superior e inferior), y dos extremos (posterior y anterior).
... " [197]

---

[197] **Ref. Bibliográfica #:** 13, 17, 19, 23.

"…

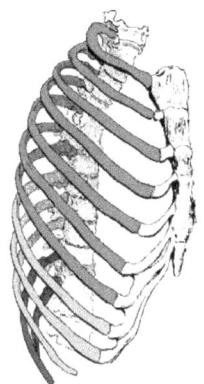

Costillas Verdaderas en rojo, Falsas en verde y Flotantes en azul.

✓ **7 Verdaderas (Esternales):** Se unen directamente al Esternón, el responsable de esto es el Cartílago Costal, que une estas costillas con el Esternón.

✓ **3 Falsas (Asternales):** Se unen indirectamente al Esternón, uniéndose primero al Cartílago Costal de la 7ma costilla.

✓ **2 Flotantes:** No están unidas al Esternón.

Todas las costillas se unen en la parte posterior a las Vértebras Toráxicas. Los espacios entre las costillas son conocidos como Espacios Intercostales (EI), en las cuales se pueden encontrar los Músculos Intercostales, arterias intercostales y un paquete de nervios.

Las estructuras base de una costilla son:

✓ **Cabeza:** Parte interna y posterior de la costilla; se articula con la Vértebra Toráxica correspondiente y con la vértebra que se encuentra sobre ella, a excepción de las 3 últimas, las cuales se articulan solamente con sus vértebras correspondientes.

✓ **Cuello:** Porción ósea angosta que se une a la cabeza.

…" 198

---

198 **Ref. Bibliográfica #:** 13, 17, 19, 23.

"…

✓ **Cuerpo:** Parte principal de la costilla. Aquí se inserta el Músculo Iliocostal.

✓ **Tubérculo:** El tubérculo de la costilla es una eminencia en la superficie posterior, en el cruce del cuello y el cuerpo de la costilla.

✓ **Ángulo:** La separación entre el ángulo y el tubérculo es progresivamente mayor de la 2da a la 10ma costilla. La porción entre el ángulo y el tubérculo es redonda, áspera e irregular, y sirve para la inserción del Músculo Dorsal sobre la Vértebra Toráxica; falta este tubérculo en los últimos 3 pares de costillas.

✓ **Surco:** Es la concavidad entre el borde de la cara interna con el borde inferior, por donde pasa el Paquete Neuro – Vascular Intercostal (arterias, venas y nervios intercostales). También se insertan los Músculos Intercostales respectivos.

✓ **Cresta:** Estructura de la costilla que se encuentra ubicada en la cabeza de algunas costillas.

Todas las costillas tienen una cara externa e interna, con excepción de la 1ra costilla, la cual tiene una cara superior y una inferior. En el arco anterior de la 1ra costilla se encuentra el Tubérculo de Lisfranc, donde se inserta el Músculo Escaleno Anterior.

Dado que los órganos de la respiración (Pulmones, Diafragma) y circulación (Corazón) se encuentran en el tórax, las lesiones toráxicas mayores pueden producir alteraciones fisiológicas de la ventilación o circulación que ponen en peligro la vida del paciente, por lo que hay que tener en cuenta los siguientes signos a través de la observación, palpación y auscultación.

➢ **Observación:** Se realiza en 30 segundos. En el cuello y pared toráxica se observa cianosis, machacamiento, laceraciones, venas distendidas en el cuello (Ingurgitación Yugular), desviación de la Tráquea, enfisema subcutáneo, heridas abiertas en el tórax, asimetría expansional toráxica y movimientos toráxicos paradójicos.

…" [199]

---

[199] **Ref. Bibliográfica #:** 13, 17, 19, 23.

"…

➢ **Palpación:** Palpar el cuello y el tórax buscando dolor, crepitación ósea, enfisema subcutáneo y segmentos inestables de la pared toráxica.

➢ **Auscultación:** Ausencia, presencia o disminución de ruidos respiratorios, cardiacos o hidroaéreos.

Hay que hacer una evaluación rápida e iniciar la resucitación para garantizar la sobrevida del paciente.

- **Lesiones en la Cavidad Toráxica:**

• **Abiertas o Penetrantes:** Causada por una fuerza penetrante (armas de fuego, armas blancas, caídas sobre objetos puntiagudos). Daño a estructura y órganos toráxicos.

• **Cerradas:** Las fuerzas se distribuyen sobre un área más grande ocurriendo lesiones de desaceleración (sospechar lesiones como Neumotórax, Taponamiento Cardiaco y Ruptura Aórtica), entallamiento y cizallamiento.

➢ **Síntomas generales:**

✓ Falta de aire.
✓ Dolor toráxico pleurítico.
✓ Expectoración con sangre.
✓ Pulso débil y rápido.
✓ TA baja.

- **Lesiones en la Pared Toráxica:**

• **Fracturas Costales:** Las 2 primeras costillas son anchas y gruesas y están protegidas por la Escápula, Clavícula, Músculos Toráxicos Superiores. Cuando ellas se rompen provocan laceración o ruptura Aórtica.

…" 200

---

200 **Ref. Bibliográfica #:** 13, 17, 19, 23.

"...

De la 3ra a la 8va costilla, se fracturan con más frecuencia ya que son largas, delgadas y pobremente protegidas. Provocan lesiones pulmonares y al Corazón.

De la 8va a la 12va costilla, al fracturarse se asocian con lesiones del Bazo, Riñones e Hígado.

(ABC), Oxígeno al 100 %, reposición de volumen, inmovilización, empaquetamiento y traslado antes de 60 minutos.

- **Tórax Inestable o Batiente:** Se produce al fracturarse múltiples costillas por diferentes partes provocando inflamación muscular y capacidad disminuida pulmonar.

Se requiere inmovilizar el segmento inestable, ABC, ventilar con BVM y O_2 suplementario al 100 %, Hiperventilar e intubar si necesita. Reposición de volumen, inmovilización, empaquetamiento y traslado antes de 60 minutos.

- **Lesión pulmonar (daño a los Pulmones) y las lesiones que impliquen el Espacio Pleural:**

- **Contusión Pulmonar:** Producto de los segmentos inestables provocados por los dos tipos anteriores. El Pulmón traumatizado presenta sangrado intersticial y alveolar, lo cual condiciona que existan áreas del Pulmón que se quedan sin ventilar y sin perfusión provocando un compromiso de la oxigenación o ventilatorio mortal, debido a que la falla respiratoria se desarrolla entre 8 a 24 horas.

..." 201

---

[201] **Ref. Bibliográfica #:** 13, 17, 19, 23.

" ...

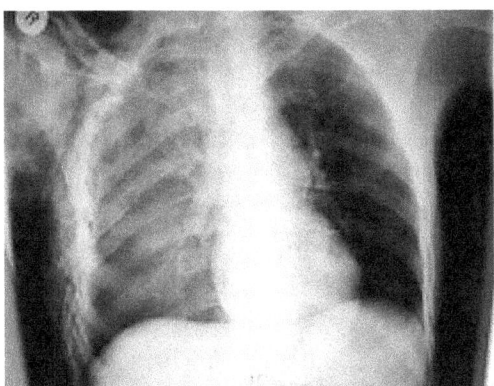

Rayos X de Tórax de una Contusión Pulmonar Derecha asociada a un Tórax Inestable y Enfisema Subcutáneo.

- **Neumotórax:** Es la presencia de aire en el Espacio Interpleural, entre la Pleura Visceral y la Parietal (Neumo = Aire). Causa un mayor o menor colapso del Pulmón, con su correspondiente repercusión en la mecánica respiratoria y hemodinámica del paciente, donde el origen puede ser externo (perforación de la caja torácica) o interno (perforación de un Pulmón).

Provoca la Contracción Pulmonar y la Disfunción Pulmonar Decrementada (ausencia del murmullo vesicular, asimetría en la espiración e hipoinflación en la inspiración). Requiere oxigenar, ventilar (ABC).

Se clasifica de la siguiente manera:

➢ **Traumático:** La causa del Neumotórax se debe a un traumatismo (ya sea Abierto o Cerrado) que provoca la entrada de aire entre las dos capas de Pleura. Estos a su vez pueden clasificarse en Iatrogénicos (por procedimientos médicos) y en No Iatrogénicos.

... " 202

---

202 **Ref. Bibliográfica #:** 13, 17, 19, 23.

"...

✓ **Neumotórax Abierto:** Producido por agentes externos provocando la entrada y salida de aire por la Pleura.

✓ **Neumotórax a Tensión:** Producido de igual forma pero solamente entra aire a la Pleura y no sale provocando un aumento de la Presión Intrapulmonar, Contracción Pulmonar y desplazamiento de los órganos hacia el lado contrario (el Pulmón afectado se infla como un globo y hay simetría bilateral en el pico máximo de la inspiración).

En este caso, hay que realizar una Punción Pleural (Pleurotomía Alta), que es una técnica quirúrgica que consiste en la comunicación de la Cavidad Pleural con el exterior, mediante un Tubo o Dren Pleural (en emergencia se emplea un Punzocat o Trocar), que se utiliza para extraer aire, líquido o ambos.

Esta técnica se realiza puncionando (el Pulmón afectado) entre la 4ta y 3ra costilla al nivel de la línea media clavicular, por arriba y por el frente (4 dedos por debajo de la Clavícula) en un ángulo de 90° con el paciente sentado.

Se tomará un guante de cirugía, cortar la parte correspondiente al dedo Índice, se inflará (como si fuera un globo) y se perforará con una aguja, luego se amarrará al otro extremo del catéter del Trocar con un cordel (se observará como el globo se infla y desinfla al penetrar en el Pulmón).

..." [203]

---

[203] **Ref. Bibliográfica #:** 13, 17, 19, 23.

"…

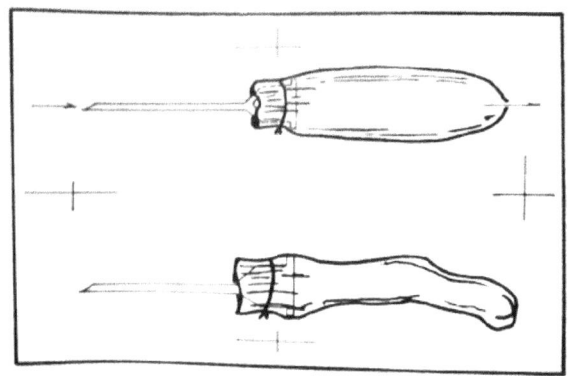

Trocar adaptado para la Pleurotomía Alta.

➢ **Espontáneo:** El Neumotórax aparece sin ningún traumatismo previo. Podemos distinguir entre Neumotórax Espontáneo Primario (si no hay Enfermedad Pulmonar subyacente) o Neumotórax Espontáneo Secundario (si el paciente sufre algún tipo de Neumopatía previa). Hay que descartarlo siempre ante cualquier dolor toráxico o Disnea de aparición brusca. La clínica y la exploración pueden ser muy inaparentes.

➢ **Catamenial:** Neumotórax asociado a la menstruación.

Signos y síntomas asociados:

✓ Disnea de comienzo súbito, de intensidad variable en relación con el tamaño del Neumotórax.
✓ Movimientos respiratorios rápidos y superficiales (Taquipnea e Hipopnea).
✓ Dolor toráxico agudo, de carácter punzante que aumenta su intensidad con la inspiración y la tos, generalmente en Región Axilar propagándose a la Región del Hombro y/o Espalda (dolor en puntada de costado).
✓ Tos seca y persistente, que se exacerba notablemente con el dolor.
✓ Cianosis, Taquicardia.

…" 204

---

204 **Ref. Bibliográfica #:** 3, 13, 17, 19, 23.

"...

En el examen físico podemos verificar:

✓ **Inspección:** En Neumotórax graves, inmovilidad del hemitórax afectado y raras veces, abovedamiento del mismo.

✓ **Palpación:** Disminución o abolición de las vibraciones vocales en el área afectada, con excursión de las bases pulmonares disminuidas.

✓ **Percusión:** Hipersonoridad o Timpanismo.

✓ **Auscultación:** Murmullo vesicular abolido o disminuido (silencio auscultatorio), raras veces Soplo Anfórico.

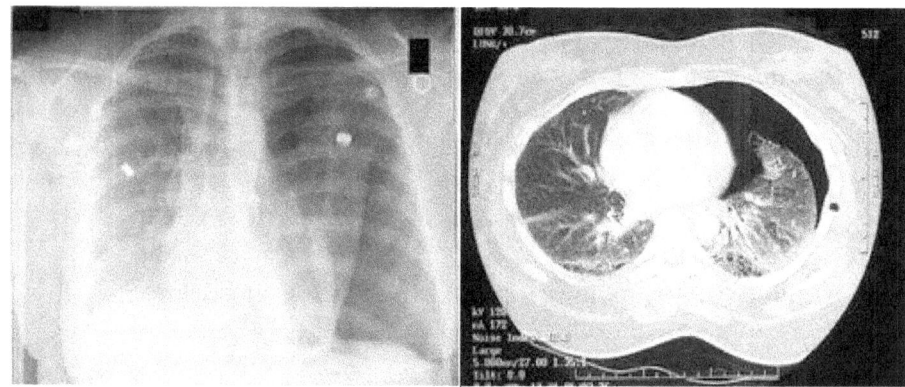

Rx de Tórax de un Neumotórax Izquierdo a Tensión y una Tomografía Computarizada de Tórax mostrando un Neumotórax Izquierdo (lado derecho de la imagen). Un drenaje se observa in situ, entre la Cavidad Pleural y las costillas.

La presentación clínica se manifiesta:

✓ **Simple:** Causado por la ruptura de vesículas subpleurales. Se produce en varones de alrededor de 20 años. Las vesículas pueden ser de origen congénito o adquirido (por cicatrización de procesos inflamatorios padecidos en la primera infancia).
... " 205

---

205 **Ref. Bibliográfica #:** 13, 17, 19, 23.

"…

✓ **Sintomático:** Secundario a alguna patología adyacente. Aparece de forma súbita. Con dolor en punta de costado y Disnea.

El Neumotórax a Tensión es una emergencia grave, pues el aire entra pero por acción valvular no sale. El Neumotórax Espontáneo leve sólo requiere reposo, pues el aire se reabsorbe por el Tubo Intercostal del Pulmón afectado. El tratamiento habitual es la Punción Pleural (Pleurotomía Alta) + drenaje.

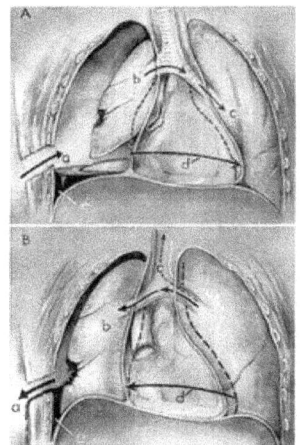

La mecánica de una herida que causa Neumotórax de Tensión.

Imagen A: El aire entra en el pecho a través de una abertura en la pared torácica durante la inspiración (a). El Pulmón se colapsa en el lado afectado (b) y el aire pasa a los Bronquios afectados. El aire entra en el Bronquio del Pulmón colapsado (c), y pasa al Pulmón intacto. El Mediastino se corre hacia el lado opuesto de la herida (d), y se produce Hemotórax (e).

Imagen B: Durante la expiración, el aire escapa a través de la herida (a). El Pulmón colapsado se expande (b). El aire pasa desde el lado no afectado hacia el Pulmón lesionado y luego hacia la Tráquea (c). El Mediastino se desplaza hacia el lado involucrado (d), y se produce Hemotórax (e).

… " 206

---

206 **Ref. Bibliográfica #:** 13, 17, 19, 23.

"…

- **Hemotórax:** Es la presencia de sangre en la Cavidad Pleural (Hemo = Sangre). Generalmente está causado por lesiones toráxicas, (arterias) pero puede haber otras causas, tales como Cáncer Pulmonar o Pleural, o incluso cirugías toráxicas o del Corazón.

En una lesión traumática con un objeto contundente, una costilla puede herir parte del tejido del Pulmón o de una arteria, causando que la sangre entre en el Espacio Pleural, en el caso de una lesión corto – punzante o una herida de bala, puede haber compromiso de Pulmón.

Un Hemotórax puede ir asociado con un Neumotórax (entrada de aire en el Espacio Pleural), y dependiendo de la cantidad de sangre, el Hemotórax puede complicarse con un Estado de Shock.

Los síntomas del Hemotórax son:

✓ Dificultad para respirar.
✓ Dolor toráxico.
✓ Ansiedad o inquietud.
✓ Frecuencia Cardiaca acelerada.

El médico puede confirmar su diagnóstico con un examen físico que puede revelar una disminución de ruidos respiratorios, la aparición de matidez a la percusión, o por medio de una Radiografía de Tórax.

La Pleura puede retener entre 2000 – 3000 cc de sangre que se acumula entonces en la base del Pulmón.

El tratamiento consiste en estabilizar al paciente (ABC), detener la hemorragia y extraer la sangre del Espacio Pleural, sin embargo, también se debe considerar la sangre, es decir, emplear la sangre extraída del tórax como una transfusión.

…" [207]

---

[207] **Ref. Bibliográfica #:** 13, 17, 19, 23.

"...

Además se debe tratar la causa del Hemotórax, pero en el caso de una lesión traumática, dependiendo de la gravedad, la simple colocación de un Tubo de Drenaje es suficiente, sin necesidad de una cirugía.

En este caso, se efectuará (en el Pulmón afectado) una Punción Pleural (Pleurotomía Baja) que consiste en la comunicación de la Cavidad Pleural con el exterior, mediante un Tubo o Dren Pleural (en emergencia se emplea un Punzocat o Trocar), que se utiliza para extraer aire + sangre.

Esta técnica se realiza al nivel del 5to y 6to Espacio Intercostal (EI) y sobre de la línea media axilar (4 dedos por debajo de la línea intermamaria o 8 dedos por debajo de la axila), lateralmente con un ángulo de 90° y con el paciente sentado.

Se debe oxigenar, ventilar y reponer volumen (50 cc/h). El pronóstico es casi siempre favorable dependiendo de la causa del Hemotórax y de la rapidez con la que se aplicó el tratamiento.

* **Hemoneumotórax:** Es la combinación simultánea de dos condiciones: Neumotórax, o aire en el Espacio Pleural, y Hemotórax o sangre en dicho espacio.

Esta condición es un estado serio, en el que la respiración es reprimida y dificultada debido al derrumbamiento de un Pulmón (Hemoneumotórax Unilateral) o de ambos (Hemoneumotórax Bilateral), siendo mantenido bajo la presión de la sangre y el aire.

Se suele producir por razones traumáticas, como un golpe, aunque también, quien genera un Neumotórax corre riesgo de derivar en Hemoneumotórax debido a complicaciones en el tratamiento.

El procedimiento suele ser una Pleurotomía Baja, no se cura, o sea, el paciente no se recupera de esta lesión completamente dejándole secuelas.
..." [208]

---

[208] **Ref. Bibliográfica #:** 13, 17, 19, 23.

"...

- **Piotórax (Epiema):** También puede existir un Piotórax que es la acumulación de pus (humor) y sangre dentro del Espacio Pleural originado por la infección directa (Sepsis Pulmonar) de la Pleura a consecuencia de una herida (absceso, Bronquiectasia, Neumonía, etc.).

- **Quilotórax:** El quilo es un fluido formado por linfa y lípidos emulsionados que se produce en el Intestino Delgado del ser humano como producto de la digestión de alimentos ricos en grasas. Una Fístula de Quilo o Milo es una fuga del fluido linfático de los Vasos Linfáticos, que siempre comúnmente se acumulan en las Cavidades Toráxicas o del Abdomen. Si penetra dentro de la Pleura se denomina Quilotórax.

- **Derrame Pleural:** Es una acumulación patológica de líquido en el Espacio Pleural. También se le conoce como Pleuresía o Síndrome de Interposición Líquida.

  El líquido puede tener dos orígenes distintos, puede ser el resultado de un exudado o de un trasudado. El trasudado se da en casos de Insuficiencia Cardiaca Congestiva (ICC) en un 40 – 72 %, mientras que el exudado es más frecuente en cuadros paraneumónicos (50 – 70 %), Neoplasias (42 – 60 %) y Tuberculosis (23.5 %).

- **Hidrotórax (Trasudados):** Se dan principalmente en la ICC, el 80 % son derrames bilaterales. Otras causas son la Cirrosis Hepática, Insuficiencia Renal Crónica (IRC), Síndrome Nefrótico y la Diálisis Peritoneal.

  El líquido del Hidrotórax tiene un pH neutro, se caracteriza por tener menor densidad y menor concentración de proteínas, mientras que aumentan las LDH (Lactato Deshidrogenasa, es una enzima catalizadora que se encuentra en muchos tejidos del cuerpo, pero su presencia es mayor en el Corazón, Hígado, Riñones, músculos, Glóbulos Rojos, Cerebro y Pulmones).
  ..." [209]

---

[209] **Ref. Bibliográfica #:** 3, 13, 17, 19, 23.

"...

Las efusiones trasudativas y exudativas de la Pleura se diferencian comparando la bioquímica del Líquido Pleural de aquellos de la sangre. De acuerdo al meta – análisis, dichas efusiones exudativas pleurales necesitan al menos uno de los siguientes criterios:

✓ Proteína en el Fluido Pleural > 2.9 g/dl (29 g/L).
✓ Colesterol en el Fluido Pleural > 45 mg/dl (1.16 mmol/L).
✓ LDH en el Fluido Pleural > 60 % del límite superior del suero.

Su clínica dependerá en gran medida de la enfermedad de base. Habitualmente cursan con Disnea, Ortopnea, Nicturia y edemas maleolares. Sus signos más característicos son la matidez a la percusión y la disminución tanto del murmullo vesicular como de las vibraciones vocales.

El tratamiento debe abordar la enfermedad causante y el derrame en sí. Los trasudados generalmente responden al tratamiento de la causa subyacente, y la Toracentesis terapéutica sólo se indica cuando exista un derrame masivo que cause Disnea severa.

El derrame paraneumónico no complicado por lo general responde a la terapia con Antibióticos sistémicos. En los casos complicados se requiere del drenaje por un Tubo de Toracostomía en los casos de Empiema, cuando la Glucosa de líquido sea menor de 40 mg/dl o el pH sea menor de 7.2.

La mayoría de los Hemotórax se drenan con un sello de tórax. Se requiere de Toracotomía cuando no pueda controlarse el sangrado, para remover una cantidad de coágulos, o para tratar otras complicaciones del Trauma Toráxico. Por el contrario los Hemotórax pequeños y estables pueden resolverse de manera conservadora.

... " 210

---

[210] **Ref. Bibliográfica #:** 13, 17, 19, 23.

"...

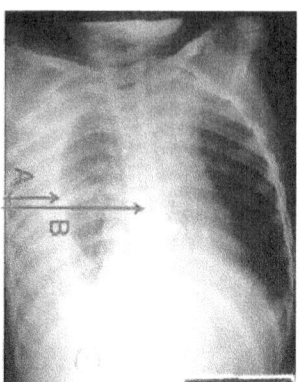

Rx de Tórax en un Derrame Pleural. La flecha (A) señala el espacio ocupado por el líquido estancado en la Cavidad Pleural Derecha. La flecha (B) muestra la Cavidad Pleural fisiológica que debería ocupar el Pulmón.

Para comprender mejor la fisiopatología del Pulmón, es necesario analizar los efectos que hacia él representa un trauma.

Los movimientos de expansión y retracción del Pulmón no podrán realizarse cuando se produce una herida o una lesión que permita la entrada de aire en la Cavidad Pleural (Neumotórax), porque al desaparecer el vacío en ella existente que mantiene distendido al Pulmón, esté se retrae separándose de la pared debido a su propia elasticidad.

Al faltar la Presión Intrapulmonar (Hemitórax Abierto), el Mediastino es desplazado de su posición central en el tórax y atraído por la presión, vigente en el lado sano (durante la inspiración este desplazamiento se acentúa reduciéndose con ello aún más, la capacidad de ese hemitórax y durante la expiración, al disminuir la succión ejercida por el hemitórax sano, el Mediastino vuelve hacia el lado opuesto, ampliándose ahora la capacidad del hemitórax sano). Este movimiento del Mediastino hacia un lado y hacia el otro se denomina Bamboleo Mediastínico.

..." 211

---

[211] **Ref. Bibliográfica #:** 3, 13, 17, 19, 23.

"…

La circulación se encuentra afectada en el Neumotórax porque al disminuir la Presión Intrapulmonar deja de ejercer la aspiración normal sobre las Cavas y Aurícula Derecha provocando ritmos taquicárdicos. Se llama Abierto porque tiene una comunicación de la Cavidad Pleural con la atmósfera.

El Cerrado, consta de una herida a través de la que penetra el aire, es pequeña y el Colapso Pulmonar es parcial, el orificio de comunicación actúa como una válvula y permite la entrada de aire durante los movimientos de inspiración pero no su salida, así el aire va aumentando su cantidad y presión provocando un Neumotórax a Tensión que puede ser Externo o Interno.

Este provoca un desplazamiento y compresión de los órganos, Mediastino y del Pulmón contralateral que lleva a la asfixia, Enfisema Mediastínico y Subcutáneo.

Cuando se fracturan simultáneamente varias costillas en 2 puntos, la pared torácica comprendida en esa zona, al faltarle la continuidad ósea, deja de ser rígida y se deprime por la presión atmosférica durante la inspiración y se rechaza hacia fuera en la espiración (Tórax Batiente), dando lugar a una Respiración Paradójica.

Cuando se acumula líquido en la Pleura (exudado, sangre, quilo), el Pulmón es comprimido como en el Neumotórax y el Mediastino desplazado hacia el lado opuesto, el Diafragma es deprimido por el derrame lo que aumenta la Presión Intraabdominal y se limitan sus excursiones respiratorias (Hemotórax, Hidrotórax, Piotórax, Quilotórax).

- **Lesiones cardiacas (daño al Corazón):**

• **Contusión Miocárdica:** Por impacto directo al Corazón, los ventrículos pueden ser comprimidos y la TAS puede llegar a 80 mm/Hg, lo cual causa la ruptura cardiaca (trastornos eléctricos como Arritmias Ventriculares sin Pulso (AVSP) o Paroxística, infartos y Taponamiento Cardiaco. Necesita oxigenación, reposición de volumen y Aminas.

…" 212

---

212 **Ref. Bibliográfica** #: 3, 13, 17, 19, 23.

"...

- **Taponamiento Cardíaco:** Llamado también Taponamiento Pericárdico es una Emergencia Médica, caracterizada por una elevada presión en el Pericardio, generalmente por efusión pericárdica, comprimiendo al Corazón, haciendo que el llenado durante la Diástole disminuya y el bombeo de sangre sea ineficiente, resultando en un veloz Shock y con frecuencia, la muerte (desgarro de los vasos miocárdicos o ruptura del mismo).

El Taponamiento Cardíaco ocurre cuando el Espacio Pericárdico se llena con líquido por encima de su capacidad máxima. Si la cantidad de líquido aumenta poco (tal como en el Hipotiroidismo) el Saco Pericárdico se expande hasta contener 1 L o más de líquido antes que ocurra el Taponamiento. Si el llenado de líquido es rápido (como ocurre en un traumatismo o una ruptura del Miocardio) una pequeña cantidad, tanto como 100 ml es suficiente para causar Taponamiento Cardíaco. (En los adultos, el Pericardio puede soportar hasta 300 cc de sangre).

El Taponamiento Cardíaco es causado por una larga y descontrolada efusión pericárdica, que es el acumulo de líquido dentro del Pericardio. Esto ocurre como resultado de Trauma de Tórax, Cáncer, Uremia, Pericarditis, o como resultado de cirugía del Corazón y raramente ocurre durante una disección aórtica o durante terapia con Anticoagulantes.

La efusión puede ocurrir rápidamente (como es el caso de un trauma) o de manera más gradual (como el Cáncer). El líquido puede ser un exudado, trasudado, sangre o pus.

..." 213

---

213 **Ref. Bibliográfica #:** 13, 17, 19, 23.

"...

La ruptura del Miocardio es una causa relativamente rara de Taponamiento Cardíaco. Típicamente ocurre como consecuencia de un Infarto de Miocardio (IMA), en el que el músculo infartado adelgaza y se rasga. Esto es más factible en personas ancianas, sin historia de problemas cardíacos, quienes se encuentran con un primer ataque y no se les revasculariza por medio de Terapias Trombolíticas, Intervención Coronaria Percutánea, o por Bypass arterial.

La membrana del Pericardio, en su mayor extensión, es un material fibroso que no se estrecha con facilidad, de modo que una vez que comienza a llenarse de líquido por encima de su capacidad, se incrementa la Presión Intratoráxica.

Si el líquido continúa acumulándose, los ventrículos, con cada sucesiva Diástole, se llenan con menos cantidad de sangre. A medida que la presión aumenta, comprime el Corazón y hace que el Tabique Interventricular se doble hacia el Ventrículo Izquierdo, disminuyendo el volumen de eyección. Esto causa el desarrollo de un Shock Obstructivo, y si se deja sin tratamiento, puede ocurrir un Paro Cardíaco.

El diagnóstico inicial puede ser un desafío, por haber un número de diagnósticos diferenciales, incluyendo un Neumotórax a Tensión e Insuficiencia Cardiaca Aguda.

El Taponamiento Cardíaco clásico presenta tres signos, conocidos como la Triada de Beck, aunque la ausencia de la Triada de Beck no descarta Taponamiento:

✓ Hipotensión, ocurre por el disminuido volumen de eyección.
✓ Distensión de las Venas Yugulares del cuello, debido al pobre retorno venoso al Corazón.
✓ Matidez de los ruidos cardíacos debido al espacio adicional de líquido en el Pericardio.
..." [214]

---

[214] **Ref. Bibliográfica #:** 13, 17, 19, 23.

"...

Otros signos de Taponamiento pueden incluir Pulso Paradójico (una caída de menos 10 mm/Hg en la PA durante la inspiración) y cambios en el Segmento ST del EKG, el cual puede también mostrar un Complejo QRS de bajo voltaje, así como, signos y síntomas de Shock:

✓ Taquicardia.
✓ Disnea.
✓ Estado de conciencia disminuido.

Si el tiempo lo permitiere, el Taponamiento puede ser diagnosticado radiológicamente. En el EKG se demuestra con frecuencia un Pericardio engrandecido o el colapso de los ventrículos. El Rx de Tórax de un Taponamiento de considerable magnitud puede mostrar un Corazón globoso.

El tratamiento dado inicialmente será por lo general de soporte, por ejemplo la administración de Oxígeno al 100 %, reposición de volumen y monitoreo (ABC). Es poco lo que se puede hacer para el cuidado pre-hospitalario, más allá del tratamiento general del Shock.

Algunos profesionales pre-hospitalarios tienen capacidad para proveer y ejecutar la Pericardiocentesis, Punción Evacuadora que se realiza con una aguja de inyección (Intravenosa #21) y una jeringuilla de 20 cc, en emergencia, en un ángulo de 45° sobre el borde inferior del Ápex del Corazón, por debajo del Apéndice Xifoideo en dirección al hombro izquierdo diagonalmente, para aspirar líquido. A menudo, se deja una cánula temporalmente durante la resucitación después del drenaje inicial para que el procedimiento pueda realizarse nuevamente si la necesidad lo amerita.

..." [215]

---

[215] **Ref. Bibliográfica #:** 13, 17, 19, 23.

"...
Esta técnica, por lo general, es ineficiente si el paciente ha sufrido un Paro Cardíaco antes de su llegada al hospital, de modo que el traslado inmediato es el curso de acción más apropiado a tomar.

- **Otras lesiones:**

• **Daño a las Vías Respiratorias:** Desgarros Traqueobronquiales.

• **Lesiones de vasos sanguíneos:**

➢ **Ruptura traumática de Aorta, Lesión de Aorta Toráxica:** Si la ruptura es expuesta se efectúa el pinzado de la misma (la ruptura de una arteria es muy compleja y requiere un manejo inmediato, hay que encontrar la arteria retraída dentro de la herida, agarrarla, halarla, extraerla y pinzarla con una Pinza Kocher, de Clamps o Mixter). Existe un margen muy pequeño de tiempo para hacer esta operación, el paciente sufrirá amargamente o puede estar inconsciente (mejor para el Socorrista). La compresión es efectiva si el traslado es inmediato. Reposición de volumen y evacuación inmediata en AVA.

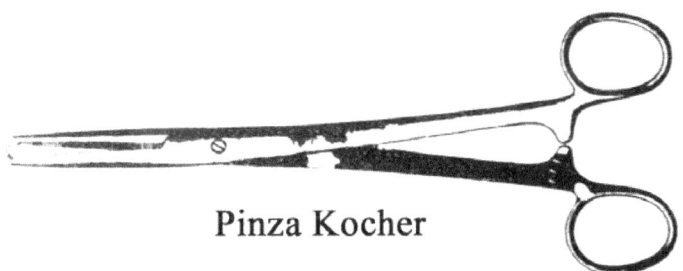

Pinza Kocher

..." 216

---

216 **Ref. Bibliográfica #:** 3, 13, 17, 19, 23.

"…

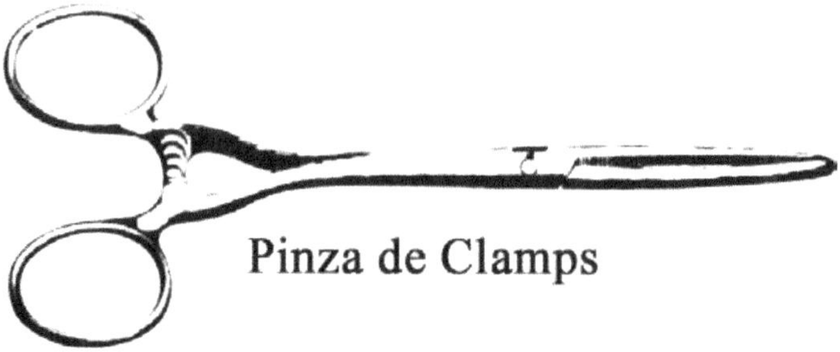
Pinza de Clamps

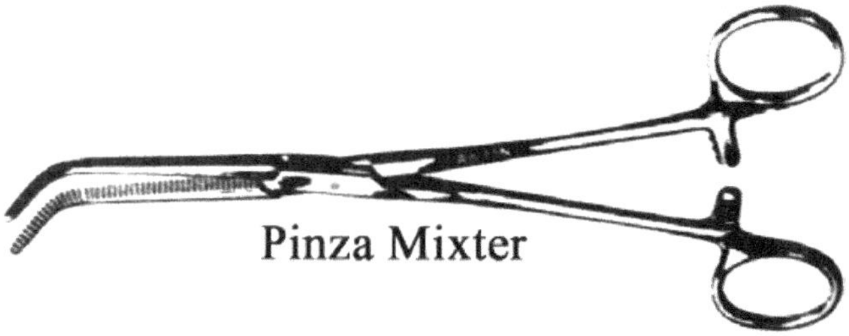
Pinza Mixter

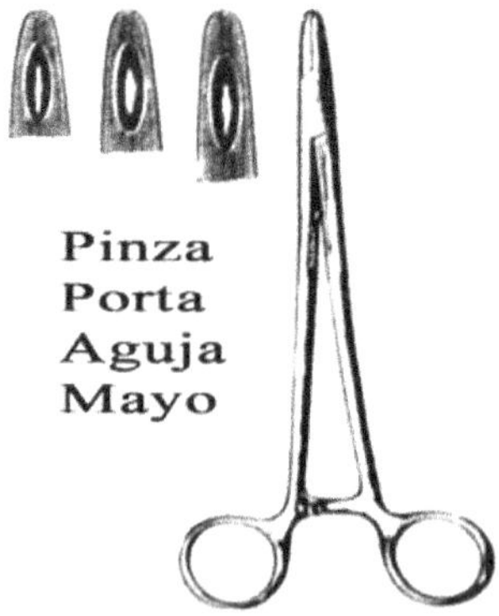
Pinza
Porta
Aguja
Mayo

…" 217

---

217 **Ref. Bibliográfica #:** 3, 13, 17, 19, 23.

"...

- **Lesiones a otras estructuras en el tronco:**

➢ **Lesiones Esofágicas (Síndrome de Boerhaave):** También llamado Perforación Esofágica, es una ruptura de la pared del Esófago, generalmente causado por vómitos excesivos en trastornos de la alimentación como la Bulimia, aunque ocasionalmente puede deberse a un toser con extremada fuerza, otras situaciones como una obstrucción importante por alimentos (atragantamiento). Puede causar Neumomediastino también llamado Enfisema Mediastínico, al escaparse aire al Mediastino, Mediastinitis por inflamación del Mediastino, Sepsis y Shock.

Clásicamente, la perforación del Esófago ocurre después de vómitos forzosos. El Síndrome de Boerhaave es una perforación transmural, a diferencia del Desgarro de Mallory – Weiss, que es una laceración no transmural de la pared del Esófago, también asociada con el vomitar.

Por razón de su íntima asociación con el vomitar, el Síndrome de Boerhaave no es un trastorno verdaderamente espontáneo. Sin embargo, se usa el termino para distinguir las perforaciones Iatrogénicas, que incluyen entre un 85 – 90 % de todas las rupturas esofágicas, generalmente como complicación de un procedimiento endoscópico, una Intubación Gástrica o por cirugías no relacionadas con el Esófago. El Síndrome de Boerhaave es frecuentemente una complicación de la Bulimia y tiene una mortalidad cercana al 35 %.

El tratamiento del Síndrome de Boerhaave incluye ABC, administración inmediata de Antibióticos para prevenir una Mediastinitis o Sepsis, la reparación quirúrgica de la perforación y, si se acompaña de pérdidas importantes de líquido, se debe administrar terapia Intravenosa debido a que la perforación imposibilita la rehidratación oral.

..." [218]

---

[218] **Ref. Bibliográfica #:** 13, 17, 19, 23.

"...

> **Lesión del Diafragma (Ruptura Diafragmática):** Se presenta Disnea, sensación de vacío abdominal, ruidos hidroaéreos en la Región Toráxica, aumento de la Presión Intraabdominal como consecuencia de la Contusión Abdominal que desgarra o rompe el Diafragma, penetración de los órganos abdominales en la Cavidad Toráxica. Se trata ABC, oxigenación, reposición de volumen y traslado inmediato.

La causa más importante de traumatismo toráxico son los accidentes de tránsito, los cuales representan el 70 – 80 % de dichas lesiones. Como resultado de ello, varios países han creado estrategias preventivas para reducir los accidentes de tránsito fundamentado en la restricción del límite de velocidad y el uso del Cinturón de Seguridad. Los peatones arrollados por vehículos, las caídas, y los actos de violencia son otros mecanismos causales. Una explosión también puede resultar en traumatismo toráxico.

El Trauma de Tórax frecuentemente causa Hipoxia Tisular y Acidosis con Hipercapnia. La Hipoxia Tisular es consecuencia de un inadecuado suministro de Oxígeno a los tejidos causado por Hipovolemia, los cambios en la ventilación – perfusión pulmonar resultado de una contusión, hematoma, colapso alveolar, etc., así como, cambios en la Presión Intratoráxica por un Neumotórax, Hemotórax, etc., lo que conlleva a una Acidosis Respiratoria causada por una disminución de la ventilación aumentando el CO_2 y la Acidosis suele ser secundaria al Metabolismo Anaerobio de las células que no disponen del Oxígeno suficiente, lo que resulta en una depresión del nivel de consciencia. En estados más avanzados sin tratamiento, se puede instalar una Acidosis Metabólica causada por Hipoperfusión Tisular y Shock Circulatorio.

A menudo es difícil aislar un único mecanismo de la lesión, pero con fines didácticos, se dividen para mejor entendimiento.

..." [219]

---

[219] **Ref. Bibliográfica #:** 13, 17, 19, 23.

"...

- **Trauma Directo:** Si bien no es el mecanismo patogénico fundamental en los accidentes de tráfico, sí desempeña un papel importante en los accidentes domésticos, laborales y deportivos. En un traumatismo directo, se golpea el pecho con un objeto en movimiento o bien va a estrellarse con una estructura fija. En este caso, la pared torácica absorbe el impacto y la transmite a las vísceras. Además, en este tipo de trauma es común que la persona, al percatarse de que el golpe se producirá, sin darse cuenta, inspira y cierra la Glotis, pudiendo causar un Neumotórax.

En el Trauma Directo ocurren lesiones generalmente bien demarcadas sobre las costillas y, rara vez sobre el Esternón, el Corazón y los vasos sanguíneos torácicos.

- **Trauma por Compresión:** Las lesiones por compresión involucran un mecanismo relativamente común en los deslizamientos de tierras, entre obreros de la construcción, excavaciones, etc. Muestra lesiones más difusas en el pecho, mal definidas y, si la compresión es prolongada, puede causar asfixia traumática, mostrando cianosis en el cuello y cara, así como, hemorragia subconjuntival.

En los niños, este mecanismo es de suma importancia, ya que el pecho es más flexible y puede causar una lesión de vísceras torácicas con un mínimo de daño aparente.

En ciertas situaciones, la lesión del Parénquima Pulmonar se ve facilitada por el paciente, cuando el sujeto sostiene la respiración, el cierre de la Glotis y la contracción de los músculos del pecho, a fin de protegerse a sí mismo, pero la Presión Pulmonar aumenta demasiado. En el momento de la colisión, la energía de la compresión hace que la presión aumente aún más, causando la ruptura del Parénquima Pulmonar y Bronquios con el resultante Neumotórax.

... " 220

...

---

220 **Ref. Bibliográfica #:** 13, 17, 19, 23.

"…

- **Trauma por Desaceleración:** Las colisiones por desaceleración súbita se caracterizan por un proceso inflamatorio en el Pulmón y/o el Corazón en el lugar del impacto, causando hinchazón y la presencia de infiltrado linfo – monocitario.

En este tipo de trauma, el paciente tendrá dolor local, pero sin cambios en el momento del trauma. Después de aproximadamente 24 horas, sin embargo, el paciente desarrollará Atelectasias, disminución del Volumen Pulmonar debido a la restricción de la Vía Aérea (Atelectasia Restrictiva) o a otras causas no restrictivas (Atelectasia no Restrictiva) como por ejemplo pérdida de Surfactante, que es una sustancia que impide el colapso de los Alvéolos. Debido a la restricción bronquial, el aire no fluye al tejido pulmonar. El aire que inicialmente estaba en los Alvéolos, se reabsorbe o pasa a los Alvéolos vecinos a través de los poros de comunicación entre las paredes alveolares. La consecuencia es que esa zona del Pulmón se va retrayendo y colapsando. Se acumulan en ella las secreciones y la evolución espontánea sin tratamiento de esta zona es el deterioro irreversible del tejido pulmonar. Además puede desarrollar un cuadro similar a la Neumonía.

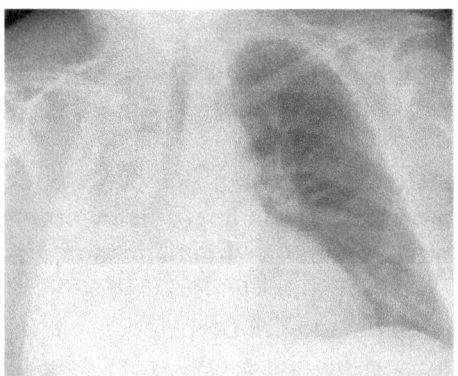

Atelectasia completa del Pulmón derecho.

…" 221

---

221 **Ref. Bibliográfica #:** 13, 17, 19, 23.

"...

En el Corazón se produce, en general, disminución de la fracción de eyección y el cambio en la función cardiaca: Insuficiencia Cardiaca y Arritmias importantes.

El choque frontal u horizontal contra una barrera rígida, como en los accidentes por automóvil, causa una rápida desaceleración de la Cavidad Toráxica con la continua circulación de los órganos intratoráxicos siguiendo la Ley de la Inercia. Esto conduce a una fuerza de cizallamiento en los puntos de fijación del cuerpo, causando la ruptura de la Aorta justo después de la salida de la Arteria Subclavia Izquierda y el Ligamento Arterioso, que son sus puntos de fijación.

Incluso en momentos de grandes caídas, donde el individuo cae sentado o de pie, pueden ocurrir lesiones en la Válvula Aórtica. En el momento de la Diástole ventricular, cuando la válvula está cerrada, se crea una inercia vertical que hace que el volumen de sangre ejerza una gran fuerza sobre la válvula, provocando su ruptura.

- **Trauma Penetrante:** Es el mecanismo más común de Traumas Abiertos. Puede ser producido criminal o accidentalmente por armas de fuego, objetos afilados o fragmentos de explosiones. Las lesiones por objetos rectos suelen cursar con un trayecto previsible y una baja Energía Cinética. Por su parte, las armas de fuego causan lesiones más tortuosas, irregulares, y por lo tanto más graves y difíciles de tratar.

La intervención quirúrgica es rara vez necesaria en las lesiones toráxicas contusas. En un reporte, sólo el 8 % de los casos con lesiones toráxicas contusas requirieron de una operación. La mayoría pueden ser tratados con medidas de apoyo e intervenciones simples, tales como Tubo de Toracostomía.

..." 222

---

222 **Ref. Bibliográfica #:** 13, 17, 19, 23.

"…

En lesiones de la pared toráxica, fracturas, dislocaciones, y lesiones diafragmáticas, las indicaciones de cirugía inmediata incluyen casos con pérdida traumática de la integridad de la pared toráxica y lesiones diafragmáticas importantes. Las indicaciones para la cirugía relativamente inmediata y a largo plazo incluyen la demora en el reconocimiento de lesiones diafragmáticas y la aparición de una Hernia Diafragmática traumática.

En lesiones de la Pleura, Pulmones y Vías Digestivas, se indica la cirugía inmediata cuando hay una fuga masiva de aire después de la inserción del Tubo Toráxico; un Hemotórax Masivo o la continuación de una alta tasa de pérdida de sangre a través del Tubo Toráxico (es decir, 1500 ml de sangre a la inserción de Tubo Toráxico) o la continuación de la pérdida de 250 ml/h durante 3 horas consecutivas; lesiones importantes de Traquea, Bronquios, o del Esófago confirmadas radiográficamente o por Endoscopia, y la recuperación de contenido del tracto gastrointestinal a través del Tubo de Tórax.

Las lesiones contusas del Corazón, grandes arterias, venas y linfáticos requieren de cirugía inmediata en casos de Taponamiento Cardiaco, la confirmación radiográfica de lesión en un gran vaso, y un embolismo en la Arteria Pulmonar o Corazón.

➢ **Volet Costal:** Son una serie de fracturas costales que asientan en dos puntos diferentes de cada costilla y que abarcan por lo menos tres costillas. Es decir, son traumatismos costales escalonados que alteran la continuidad y la rigidez de la pared costal por lo que se pueden considerar como una fractura de la pared toráxica. Ocasionan lo que se conoce como Tórax Inestable, a veces con graves consecuencias cardio – respiratorias.

Al perderse la rigidez de la pared toráxica, la parte intermedia de la costilla que ha perdido el contacto se hunde y penetra en el tórax comprimiendo el Pulmón, los grandes vasos, o el Corazón, a los que puede lesionar. Puede no hundirse constantemente este fragmento, pero se mueve de una forma paradójica, dando lugar a la Respiración Paradójica.

…" 223

---

223 **Ref. Bibliográfica #:** 13, 17, 19, 23.

"...

Resumen:

◄ Deben cumplirse las Prioridades ABCDE, evaluando muy bien para no pasar por alto el Volet Costal, Neumotórax a Tensión, Hemotórax Masivo, Neumotórax Abierto y Taponamiento Cardiaco.

◄ En caso de Volet Costal, se pueden hacer varias maniobras:

■ Fijación con esparadrapo y/o apoyo del Tórax hacia ese lado; si no resuelve, ventilación para estabilización neumática, usar Analgésicos y si es preciso Morfina.

■ Compresión externa para evitar la Respiración Paradójica.

■ Tracción continua hacia arriba, en decúbito contrario al afectado, para evitar la Respiración Paradójica. Esta técnica está casi en desuso.

■ Estabilización neumática interna, es decir, intubar al paciente con Traqueotomía más respirador, obteniendo así la presión que queramos en el tórax.

■ Osteosíntesis (reducción de fracturas) por medio de Placas de Judet, grapas, agujas, inmovilización, etc.

◄ En caso de Neumotórax a Tensión, requiere Pleurotomía en el 5to EI anterior en la línea media axilar. Precisar ABCDE.

◄ Para el Neumotórax Abierto, compresa para tapar sellando por 3 lados y precisar ABCDE.

..." 224

---

224 **Ref. Bibliográfica #:** 13, 17, 19, 23.

Emergencia y Primeros Auxilios

4··4 Trauma Raquimedular (Lesiones en Columna Vertebral)

"…

El trauma de la Columna Vertebral cuando no es reconocido y apropiadamente manejado en el escenario puede condicionar daño irreparable y dejar al paciente paralizado de por vida (extracción, manejo y traslado inadecuado).

Algunos pacientes sufren lesiones de médula inmediata debido al accidente, otros pacientes sufren lesiones de Columna que, primeramente no involucran a la médula, y posterior con la movilización de la Columna, provoca el daño de la médula.

El SNC no se regenera, no es posible reparar una lesión de la Médula Espinal. Las lesiones pueden ocurrir entre los 16 a 35 años, para un 80 % de los casos, debido a que las personas de este grupo de edades participan en actividades violentas.

La acción de las fuerzas sobre la Columna Vertebral, puede esforzar su movilidad más allá del rango normal debido a impactos sobre la cabeza, cuello o por desplazamiento brusco del tórax.

- **Efecto directo sobre la Columna al evaluar Potencial de Lesión:**

✓ La cabeza es como una bola colocada sobre el cuello cuya masa se mueve en diferentes direcciones con relación al tronco, resultando el aumento de las fuerzas sobre el cuello.

✓ Los cuerpos en movimiento, permanecerán en movimiento, y los cuerpos en reposo permanecerán en reposo.

✓ El movimiento repentino de los músculos, provoca un desplazamiento de la pelvis, forzando la Columna inferior, debido al peso y a la inercia de la cabeza y el tronco, la Columna superior se enfrenta a una fuerza en dirección contraria.

… " 225

---

225 **Ref. Bibliográfica #:** 13, 17, 19, 23.

"…

Se presupone lesión de Columna en cualquier paciente que presente lesiones de sobrecarga o estiramiento, lesiones por encima de la Clavícula, trauma severo de tronco, Lesión Cráneo – Encefálica con alteración del estado de la consciencia, antecedentes de caída en altura.

Todo paciente con alguna de estas condiciones, debe ser inmovilizado y trasladado en una posición horizontal (neutral) alineada.

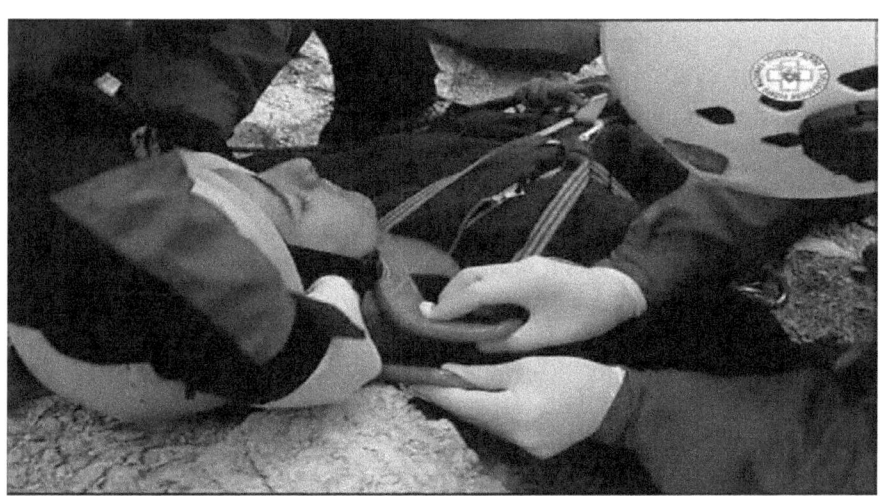

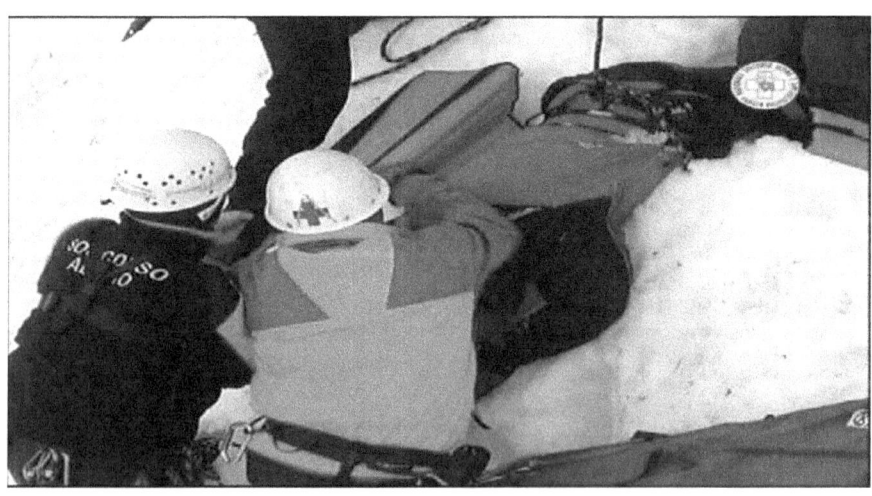

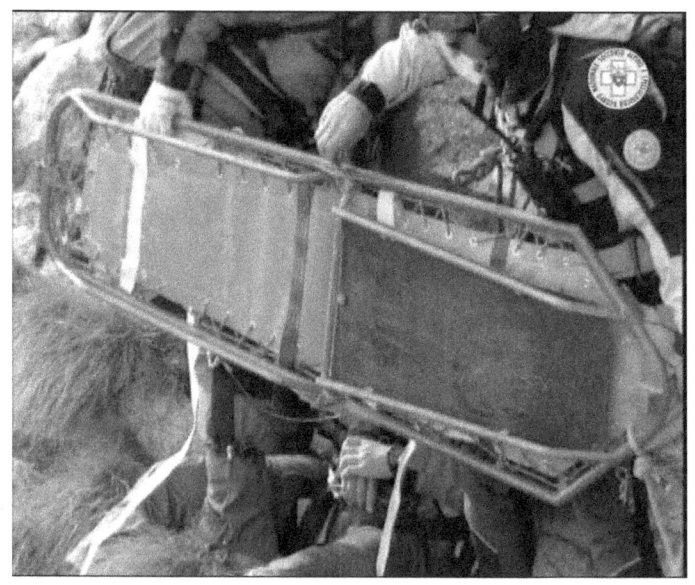

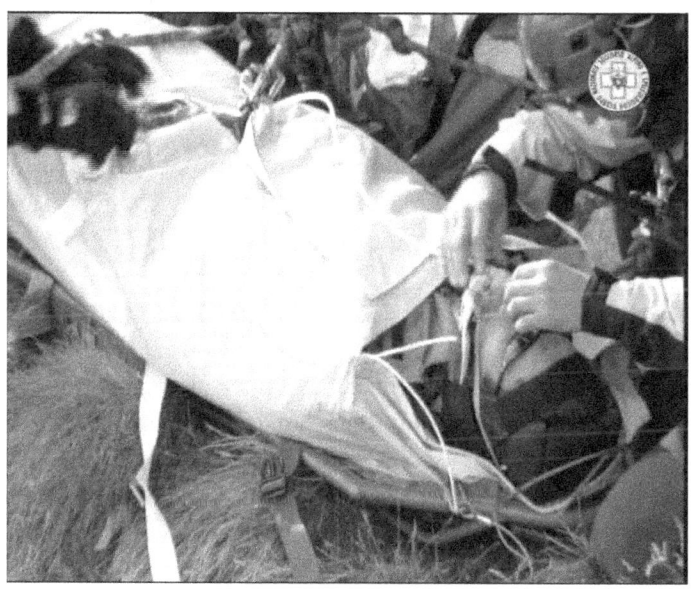

Garantizar (ABC); Collarín Cervical, inmovilización, empaquetamiento en la Tabla Espinal, traslado en bloque hasta la ambulancia con AVA.

... " 226

---

226 **Ref. Bibliográfica #:** 11, 13, 17, 19, 23.

"...

Se debe tener en mente que la ausencia de déficit neurológico no descarta la presencia de lesiones óseas o ligamentosas, solo indica, que hasta ese momento no han ocurrido lesiones en la Médula Espinal.

- **Anatomía fisiológica de la Columna Vertebral:**

La Columna esta formada por 33 huesos llamados vértebras que, constituyen la Columna en forma de S. Su organización permite movimientos extensos multidireccionales, la identificación se hace a través de la primera letra de la región.

➢ **Región Cervical:** Las Vértebras Cervicales son las que se sitúan en el cuello permitiendo su movilidad, entre el cráneo con el cual soporta su peso y las Vértebras Toráxicas. Se disponen en número de 7, y se denominan C1 (Atlas), C2 (Axis), C3, C4, C5, C6 y C7 (Vértebra Prominente).

Durante la flexión lo hacen en 40°, mientras que en extensión 75°. Poseen forámenes transversos, lugar donde pasa la vena y arteria vertebral. Las dos primeras Vértebras Cervicales tienen una morfología especial, por lo tanto se denominan atípicas. La séptima cervical también se llama Vértebra Prominente, por ser la mayor con longitud de su Apófisis Espinosa.

➢ **Región Dorsal o Toráxica:** Las Vértebras Toráxicas o Dorsales son las 12 vértebras de la parte central de la Columna Vertebral. Están a continuación de las Cervicales y son más gruesas y menos móviles que éstas. A ellas les continúan las Vértebras Lumbares. Al proceder de la 1ra Vértebra Torácica hasta la 12ma, cada una es más voluminosa que la anterior. La ruptura del Disco Intervertebral es más frecuente en las Regiones Toráxicas y Sacras, bien sea por una lesión o por un proceso inflamatorio.

Se identifican con la letra D1 a D12 o T1 a T12.

..." [227]

---

[227] **Ref. Bibliográfica #:** 13, 17, 19, 23.

"…

Las Vértebras Toráxicas tienen características que comparten con las otras vértebras, así como, características peculiares a su grupo vertebral. El cuerpo de cada Vértebra Toráxica de la Columna Vertebral soporta verticalmente el peso de la vértebra que se encuentra encima (y del cráneo), mientras que el arco permite crear una zona en forma de canal a lo largo de la Columna que protege la Médula Espinal.

➤ **Región Lumbar:** Las Vértebras Lumbares son los segmentos más macizos de la Columna Vertebral, tanto más voluminosas son en cuanto más abajo esté situada en la Columna Lumbar. El Disco Intervertebral es espeso, ocupando un tercio del cuerpo vertebral, lo que constituye un factor de movilidad. Se caracterizan por la ausencia del foramen transversal, parte de las Apófisis transversas, así como, por la ausencia de facetas articulares a cada lado del cuerpo de la vértebra. Las Vértebras Lumbares están situadas entre las Vértebras Toráxicas y el Hueso Sacro.

Son 5 y se denominan L1 a L5. Aumentan su grosor, de unos 9 mm en la L1, hasta unos 18 mm en la L5. Incrementan el ángulo del plano axial desde 10° hasta unos 20° a nivel de la L5.

➤ **Región Sacra:** El Hueso Sacro es un hueso corto, impar, central y simétrico, oblicuo, compuesto por 5 piezas soldadas o enfundadas (Vértebras Sacras) en forma de pirámide cuadrangular, con una base, un vértice y cuatro caras (anteriores, posteriores y laterales). Sus alas sacras en las zonas laterales, se unen con las palas ciáticas de la pelvis.

Se encuentra debajo de la vértebra L5 y encima del Cóccix y entre los Huesos Coxales, con todos los cuales se articula. Contribuye a formar la Columna Vertebral y la pelvis. Su función principal es transmitir el peso del cucrpo a la cintura pélvica.

… " 228

----

228 **Ref. Bibliográfica #:** 13, 17, 19, 23.

"...

Se designan S1 a S5. El borde anterior de S1 es sobresaliente y se denomina Promontorio Sacro. El vértice se articula con el Cóccix. El orificio vertebral del Sacro se denomina Conducto Sacro. Contiene las raíces nerviosas de la Cola de Caballo (raíces de Nervios Espinales situados debajo de L1). En las caras pélvicas y dorsal del Sacro aparecen 4 pares de orificios sacros a través de los cuales emergen ramos dorsales y ventrales de los Nervios Espinales.

➢ **Región del Cóccix:** El Cóccix sirve de apoyo para muchos ligamentos y músculos. El Cóccix es un hueso corto, impar, central y simétrico, compuesto por 4 ó 5 piezas soldadas (Vértebras Coccígeas) en forma de triángulo, con base, vértice, dos caras laterales y dos bordes. Se encuentra debajo del Sacro, con el cual se articula y al que continúa, formando la última pieza ósea de la Columna Vertebral.

Se designan como X1 a X5 o Co1 a Co5. La última vértebra (X5) puede ser independiente. La cara pélvica del Cóccix es cóncava y bastante lisa, y la cara dorsal posee Apófisis articulares rudimentarias. La X1 es la más grande y ancha de todas las Vértebras Coccígeas. Sus Apófisis transversas cortas se comunican con el Sacro, y sus Apófisis articulares rudimentarias forman las Astas del Cóccix, que se articulan con las correspondientes del Sacro. Las tres últimas Vértebras Coccígeas suelen fusionarse durante las etapas intermedias de la vida, creando un hueso arrosariado, de donde procede su nombre. Con la vejez, la X1 suele unirse con el Sacro y las Vértebras Coccígeas restantes se funden en un solo hueso.

El Cóccix no participa con las demás vértebras para soportar el peso corporal en bipedestación; sin embargo, en sedestación puede flexionarse anteriormente de forma ligera, lo que indica que está soportando parte del peso. El Cóccix ofrece inserciones para parte de los músculos Glúteo Mayor y Coccígeo y para el Ligamento Anococcígeo, intersección fibrosa de los Músculos Pubococcígeos.

... " 229

---

229 **Ref. Bibliográfica #:** 13, 17, 19, 23.

" …

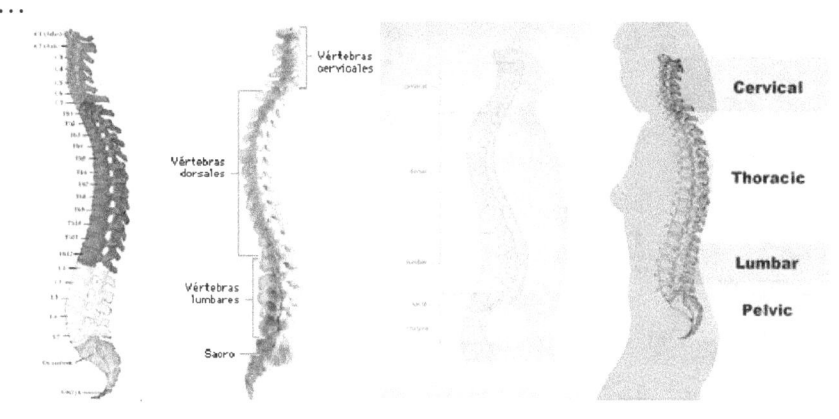

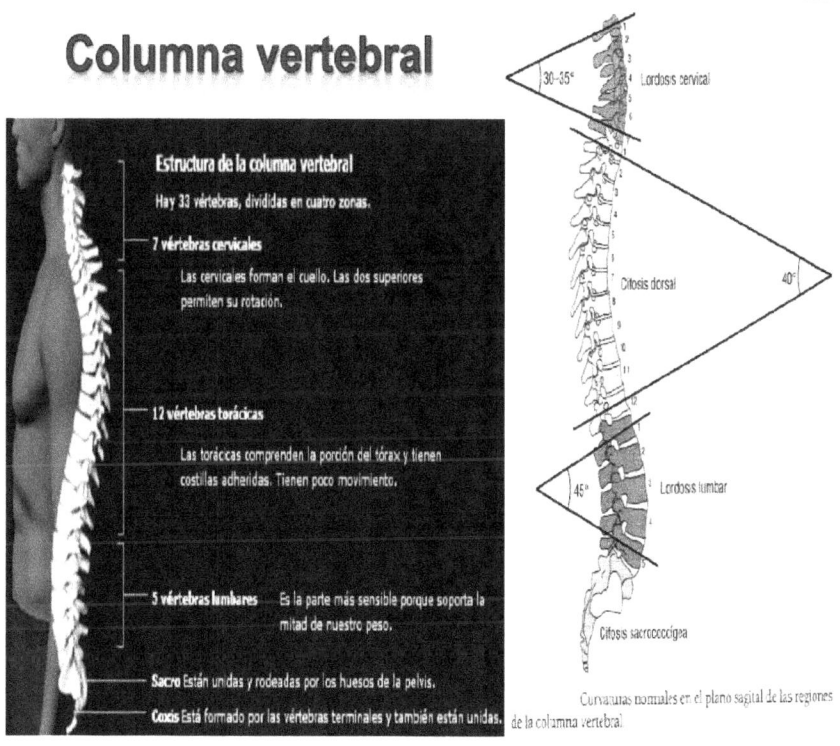

" 230

---

230 Ref. Bibliográfica #: 17, 19, 20.

" ...

cómo están unidas las vértebras

cada vértebra* está unida a la siguiente por medio de tres articulaciones:

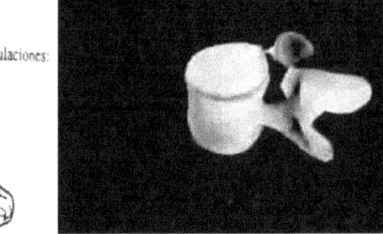

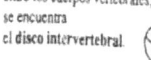

Delante,
entre los cuerpos vertebrales,
se encuentra
el disco intervertebral.

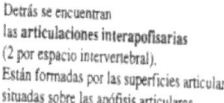

Detrás se encuentran
las articulaciones interapofisarias
(2 por espacio intervertebral).
Están formadas por las superficies articulares
situadas sobre las apófisis articulares.

Las superficies inferiores
de la vértebra de arriba
se corresponden con las
superficies superiores
de la vértebra de abajo

Estas superficies articulares son pequeñas:
sirven, más bien, de guías para el movimiento.

Disco intervertebral

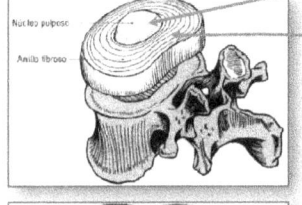

Nucleo: 70-90% agua. El 65% de su peso seco son PROTEOGLICANOS y el 15-20% es colágeno 2 (ELÁSTICO)

Anillo fibroso: 60-70% agua. El 50-60% de su peso seco es colágeno 1 (TENSIONAL)

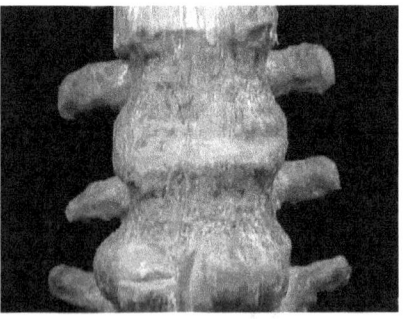

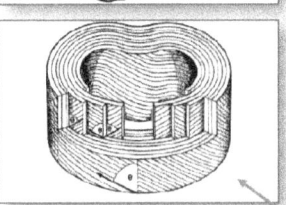

Las 7-8 capas del anillo presentan las fibras de colágeno a 30° de inclinación, pero con una orientación inversa en cada capa.

... " 231

---

[231] **Ref. Bibliográfica #:** 20.

"...

Visto desde arriba,
el disco aparece formado de dos partes
• una parte periférica: el **ánnulus** o anillo,
formado por láminas
concéntricas de cartílago fibroso,
dispuestas como en una rodaja de cebolla.

• otra parte central: el **nucleus** o núcleo,
que es una especie de bola
de un líquido gelatinoso.
Todo el conjunto es como un *amortiguador hecho*
para soportar las grandes presiones a que son
sometidas las vértebras

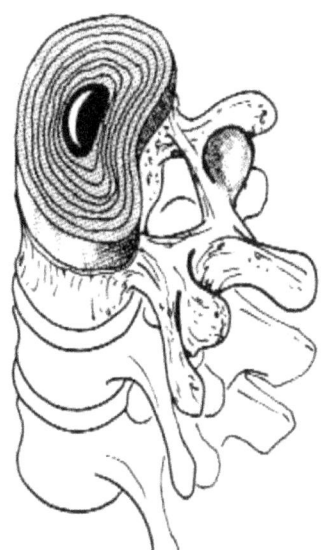

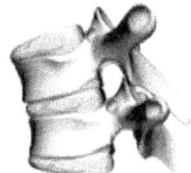

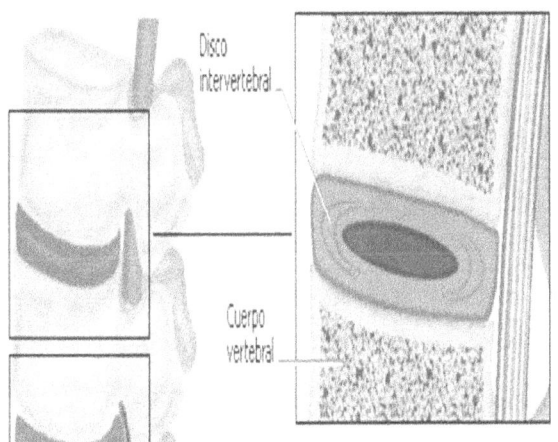

Disco
intervertebral

Cuerpo
vertebral

..." **232**

---

232 Ref. Bibliográfica #: 17, 19, 20, 23.

"...

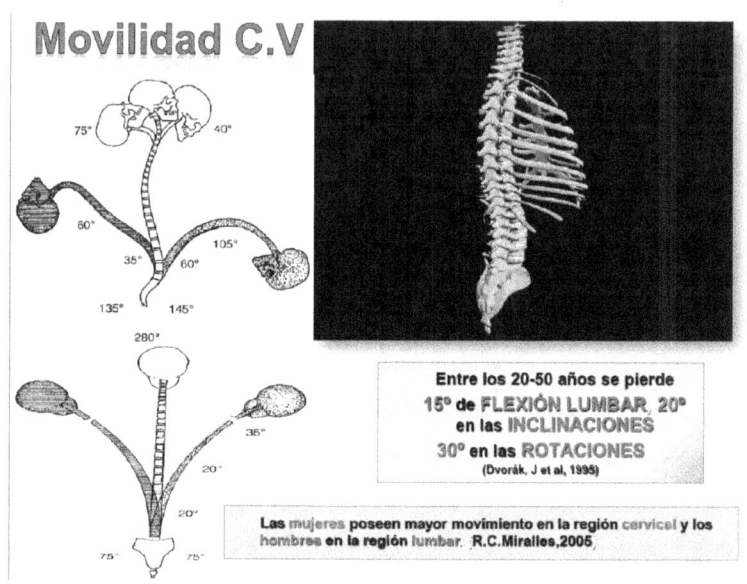

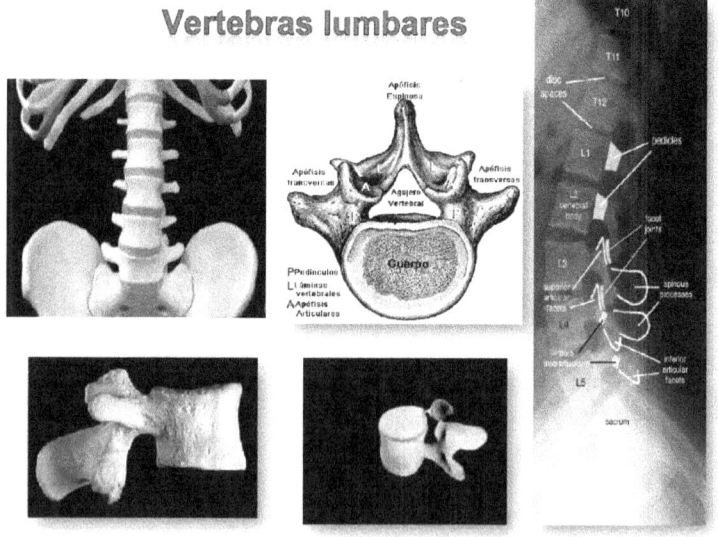

... " 233

---

233 Ref. Bibliográfica #: 20.

"…

Las curvaturas de la Columna Vertebral, no se producen sólo debido a la forma de las vértebras, sino también, a la forma de los Discos Intervertebrales. La Columna cuenta con dos tipos principales de curvaturas: Anteroposteriores (Ventrodorsales) y Laterolaterales.

➢ **Curvaturas Anteroposteriores:** Se describen dos tipos de curvaturas: Cifosis y Lordosis. La Cifosis es la curvatura que dispone al segmento vertebral con una concavidad anterior o ventral y una convexidad posterior o dorsal. La Lordosis, al contrario, dispone al segmento vertebral con una convexidad anterior o ventral y una concavidad posterior o dorsal. La Columna Vertebral se divide en cuatro regiones, cada una con un tipo de curvatura característica:

✓ **Cervical:** Lordosis.
✓ **Toráxica:** Cifosis.
✓ **Lumbar:** Lordosis.
✓ **Sacro – Coccígea:** Cifosis.

En el recién nacido, la Columna Vertebral sólo cuenta con una gran Cifosis. La Lordosis Lumbar y Sacro – Coccígea, aparecen luego.

➢ **Curvaturas Laterolaterales:** La Columna Vertebral presenta una curvatura toráxica imperceptible de convexidad contralateral al lado funcional del cuerpo. Debido al predominio de la condición diestra en la población, la mayoría presenta una curvatura lateral toráxica de convexidad izquierda.

…" 234

---

234 **Ref. Bibliográfica #:** 13, 17, 19, 23.

"...

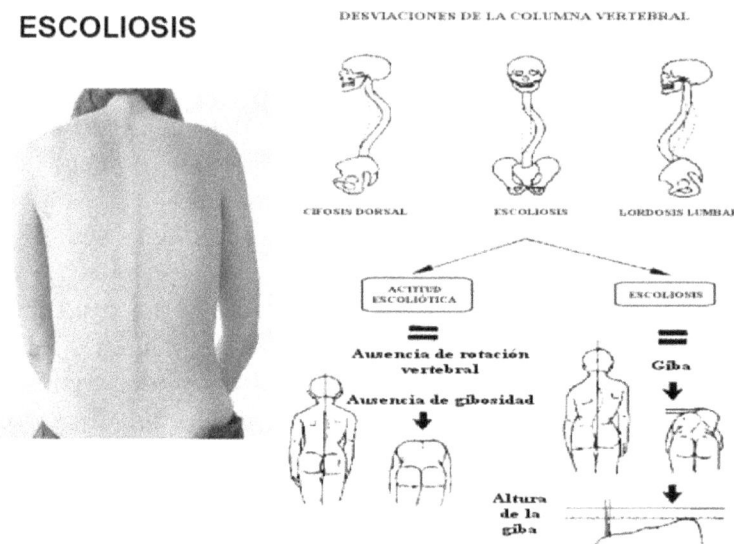

La Columna se encuentra sujeta por ligamentos y músculos, estos cuando desgarran permiten un movimiento excesivo de una vértebra en relación con otra, traduciéndose en una luxación la cual produce una pérdida de la continuidad del Canal Espinal y lesión de la médula.

El peso y la posición de la cabeza y las fuerzas ejercidas hacen que la Columna Cervical sea particularmente susceptible a lesión. A nivel de C3, el Canal Espinal es muy estrecho y hay un engrosamiento de la médula, en ese punto, hay 1 mm de luz entre la médula y la pared del canal.

Cuando se aplica al cuerpo del paciente en forma violenta y brusca un movimiento de aceleración, desaceleración o lateral, la magnitud del peso de la bola (cabeza) sobre la estrecha Columna, amplifica los efectos del movimiento súbito.

..." 235

---

235 **Ref. Bibliográfica #:** 13, 17, 19, 20, 23.

" . . .

➢ **Médula Espinal:** Se encuentra rodeada de Líquido Cefalorraquídeo (LCR). Constituye un importante sistema de amortiguación contra lesiones durante movimientos fuertes y bruscos. A medida que esta va descendiendo, salen ramificaciones de pares nerviosos a nivel de cada vértebra los cuales se extienden a las diferentes partes del cuerpo.

Es importante enfatizar sobre la importancia de proteger la Columna en sus áreas más críticas a nivel de las ramificaciones de las raíces nerviosas.

Un adulto necesita tanto de la movilidad de la pared torácica como del apropiado cambio en la forma del Diafragma para mantener un adecuado intercambio de aire. El Diafragma esta inervado por los Nervios Frénicos, los cuales derivan de las raíces nerviosas a nivel de C2, C3, C4.

Si la médula es cortada o lesionada a ese nivel, el paciente perderá la capacidad para efectuar una ventilación espontánea y adecuada, entonces necesitará de una Ventilación a Presión Positiva (PEEP).

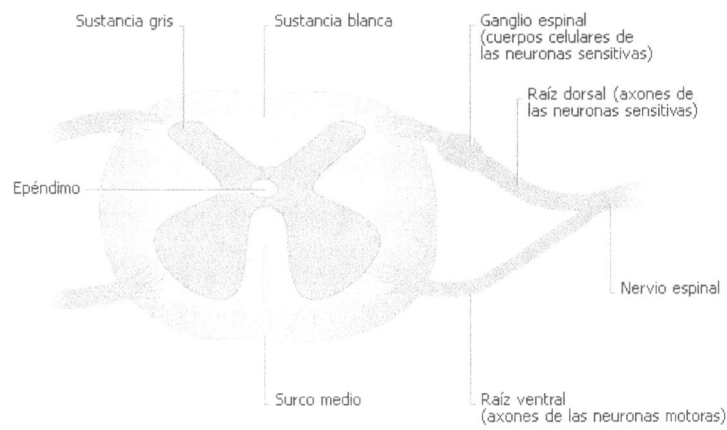

Médula Espinal.

. . . " 236

---

236 **Ref. Bibliográfica #:** 13, 17, 19, 23.

"...

La Columna puede soportar fuerzas de hasta 1000 libras de energía, los viajes a alta velocidad y los deportes de contacto producen fuerzas muy por encima de este valor. Una persona no sujetada por el Cinturón de Seguridad, puede fácilmente recibir de 3000 a 4000 libras de energía, en el momento en que la cabeza es súbitamente detenida al chocar contra el parabrisas o el techo.

- **Causas de Trauma:**

• **Causas de Trauma de Columna en adultos:**

✓ Accidentes automovilísticos.
✓ Clavados en aguas poco profundas.
✓ Accidentes de motocicletas.
✓ Caídas y otros.

• **Causas de Trauma de Columna en niños:**

✓ Caídas.
✓ Atropellamientos por vehículos motorizados.

• **Mecanismos específicos de daño que causan lesión:**

✓ **Carga Axial:** Ocurre de varias formas, por ejemplo cuando la cabeza del ocupante del vehículo no sujetado con el Cinturón de Seguridad choca contra el parabrisas o cuando la cabeza de un clavadista choca contra las rocas en aguas poco profundas. La flexión, hiperextensión e hiperrotación excesiva causan daño óseo, desgarro de músculos y de la Médula Espinal.

✓ **Flexión Lateral:** Con un simple movimiento lateral mayor de 75° puede ocurrir los mismos daños.

..." [237]

---

[237] **Ref. Bibliográfica #:** 13, 17, 19, 23.

"…
✓ **Estiramiento:** Ocurre cuando la cabeza es súbitamente detenida (golpes, ahorcamientos, etc.).

La capacidad del paciente para deambular no debe ser un factor a tener en cuenta para determinar si un paciente debe o no ser tratado por una lesión de la Columna. Se debe de realizar una Radiografía para descartar luego cualquier lesión.

• **Shock Medular:**

➢ **Evaluación:**

✓ Sospechar lesión de Columna.
✓ ABC.
✓ Posición neutral alineada.

➢ **Indicadores físicos del trauma:**

✓ Dolor en reposo o desencadenado con el movimiento.
✓ Presencia de puntos dolorosos.
✓ Deformidad de la Columna Vertebral.
✓ Contracturas musculares.
✓ Parálisis Bilateral.
✓ Parálisis Parcial.
✓ Paresia.
✓ Disminución de la sensibilidad.
✓ Disestesias en piernas o brazos.
✓ Priapismo.
✓ Síntomas y signos del Shock Neurológico.

…" [238]

[238] **Ref. Bibliográfica #:** 13, 17, 19, 23.

"...

> ➢ **Manejo:**

✓ Inmovilización total con Collarín Cervical, Tabla Espinal y trasladar en posición horizontal (neutral) alineada.

✓ Colocar almohadillas debajo de la cabeza en los adultos y debajo del tórax en los niños.

✓ Reevaluar ABC, necesidad de resucitación inmediata y valorar respuesta Motora, Sensorial y Circulación en los 4 Miembros (MSC x 4).

Resumen:

◄ Si no hay afectación neurológica, ABCD, control cervical, inmovilizador cefálico, uso de la Camilla de Cuchara (en su defecto, mover como un tronco o Desplazamiento en Bloque de a 5). 2 vías venosas con SSF, analgésia si necesita.

◄ Si hay afectaciones neurológicas, ABCD, sospechar trauma en C1 – C4 con alteración de la función respiratoria, vigilar Shock Medular.

◄ Si hay Shock Medular, ABCD, casi siempre hay que ventilar, fluidos con Ringer Lactato o SSF hasta controlar la Hipotensión, evaluar necesidad de infusión de Epinefrina para lograr TA, Atropina si Bradicardia menor de 60 lpm e incrementar la infusión de Epinefrina.

◄ En todos los casos, inmovilizar con Collarín Cervical y Tabla Espinal, ventilar y oxigenar al 100 %, empaquetar y traslado inmediato.

..." [239]

...

---

[239] **Ref. Bibliográfica #:** 13, 17, 19, 23.

4··5 Trauma Abdominal (Heridas en Abdomen)
"…
- **Fisiopatología:**

• **Trauma Penetrante:**

✓ Heridas por arma de fuego (el calibre 22 es el que más lesiones produce por no tener suficiente energía para salir del cuerpo y comienza a rebotar dentro de la cavidad, lesionando múltiples órganos).
✓ Heridas por arma blanca.

• **Trauma Cerrado:**

➤ **Compresión:** Órgano aplastado entre estructuras sólidas.

➤ **Cizallamiento o Desgarro:** Provocado por ruptura de los órganos sólidos y de vasos sanguíneos debido a la fuerza de tracción ejercida sobre el ligamento de fijación (desaceleración brusca, siempre es asociado a hemorragias).

Durante la espiración, el Diafragma se eleva hasta el 4to Espacio Intercostal (EIC) en la parte anterior del tórax, por lo que en lesiones a este nivel, siempre se sospecha la presencia de lesiones abdominales asociadas.

… " 240

240 **Ref. Bibliográfica #:** 13, 17, 19, 23.

"…

- **Evaluación:**

➤ **Indicadores más confiables para el establecimiento de sospecha de Lesión Intraabdominal:**

✓ Mecanismo de lesión (daño al compartimiento del ocupante, huellas de frenado; abolladura del carro).
✓ Signos externos de trauma.
✓ Shock de etiología no determinada.
✓ Cuando se efectúa la palpación no realizarla duro, sino superficialmente porque puede empeorar el sangramiento. Abdomen en Tabla = sangrado.
✓ Shock más profundo de lo explicable por la lesión aparente que presenta.
✓ Rigidez o distensión abdominal.

➤ **La evaluación debe incluir:**

✓ Abdomen (exponer el abdomen, buscar distensión, contusión, abrasiones, heridas penetrantes, evisceraciones, impacto de objetos y evidencias de sangramiento).
✓ Puede revelar un defecto de la pared o provocar dolor.
✓ Inestabilidad pélvica (depresión de las Crestas Iliacas).

Cualquier objeto impactado en el tórax o en el abdomen (empalamiento) se deja en su lugar (nunca retirarlo esto se realiza en un salón de operaciones). La rigidez, el Abdomen en Tabla o la distensión abdominal son signos de contusión, inflamación y hemorragia.

- **Evisceración:**

Es la salida de los Intestinos u otros órganos intraabdominales hacia fuera de esta cavidad a través de una herida.

… " 241

---

241 **Ref. Bibliográfica #:** 13, 17, 19, 23.

"…

➢ **Cuidados:**

✓ Nunca regresar los órganos a la cavidad (esto se hace en un salón de operaciones).
✓ Cubrirlos con apósito estéril y humedecerlos con Suero Fisiológico (SSF) al 0.9 % periódicamente.
✓ Nunca lavar las vísceras.
✓ No sacar objetos enterrados o encarnados.

➢ **Complicaciones:**

✓ Dilatación Gástrica Aguda.
✓ Íleo Paralítico (disminución de la motilidad intestinal).
✓ Contusión de la pared abdominal.
✓ Ruptura de las vísceras.

➢ **Consideraciones:**

✓ Los Riñones, el Bazo y el Hígado pueden sangrar sin signos peritoneales.
✓ Dolor, distensión, equimosis y contusión.
✓ No se logra la estabilización hemodinámica.
✓ Abdomen en Tabla.
✓ Hematomas alrededor de los genitales y el Ano.
✓ Fractura de la 6ta costilla, posible lesiones esplénicas y hepáticas (Bazo e Hígado).

➢ **Conducta:**

✓ Oxigenar (Vía Aérea – AB).
✓ Reposición de volumen (C).
✓ Traslado inmediato.

…" 242

---

242 **Ref. Bibliográfica #:** 13, 17, 19, 23.

"...

- **Empalamiento:**

Objeto cortante o no que está penetrado en una parte del cuerpo (abdomen, tórax, extremidades, cabeza) accidental o provocado.

➢ **Conducta:**

✓ No remover el objeto (se extrae en el quirófano).
✓ Sistemática ABCD como cualquier otro politrauma.
✓ Analgesia si es necesario.

Resumen:

◄ Los síntomas fundamentales son dolor, palidez, frialdad, pulso rápido, dificultad respiratoria, Abdomen en Tabla.

◄ Para el Trauma de Abdomen Abierto, ABCDE, fluidos por las 2 vías venosas para PAM de 60 mm/Hg, cobertura aséptica humedecida en SSF sobre las vísceras sin tratar de reintroducirlas al abdomen, analgésia con Morfina si es necesario.

◄ Para el Trauma de Abdomen Cerrado, si esta hemodinámicamente estable, ABC, fluidos y evacuación; si no está estable, ABCD, tratar Shock hemorrágico, Insuficiencia Respiratoria, 2 vías venosas con Ringer Lactato o SSF para mantener PAM en 60 mm/Hg.

..." 243

---

243 **Ref. Bibliográfica #:** 13, 17, 19, 23.

4··6 Formas de Presentación Funcional de los Traumatizados Independiente a las Lesiones

"…

➢ **Shock Hipovolémico y/o Neurogénico con o sin lesiones evidentes:**

✓ Evalúa y actúa en ABCDE.
✓ Tratar primero como Shock Hipovolémico.
✓ Precisar sangramiento externo y detenerlo.

➢ **Hipotensión:**

✓ Evaluar y actuar en ABCD.
✓ Tratar primero como Hipovolemia.
✓ Precisar sangramiento externo y detenerlo.

➢ **Hipertensión:**

✓ Precisar antecedentes patológicos y terapéuticos.
✓ Ver Algoritmo de Hipertensión.
✓ Seguir, porque puede estar en fase hiperadrenérgica con lesiones ocultas a dos tiempos y que la Hipotensión por sangramiento interno aparezca después.

➢ **Taquicardia:**

✓ Puede ser signo de Hipovolemia y/o descarga adrenérgica.
✓ Tratar primero como Hipovolemia.
✓ Evaluar y decidir.

…" 244

---

244 **Ref. Bibliográfica #:** 13, 17, 19, 23.

"…

> **Bradicardia:**

✓ Puede existir enfermedad previa, terapéutica con Betabloqueadores (o Diltiazen) o también puede ser por Trauma Miocárdico (chofer comprimido).

> **Respiración superficial con Taquipnea:**

✓ Con Taquipnea (FR > 30 rpm).
✓ Con Bradipnea (FR < 10 rpm).
✓ Con Arritmias respiratorias o apnea, cianosis, agotamiento ventilatorio, inestabilidad de los movimientos del tórax en la ventilación.
✓ Evaluar y actuar en ABCDE.
✓ Intubar.
✓ Precisar que ambos hemitórax ventilan, de lo contrario hay que hacer Pleurotomía.
✓ Ventilar (hay que tener cuidado de no ventilar en presencia de un Neumotórax).

> **Degradación de la consciencia:**

✓ Evaluar el grado de inconsciencia para intubar y ventilar.
✓ Tratar Edema Cerebral (analizar ECG, ARIP) en la reanimación al trauma y en injuria encefálica.
✓ Actuar en ABCDE.

> **Anisocoria con inconsciencia:**

✓ Hiperventilar.
✓ Intubar.
✓ Tratar Edema Cerebral, situación funcional y otras lesiones emergentes (ARIP).
✓ Actuar en ABCD.
✓ Trasladar a un centro de neurocirugía.
…" [245]

---

[245] **Ref. Bibliográfica #:** 13, 17, 19, 23.

"…

➢ Hemiparesia con inconsciencia:

✓ Conducta igual a la anterior.
✓ Actuar en ABCD.
✓ Trasladar a un centro de neurocirugía.

➢ Afectación sensitiva y/o motora bilateral:

✓ Buscar Lesiones Raquimedulares.
✓ Estar atentos ante el Shock Medular.
✓ Inmovilización total.
✓ Actuar en ABCDE.
✓ Trasladar a un centro de neurocirugía y ortopedia (solo hay 6 horas para la descompresión medular).

➢ Otras consideraciones:

✓ Control Cervical.
✓ Inmovilizar.
✓ Control de sangrado externo.
✓ Canalizar 2 venas periféricas con Ringer Lactato o SSF, pasar libremente de forma inicial hasta 2000 ml (1000 ml por cada vena) o 20 ml/kg en los niños evaluando siempre el estado hemodinámico hasta que llegue al centro médico (excederse en líquidos implica aumentar el sangramiento).
✓ Mantener una PAM en 60 mm/Hg. TAS = 80 – 85 mm/Hg.
✓ Empaquetar.
✓ Tener en cuenta la distancia que debe recorrer el paciente para llegar al centro hospitalario.

…" 246

---

246 **Ref. Bibliográfica #:** 13, 17, 19, 23.

"...

- **Cronología de la mortalidad en la Enfermedad Traumática:**

15 % Segundos o Minutos: TCE Severo. Lesión de grandes vasos. Lesión medular. Asfixia. Prevención. Cuidados Intensivos. Prehospitalarios. Mortalidad inmediata por accidentes (muy difícil su descenso).	5 – 60 % Primeras horas: TCE. Trauma de Tórax. Trauma de Abdomen. Fractura múltiple de pelvis. Otros. Cuidados iniciales óptimos. Mortalidad precoz por accidentes (desciende con un Sistema de Trauma).
Sistema de Trauma: Subsistema Organizativo Gerencial y de Servicios de Aseguramiento. Subsistema Asistencial por Protocolos. Subsistema Docente de los Protocolos. Subsistemas para el Control de la Calidad.	15 – 20 % 1 – 3 Semanas: Sepsis. Fracaso Multiorgánico. Los cuidados iniciales óptimos deciden el futuro ¡No es sólo la cirugía y la UCI!

..." 247

247 **Ref. Bibliográfica #:** 13, 17, 19, 23.

"…

- **Cadena asistencial en un Sistema de Trauma:**

Accidente	Ambulancia de Emergencia	Asistencia ABC en el sitio	Reincorporación social
↓	↑	↓	↑
Reconocimiento	Respuesta	Asistencia ABC en el traslado	Rehabilitación
↓	↑	↓	↑
Ayuda por testigos	Llamada de socorro	Asistencia ABC en el hospital	Reparación terapéutica. Ingreso.
→	↑	→	↑

- **Sistema Integral de Resucitación (Nemotecnia de las "R") al Traumatizado:**

• **R_0:** Recepción del Aviso. Respuesta a la Demanda. Reconocimiento de la Seguridad, Escena y la Situación.

• **R_1:** Revisión Vital. Lleva implícito la selección de pacientes (TRIAGE) siempre que exista más de un paciente.

• **R_2:** Resucitación ABCDE. R_1 y R_2 se llevan a cabo al unísono (AA, BB, CC, DD). En D, evaluar ARIP, y comienza con ABC.

Ambas, tienen diferente connotación según el ámbito en que se encuentren. Ejemplo: paciente en el terreno con compromiso de la Vía Aérea y hemorragia externa. Se le puede colocar una cánula, aspirar secreciones y controlar la hemorragia externa. Después en ruta hacia el hospital se intuba, ventila si es necesario y se canalizan 2 venas periféricas para infusión de líquidos. Por tanto en la ambulancia se completa R_1 y R_2 y se comienzan R_3 y R_4 en marcha.

Cuando es un servicio de urgencia estacionario se realiza R_1 y R_2 completa.
… " **248**

---

248 Ref. Bibliográfica #: 13, 17, 19, 23.

"...

- **R₃:** Reevaluación Vital de R_1 y R_2, Valoración de Traslado según paciente y lugar. Un paciente con Shock por hemorragia interna sin respuesta a la terapéutica líquida, se ejecuta $R_1 - R_2 - R_3$, se traslada efectuándose sobre la marcha la Revisión Total R_4, manteniendo el sostén vital $R_1 - R_2$ con una reevaluación constante; debe ser llevado inmediatamente al quirófano y allí se le completará la secuencia reanimatoria.

- **R₄:** Revisión Vital Sistemática Total o Secundaria con reevaluación constante. Esta incluye la evaluación de cabeza a pies y la colocación de tubos en todos los orificios. En caso de traslado se ejecuta sobre la marcha. Se realizará la Historia Clínica aplicando la Nemotecnia Triple A (AAA):

✓ Antecedentes traumáticos, terapéuticos, patológicos y alérgicos.
✓ Alcohol / Drogas.
✓ Alimentos / Líquidos.

En un paciente que se rescate, R_4 siempre se hace en marcha.

- **R₅:** Reevaluación de R_1 a R_4 para hacer balance de lesiones y problemas. Es un paso para Servicios de Urgencia con actuación quirúrgica.

- **R₆:** Registro de lesiones, problemas y análisis de traslados o conductas en el centro. Es un paso para los Servicios de Urgencia con actuación quirúrgica.

Se registraran las lesiones del paciente, así como, el registro de los problemas a resolver. Un hospital sin Sistema de Trauma y con posibilidades quirúrgicas, solo debe operar las lesiones que perpetúan el Shock antes de trasladar.

... " [249]

---

[249] **Ref. Bibliográfica #:** 13, 17, 19, 23.

"...

- **R7:** Reparación y Terapéutica Definitiva. Las instituciones hospitalarias de trauma deben ser especializadas en la actividad. Se tomará la decisión de conducir al paciente al tratamiento definitivo ya sea quirófano o UCI.

- **R8:** Rehabilitación. La rehabilitación del paciente traumatizado debe comenzar cuanto antes.

- **R9:** Régimen de Control de Calidad. Debe estar definido a cada nivel, a cada especialidad y de forma global, desde el inicio del proceso asistencial.

Este es un paso (Control de Calidad) tan importante como el resto y que a veces, no se cumple en los centros hospitalarios de nuestro país. Hago un llamado al mejoramiento de la "atención y la calidad" de los servicios que prestamos.

Resumen:

◄ **R1 – R2:** Revisión Vital, Evaluación o Resucitación (solo valoración y tratamiento de urgencia vital).

■ **A:** Evaluar y asegurar la correcta permeabilización de la Vía Aérea con control de la Columna Cervical y alto flujo de O_2. Puede evaluarse la Vía Aérea definitiva en la ambulancia si la situación del lesionado lo permite.

■ **B:** Evaluar y asegurar una correcta ventilación y oxigenación. Si necesita ventilación artificial, pasará a equipo mecánico en la ambulancia.

■ **C:** Evaluar y asegurar el control hemodinámico (tratar el Shock y controlar la hemorragia externa).
... " **250**

---

[250] **Ref. Bibliográfica #:** 13, 17, 19, 23.

"...

■ **D:** Evaluar situaciones neurológicas (ARIP) y definir, según esta necesidad, de A y B.

◀ **R₃:** Reevaluar para valorar y preparar el traslado. Poner férulas, inmovilizar, empaquetar y precisar que mantiene los pulsos estables.

◀ **R₄:** Corresponde la revisión vital total o secundaria en el traslado, pero antes de esta, debe completarse la evaluación definitiva del ABC que se hizo en el lugar del accidente, exposición (E) del lesionado, que debe ser revaluado cada 10 minutos hasta llegar al Servicio de Urgencia de referencia.

..." 251

---

251 **Ref. Bibliográfica #:** 13, 17, 19, 23.

4··7 Traumatizados e Hipotérmicos

"…

- Hipotermia:

La Hipotermia, es el descenso involuntario de la Temperatura Corporal (TC) por debajo de 35° C (95° F) medida con termómetro en el Recto o en la Cavidad Bucal.

Si hace mucho frío, la TC desciende bruscamente: una caída de sólo 2° C (3.6° F) puede entorpecer el habla y el afectado comienza a amodorrarse. Si la temperatura desciende aún más, el afectado puede perder la consciencia e incluso morir.

Se considera Hipotermia Leve cuando la TC se sitúa entre 33° C y 35° C (91.4° F y 95° F), y va acompañada de temblores, confusión mental y torpeza de movimientos. Entre 30° C y 33° C (86° F y 91.4° F) se considera Hipotermia Moderada y a los síntomas anteriores se suman desorientación, estado de semiinconsciencia y pérdida de memoria. Por debajo de 30° C (86° F) se trata de una Hipotermia Grave, y comporta pérdida de la consciencia, dilatación de pupilas, bajada de la tensión y latidos cardíacos muy débiles y casi indetectables.

En algunas intervenciones quirúrgicas, los cirujanos provocan una Hipotermia artificial en el paciente, para que la actividad de los órganos sea más lenta y la demanda de Oxígeno sea menor.

• **Primera Fase:** Fase de Lucha, la TC desciende en 1 – 2° C (1.8 – 3.6° F) por debajo de la temperatura normal (36° C o 96.8° F). Se producen escalofríos que pueden ir de leves a fuertes. La víctima es incapaz de realizar tareas complejas con las manos, las manos se entumecen. Los vasos sanguíneos distales en las extremidades se contraen, disminuyendo la pérdida de calor hacia el exterior por vía aérea. La respiración se vuelve rápida y superficial.

…" 252

_____

252 **Ref. Bibliográfica #:** 13, 17, 19, 23.

"…

Aparece la piel de gallina y se eriza el vello corporal, en un intento de crear una capa aislante de aire en todo el cuerpo (que es de uso limitado en los seres humanos debido a la falta de suficiente pelo, pero útil en otras especies).

A menudo, el afectado experimentará una sensación cálida, como si se hubiera recuperado, pero es, en realidad, la partida hacia la Fase 2. Otra prueba para ver si la persona está entrando en la Fase 2 es que no sean capaces de tocar su Pulgar con su dedo Meñique; es el primer síntoma de que los músculos ya no funcionan. Se caracteriza por: vasoconstricción, aumento del metabolismo, aumento del Gasto Cardíaco, Taquicardia y Taquipnea.

- **Segunda Fase:** La TC desciende en 2 – 4° C (3.6 – 7.2° F). Los escalofríos se vuelven más violentos. La falta de coordinación en los músculos se hace evidente. Los movimientos son lentos y costosos, acompañado de un ritmo irregular y leve confusión, a pesar de que la víctima pueda parecer alerta. La superficie de los vasos sanguíneos se contrae más cuando el cuerpo focaliza el resto de sus recursos en mantener los órganos vitales calientes. La víctima se vuelve pálida. Labios, orejas, dedos de las manos y pies pueden tomar una tonalidad azulada. Disminución del Gasto Cardiaco, Bradicardia y Bradipnea, Poliuria, disminución de la motilidad intestinal y Pancreatitis.

- **Tercera Fase o Hipotermia Profunda:** Fase Poiquilotérmica, la TC desciende por debajo de 32° C (89.6° F). La presencia de escalofríos por lo general desaparece. Empiezan a ser patente la dificultad para hablar, lentitud de pensamiento, y Amnesia; también suele presentarse la incapacidad de utilizar las manos y piernas. Los procesos metabólicos celulares se bloquean.

… " 253

---

253 **Ref. Bibliográfica #:** 13, 17, 19, 23.

"...

Por debajo de 30° C (86.0° F), la piel expuesta se vuelve azul, la coordinación muscular se torna muy pobre, caminar se convierte en algo casi imposible, y la víctima muestra un comportamiento incoherente / irracional, incluyendo esconderse entre cosas o incluso estupor. El pulso y ritmo respiratorio disminuyen de manera significativa, pero pueden aparecer ritmos cardíacos rápidos (Taquicardia Ventricular, Fibrilación Auricular).

Los órganos principales fallan. Se produce la muerte clínica. Debido a la disminución de la actividad celular en la Hipotermia de Fase 3, tarda más tiempo del habitual en producirse la Muerte Cerebral.

- **Congelamiento:** Es la condición médica donde la piel y otros tejidos son dañados a causa del frío extremo. A temperaturas iguales o inferiores a 0° C (32° F) los vasos sanguíneos comienzan a estrecharse. Esto ayuda a preservar la TC. En caso de frío extremo o cuando el cuerpo es expuesto al frío por periodos prolongados, esta estrategia protectora puede reducir el flujo sanguíneo en algunas áreas del cuerpo a niveles peligrosamente bajos. Las áreas donde esto ocurre se congelarán. La combinación de temperaturas frías y bajo flujo sanguíneo puede causar lesiones graves en los tejidos que sufren congelación.

Las congelaciones ocurren más fácilmente en montañas o grandes altitudes con nieve. En caso de que el congelamiento no se trate inmediatamente, los daños pueden llegar a ser permanentes. Puesto que el Oxígeno no llega a ciertas zonas, se producen daños en los nervios. Las zonas congeladas se decoloran, primero se vuelven de color púrpura, y luego de color negro. A continuación, el daño nervioso se torna tan grande que las áreas afectadas por el congelamiento se adormecen. También pueden surgir ampollas. Si se pierde la sensibilidad en la zona dañada, es vital revisar la piel por si hubiera cortes y grietas. La piel abierta por cortes puede infectarse, lo cual puede causar Gangrena, y entonces podría ser necesaria la amputación del miembro afectado.
... " 254

---

254 **Ref. Bibliográfica #:** 13, 17, 19, 23.

"...

➢ **Acciones en la Escena:**

✓ Abrigar para evitar pérdidas de calor y controlar o prevenir Arritmias. (Si está consciente, dar bebidas calientes por Vía Oral).

✓ (ABC). Vía Aérea + Control Cervical + O_2 al 100 % caliente y húmedo (si es posible).

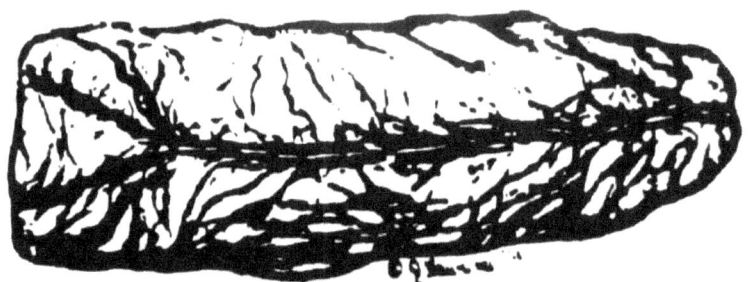

Bolsa Insulada.

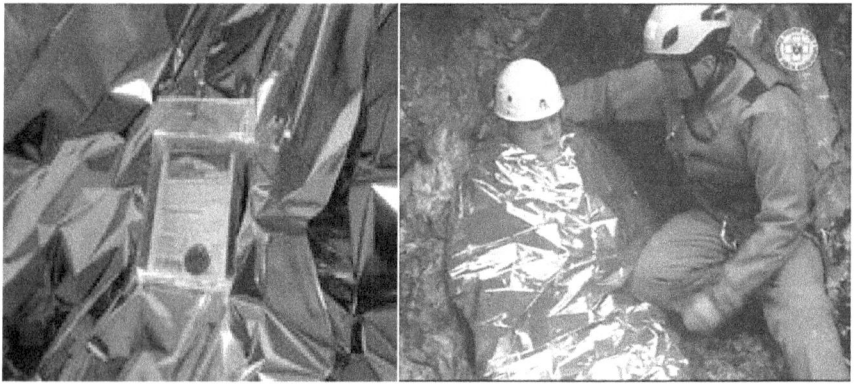

Bolsa Insulada para protección y tratamiento de la Hipotermia.

..." 255

---

255 **Ref. Bibliográfica #:** 7, 11, 13, 17, 19, 23.

"…

✓ **Manta Isotérmica:** Manta de Emergencia o Bolsa Insulada, es una manta de plástico plateado muy fino. Evita que una persona pierda calor por radiación e igualmente sirve para proteger al cuerpo de sobrecalentamientos.

Consiste en una fina película de plástico resistente con una cara aluminizada y, a menudo, con la otra cara dorada.

Se suele utilizar para mantener la TC de un accidentado, protección frente al frío o casos de Hipotermia. La cara plateada en contacto con el cuerpo, refleja el calor del cuerpo y evita la Hipotermia. Protección frente al calor, la parte dorada en contacto con el cuerpo para reflejar los rayos del Sol, permitiendo así al cuerpo permanecer fresco.

✓ Ventilación con BVM si es necesario.

✓ Si es necesario pasar a Vía Aérea definitiva y ventilación con equipos mecánicos.

✓ Dextrosa Hipertónica 3 AMP, EV. Tiamina 1 ámpula Intramuscular (IM). Ringer Lactato o (SSF) NaCl al 0.9 % EV. 2 L en el primer bolo y continuar según la evaluación del lesionado hasta llegar al hospital.

✓ Sonda Vesical y control de la Diuresis. Si hay toma del sensorio pasar Sonda de Levine, evacuar el Estómago.

✓ Evaluar y tratar Arritmias. (No tratar los ritmos lentos.)

Taquiarritmias: Verapamilo 1 ámpula, 5 mg, Endovenoso (EV) lento por 3 minutos (puede ser Diltiazem).

Fibrilación Ventricular (FV) y Asistolia según la temperatura (más de 32° C Shock Eléctrico; menos de 32° C con presión toráxica, recalentar la víctima y uso de Epinefrina).

… " [256]

---

[256] **Ref. Bibliográfica #:** 13, 17, 19, 23.

"…

✓ Parada Cardiorrespiratoria (PCR): RCP + recalentamiento. No cesar hasta alcanzar temperatura de 30 – 32° C sin respuesta.

✓ Considerar fallecida a la víctima cuando se encuentre caliente y siga en PCR a pesar de las maniobras (más de 15 a 30 minutos).

OJO: Como el metabolismo corpóreo está reducido debido a las bajas temperaturas, la demanda de O_2 es disminuida por lo que existe una preservación mayor de lo normal de los órganos y tejidos. Hay reportes de personas que han sido salvadas después de estar congeladas durante varias horas, claro, hay que hacer un tratamiento muy costoso y avanzado en donde se hace un calentamiento progresivo del organismo con sustitución total de sangre y otros fluidos).

➢ **Síndromes menores en la Hipotermia (exceso de exposición al calor):**

✓ **Calambres musculares:** Ringer Lactato o (SSF) NaCl al 0.9 %, EV y líquidos orales.

✓ **Insolación con nauseas y vómitos, Hipotensión y Cefalea:** Indicar líquidos y exponer a ambientes frescos.

➢ **Síndrome mayor de la Hipotermia:**

✓ **Gran Golpe de Calor:** Enfriar a la víctima, soporte vital, Vía Aérea y Control Cervical, O_2 al 100 %, ventilación si es necesario; 2 vías venosas, hiperfusión de 2000 ml de Lactato o SSF, administrar volumen hasta control hemodinámico, evaluar si se precisa Aminas para mejorar TA; Sonda Vesical y control de Diuresis; vigilar Arritmias; si convulsiona utilizar Diazepam; si Oliguria, reponer volumen.

…" 257

---

[257] **Ref. Bibliográfica #:** 13, 17, 19, 23.

4··8 Trauma en Ancianos

"…

Para casos de edades mayores de 65 años, tener en cuenta la apariencia física y problemas médicos asociados a la edad.

- **Características anatomofisiológicas:**

➢ **Respiración:**

✓ Presencia de prótesis dentales (obstrucción de la Vía Aérea).
✓ Deformidades maxilares (dificultad respiratoria con BVM).
✓ Capacidad vital disminuida (Enfermedad Pulmonar Obstructiva Crónica – EPOC).

➢ **Cardiovascular:**

✓ Arteriosclerosis.
✓ Insuficiencia Cardiaca.
✓ Problemas para el manejo del Shock.

➢ **Neurológicos:**

✓ Cambios en la orientación, memoria y capacidad mental.
✓ Cambios sensoriales (audición, agudeza visual, percepción a respuesta y estímulos).

➢ **Renales:**

✓ Disminuye el filtrado.
✓ Insuficiencia Renal Aguda o Crónica.

…" 258
…

---

258 **Ref. Bibliográfica #:** 13, 17, 19, 23.

"…

> ➢ **Músculo Esquelético:**

✓ Baja resistencia ósea.
✓ Enfermedades osteoarticulares (Osteoporosis, Artritis Reumatoidea, Artrosis, etc.).

> ➢ **Inmunológico:**

✓ Depresión del Sistema Inmunológico.
✓ Sensibles a las infusiones IV.

…" [259]

---

[259] **Ref. Bibliográfica #:** 13, 17, 19, 23.

4··9 Trauma en Niños

"…

Constituye el 40 % por (caídas, Hipoxia, Trauma del SNC, hemorragias masivas, Hipoventilación Alveolar, etc.).

- **Clasificación:**

Variables	Puntos		
	+2	**+1**	**-1**
Tamaño	>20 kg	10 – 20 kg	<10 kg
VA	Normal	Permeable	No Permeable
TAS	>90 mm/Hg	90 – 50 mm/Hg	<50 mm/Hg
Consciencia	Despierto	Inconsciente	Coma
Heridas abiertas	Ninguna	Menores	Mayores
Lesiones esqueléticas	Ninguna	Cerradas	Expuestas

DI = (Edad + 16) / 4
TAS = (80 + Edad) x 2
Vol Inicial = 20 cc/kg.
Vol Total = 60 cc/kg.

…" 260

260 **Ref. Bibliográfica** #: 13, 17, 19, 23.

4··10 Trauma en Embarazo

"…

El embarazo causa cambios anatomofisiológicos en los sistemas del organismo, lo que altera los patrones de lesión que pueden presentarse. Se trata a dos pacientes a la vez (madre y feto) y se deben manejar las particularidades y los cambios que se esperan durante el embarazo.

- **Características fundamentales:**

✓ La FC se incrementa (en el 3er trimestre de 15 a 20 lpm de lo normal).

✓ La TAS y TAD baja durante el 2do trimestre (de 5 a 15 mm/Hg) para normalizarse al término del embarazo. Algunas embarazadas pueden presentar Hipotensión Supina en ausencia de lesión por compresión de la Vena Cava Inferior por el Útero, que se corrige colocándola en decúbito lateral izquierdo (para el traslado).

✓ El Gasto Cardiaco (GC) se incrementa (después de la 10ma semana) de 1 a 1.5 L/min.

✓ La volemia se incrementa en un 48 % al término del embarazo, lo que justifica la pérdida de volumen sanguíneo hasta de 30 – 35 % sin que manifieste signos de Hipovolemia.

✓ El consumo de O_2 aumenta.

✓ El Diafragma se eleva en el 3er trimestre y puede causar discreta Disnea, sobre todo cuando se está en decúbito supino, pero esto no altera significativamente la FR.

…" 261

---

[261] **Ref. Bibliográfica #:** 13, 17, 19, 23.

"…

✓ El Intestino se encuentra desplazado hacia arriba y resguardado por el Útero en los últimos 2 trimestres. La Peristalsis se encuentra disminuida por lo que el alimento puede permanecer en el Estómago hasta 4 horas después de su ingestión, y esto coloca a la paciente en un alto riesgo de vomitar y de Broncoaspiración.

✓ El Útero incrementa sus dimensiones y el flujo sanguíneo al mismo, por lo que resulta muy susceptible al Trauma Cerrado y Permanente.

✓ La Eclampsia (complicación tardía del embarazo), puede simular una Lesión Cráneo – Encefálica. (HTA, Convulsiones).

✓ Existe en los complementarios: Hipocapnia (disminución de la pCO_2 a $\pm$ 30 Torr); aumento de la Progesterona; aumento del Filtrado Glomerular, y por tanto de los niveles de Creatinina y Nitrógeno Ureico; Glucosuria; disminuye el Volumen Residual (por compresión del Diafragma) pero con aumento del Volumen Minuto (VM). Se mantiene la Capacidad Vital forzada. Electrocardiograma (EKG) se puede encontrar inversión de la Onda T en III, aVF, y precordiales, el eje eléctrico puede rotar 15° a la izquierda.

- **Aspectos a tener en cuenta, manejo en el Escenario:**

✓ Nunca debe retrasarse el traslado de la paciente embarazada traumatizada (Rojo).

✓ La clave para la sobrevida de la madre y del feto es el tratamiento adecuado de la madre.

✓ Las condiciones del feto dependen de las condiciones de la madre.

✓ El feto puede estar en sufrimiento severo, mientras que la madre puede presentar signos de estabilidad.

…" 262

---

262 **Ref. Bibliográfica #:** 13, 17, 19, 23.

"...

✓ No se debe perder tiempo tratando de escuchar los latidos fetales en el escenario.

✓ Pérdidas sanguíneas por Lesiones Intraabdominales pueden manifestarse con síntomas y signos mínimos o bien con Shock severo.

✓ Los objetivos del manejo del Shock en la embarazada son los mismos que para cualquier paciente, incluyendo el énfasis en proporcionar altos niveles de Oxígeno para cubrir las necesidades de la madre y del feto.

✓ Para combatir el Shock, se debe iniciar el reemplazo vigoroso de líquidos durante el transporte al hospital.

✓ Deben aplicarse los PNA e inflarse las secciones correspondientes a las extremidades de acuerdo a lo que esté indicado. Si se sospecha sangrado intraabdominal, puede inflarse la sección abdominal pero solamente después de obtener autorización médica a través del radio (si se tiene).

✓ Las Aminas están contraindicadas pues disminuyen el flujo sanguíneo uterino, lo que significa Hipoxia fetal.

✓ Si ocurre sangramiento vaginal, presencia de rigidez y endurecimiento abdominal en el último trimestre, debe pensarse en ruptura uterina o desprendimiento placentario, pues la exanguinación puede ocurrir rápidamente.

✓ Cuando se sospecha lesión en la Columna Vertebral, la paciente debe ser inmovilizada y trasladada en Tabla Espinal y con un giro de 10 a 15° de la misma hacia la izquierda (para desobstruir la Vena Cava).

..." 263

---

263 **Ref. Bibliográfica #:** 13, 17, 19, 23.

"...

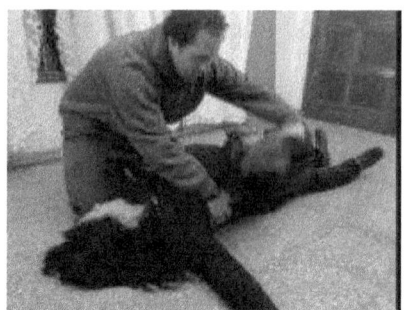

✓ Toda embarazada con trauma debe ser trasladada al hospital aún cuando la lesión sea aparentemente menor.

✓ El estudio radiológico no debe dejar de hacerse si está indicado. El Líquido Amniótico en Vagina tiene un pH entre 7 y 7.5 y por lo tanto la detección del mismo representaría Ruptura Prematura de Membranas (RPM).

- **Comportamiento del feto:**

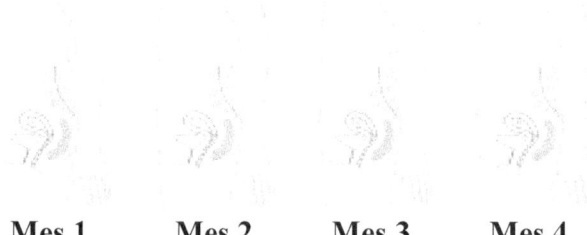

Mes 1.   Mes 2.   Mes 3.   Mes 4.

✓ **Mes 1:** Mide 4 mm y pesa 1 g. Desarrollo incipiente de la cabeza. El Corazón ya late.

✓ **Mes 2:** Mide 3 cm y pesa 3 g. Desarrollo de brazos y piernas, así como, del Cerebro y órganos internos.

..." 264

---

264 **Ref. Bibliográfica #:** 13, 17, 19, 23.

"…

✓ **Mes 3:** Mide 10 cm y pesa 45 g. Desarrollo de los párpados y movimiento de las extremidades.

✓ **Mes 4:** Mide 15 cm y pesa 180 g. Se cubre de lanugo. El Intestino comienza a llenarse de meconio. La piel es todavía muy fina, casi transparente.

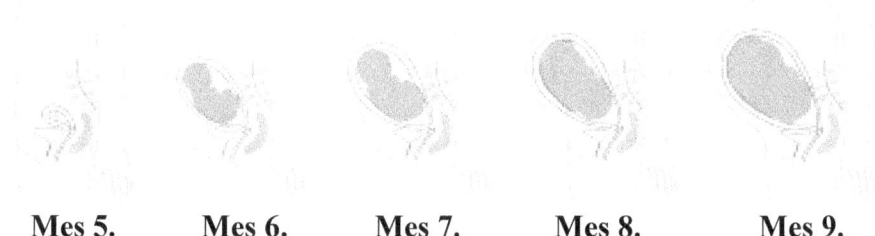

Mes 5.   **Mes 6.**   **Mes 7.**   **Mes 8.**   **Mes 9.**

✓ **Mes 5:** Mide 18 cm y pesa 500 g. Crece el cabello de la cabeza, pestañas y cejas. Desarrollo del Sistema Inmunitario.

✓ **Mes 6:** Mide 25 cm y pesa 1000 g. La cara ya está completamente formada. La piel se cubre de un material graso llamado Vérnix Gaseoso. Abre los ojos y se mueve mucho.

✓ **Mes 7:** Mide 30 cm y pesa 1500 g. Comienzan a moverse los Pulmones. Aumenta la grasa subcutánea y ya no cabe bien en el Útero.

✓ **Mes 8:** Mide 35 cm y pesa 2500 g. Generalmente se pone boca abajo (Posición Cefálica) Se engrosa la piel, adquiriendo el tono rosáceo que tendrá definitivamente.

✓ **Mes 9:** Mide 50 cm y pesa 3000 g. Los Pulmones ya están completamente formados para la vida exterior. Se cae el lanugo y la piel se estira.

…" [265]

---

[265] **Ref. Bibliográfica #:** 13, 17, 19, 23.

Emergencia y Primeros Auxilios

4··11 Lesionado Quemado en la Primera Urgencia (Quemados)

"…

Una quemadura es un tipo de lesión en la piel causada por diversos factores. Las Quemaduras Térmicas se producen por el contacto con llamas, líquidos calientes, superficies calientes y otras fuentes de altas temperaturas; aunque el contacto con elementos a temperaturas extremadamente bajas, también las produce. Además, existen las Quemaduras Químicas y las Eléctricas.

La primera acción a ejecutar en un paciente quemado es neutralizar el proceso de la quemadura, apagando al paciente, quitándole las ropas, sumergir el área afectada en agua fresca para enfriar los tejidos quemados si la quemadura es Térmica; desconectando al paciente de la fuente en caso de que sea Eléctrica; irrigando con cantidades copiosas de agua si la quemadura es Química.

- **Tipos de Quemaduras por Grados de Compromiso:**

• **Primer Grado:** Las Quemaduras de Primer Grado, se limitan a la capa superficial de la piel Epidermis, se le puede llamar como Eritema o también como Epidérmica.

✓ Enrojecimiento (Eritema).
✓ Dolor al tacto.
✓ La piel se hincha un poco.

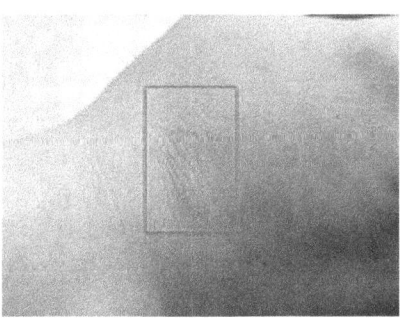

…" 266

---

266 **Ref. Bibliográfica #:** 13, 17, 19, 23.

"…

- **Segundo Grado:** Las Quemaduras de Segundo Grado traspasan la primera capa de la piel, y dañan la segunda, la Dermis. A éstas se les puede llamar como Dérmica o Flictena.

✓ Fuerte enrojecimiento de la piel.
✓ Dolor.
✓ Ampollas (Flictenas).
✓ Apariencia lustrosa por el líquido que supura.
✓ Posible pérdida de parte de la piel.
✓ Hipersensibilidad al aire.
✓ Aumento de la permeabilidad vascular (Edemas).
✓ Ampolla de agua.

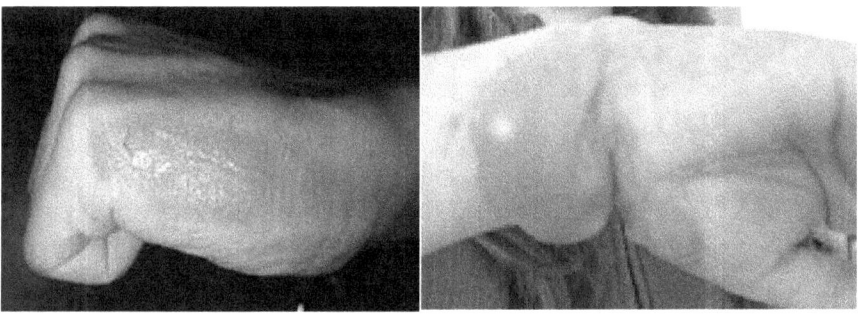

- **Tercer Grado:** Una Quemadura de Tercer Grado penetra por todo el espesor de la piel, y destruye el tejido. Si se destruyen los Folículos Pilosebáceos y las Glándulas Sudoríparas, se compromete la capacidad de regeneración. Se le puede llamar Necrosis o Hipodérmica.

✓ Pérdida de capas de piel.
✓ A menudo la lesión es indolora, porque los nervios quedan inutilizados (puede que el dolor sea producido por áreas de quemaduras de Primer Grado y Segundo Grado que a menudo rodean las de Tercer Grado).

… " 267

---

267 **Ref. Bibliográfica #:** 13, 17, 19, 23.

"…

✓ La piel se ve seca y con apariencia de cuero.
✓ La piel puede aparecer chamuscada o con manchas blancas, cafés o negras.
✓ Ruptura de piel con grasa expuesta.
✓ Edema.
✓ Superficie seca.
✓ Necrosis.
✓ Sobreinfección.

- **Cuarto Grado:** Hay daños de músculos y huesos. Suelen presentarse en quemaduras por frío extremo y congelación. Puede desembocar en Necrosis y caída de las extremidades (brazos o piernas).

Las Quemaduras por Frío también son usadas con propósito beneficioso en medicina, por ejemplo para eliminar colonias bacterianas o víricas sobre la piel, usándose generalmente el Nitrógeno líquido (-210° C) para este fin.

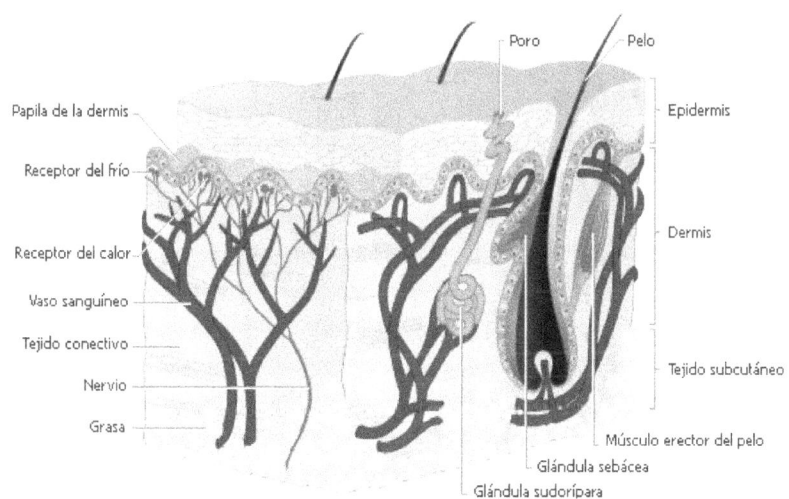

Capas de la Piel.

… " 268

---

268 **Ref. Bibliográfica #:** 13, 17, 19, 23.

"…

- **Regla de los Nueve y Shock de los Grandes Quemados:**

Una manera rápida y aproximada de calcular la Superficie Corporal Quemada (SCQ) es llamada Regla de los Nueve.

➤ **Cabeza y Cuello:**

✓ **Cráneo:** 3 %.
✓ **Cara:** 3 %.
✓ **Cuello:** 3 %.
✓ **Total de SCQ:** (3 + 3 + 3) = 9 %.

➤ **Tronco Anterior:**

✓ **Tórax:** 9 %.
✓ **Abdomen:** 9%.
✓ **Total de SCQ:** (9 + 9) = 18 %.

➤ **Tronco Posterior (Espalda):**

✓ **Total de SCQ:** 18 %.

➤ **Extremidades Supriores:**

✓ **Brazos:** 6 %.
✓ **Antebrazo:** 6 %.
✓ **Manos:** 6 %.
✓ **Total de SCQ:** (6 + 6 + 6) = 18 %.

➤ **Extremidades Inferiores:**

✓ **Muslos:** 18 %.
✓ **Piernas:** 12 %.
✓ **Pies:** 6 %.
✓ **Total de SCQ:** (18 + 12 + 6) = 36 %.
… " [269]

---

[269] **Ref. Bibliográfica #:** 13, 17, 19, 23.

"…

➢ **Periné, Genitales Externos:**

✓ **Total de SCQ:** 1 %.

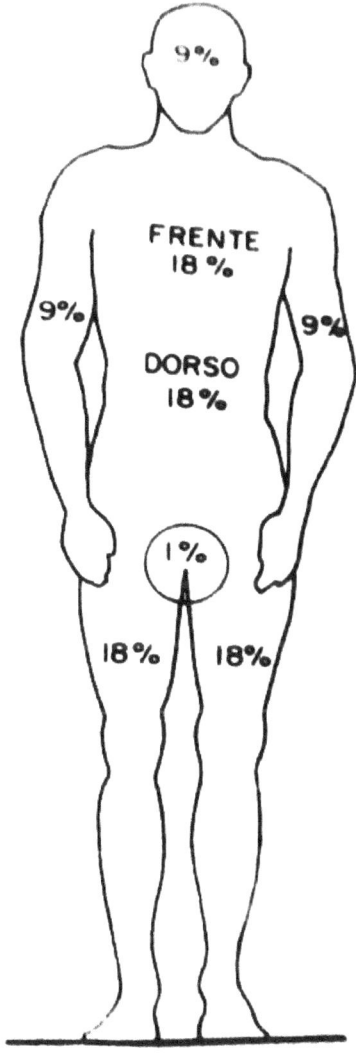

Regla de los Nueve.

…" 270

---

270 **Ref. Bibliográfica #:** 3, 13, 17, 19, 23.

"…

En los grandes quemados se producen una serie de acontecimientos (Shock de los Grandes Quemados) que siguen la siguiente secuencia:

✓ Inmediatamente después de la quemadura, dolor neurogénico. Se administra Morfina. En quemaduras superiores al Tercer Grado, puede aparecer anestesia por destrucción de nervios.

✓ A las 2 – 3 horas, aparece Plasmaféresis (el Plasma escapa de los vasos a los tejidos, por el aumento de la permeabilidad vascular), hecho que lleva a una Hipovolemia (menor volumen del líquido circulante). Hay que tratar con Expansores del Plasma.

✓ A los 2 – 3 días, se produce Sepsis y Toxemia secundaria. Hay que tratar con Antibióticos.

Los grandes quemados tardarán semanas o meses en regenerar la piel, que presentará queloides. En muchos casos, en que la piel no será capaz de regenerarse, será necesario una cirugía: el trasplante de piel, que será realizado por un cirujano plástico.

- **Clasificación de las Quemaduras según Factor:**

• **Quemaduras Térmicas:** Pueden ser por Frío o por Calor.

➢ **Factores de las Quemaduras:**

✓ **Profundidad de la lesión:**

▪ **Primer Grado:** Produce ardor en la piel, es de color rojo y tiene Llenado Capilar.

▪ **Segundo Grado:** Son rosadas, muy dolorosas, presentan ampollas, tienen Llenado Capilar, trasudan líquido de la Epidermis a la Dermis.
…" [271]

---

[271] **Ref. Bibliográfica #:** 13, 17, 19, 23.

"...

- **Tercer Grado:** Trasudan mucho líquido, son de color blanco – anaranjado, no hay Llenado Capilar, daño extenso, son indoloras.

✓ **Edad del paciente:** Mientras menos edad (niños) y más edad (ancianos) tenga el paciente más grave será la lesión, después de los 50 años se calcula:

Total de SCQ = Edad + 30 % de área quemada.

✓ **Lesión Pulmonar asociada:**

- **Por humo y partículas en combustión:** Producen daño químico en la Vía Aérea, usar pañuelos húmedos como medida de seguridad.

- **Por productos Tóxicos:** Cloro, Amoniaco, Ácido Sulfúrico, etc. Usar pañuelos húmedos como medida de seguridad.

- **Por CO_2:** Gas incoloro e inodoro, no produce trauma directo en la Vía Aérea pero produce Hipoxia a nivel tisular (tratar con O_2 al 100 %).

✓ **Otras lesiones asociadas:** Provocan quemaduras en la Vía Aérea por gases y vapores inhalados calientes o por quemaduras cerca de la Vía Aérea (faciales, cabeza, etc.).

✓ **Condiciones especiales:**

Quemaduras Químicas: Verter agua.
Polvo Seco: Barrido.
Fenol: Lavar con alcohol.
Litio o Sodio Metálico: Lavar con aceite.
Quemadura Eléctrica: Seguridad, tienen daño tisular (RCP, O_2 al 100 %, Desfibrilar).

✓ **Enfermedades preexistentes:** Asma Crónica, Bronconeumonía, Enfisema Pulmonar, Diabetes.
..." [272]

---

[272] **Ref. Bibliográfica #:** 13, 17, 19, 23.

"…
➢ **Tratamiento:**

▪ **Primer Grado:**

✓ Seguridad.
✓ Detener el proceso de la quemadura.
✓ Enfriar la quemadura con agua durante 5 minutos.
✓ Aplicar Vaselina esterilizada o pomada de Sulfadiazina al 5 %, Sulfadiazina de Plata o Pancután.
✓ Administrar 6000 U de Suero Antitetánico.
✓ Nunca aplicar hielo, no reventar ampollas, no aplicar presión.

▪ **Segundo Grado:**

✓ Seguridad.
✓ Detener el proceso de la quemadura.
✓ Enfriar la quemadura con agua durante 5 minutos.
✓ Sacar anillos, brazaletes, cadenas, etc.
✓ Aplicar gasa estéril empapada con agua hervida y 2 cucharaditas de Sal o Bicarbonato de Sodio por litro.
✓ Aplicar Vaselina esterilizada o pomada de Sulfadiazina al 5 %, Sulfadiazina de Plata o Pancután.
✓ Administrar 6000 U de Suero Antitetánico, Analgésicos y Antibióticos.
✓ Nunca aplicar hielo, no reventar ampollas, no aplicar presión.

▪ **Tercer y Cuarto Grado:**

✓ Seguridad.
✓ Detener el proceso de la quemadura.
✓ Enfriar la quemadura con agua durante 5 minutos.
✓ Realizar ABCD, Oxígeno al 100 %.
✓ Cubrir al paciente con sábanas secas, mantenerlo acostado, con la cabeza más baja que el cuerpo y los miembros quemados elevados.
✓ Administrar Morfina, Novocaína y Plasma o SSF.
… " 273

---

273 **Ref. Bibliográfica #:** 13, 17, 19, 23.

"...

✓ Administrar 6000 U de Suero Antitetánico, Analgésicos y Antibióticos.
✓ Sonda Intravesical para medir Diuresis.
✓ Nunca aplicar hielo ni ungüentos, no reventar ampollas, no quitar telas pegadas al cuerpo, no aplicar presión.

• **Quemaduras Eléctricas:** Las Quemaduras Eléctricas, como su nombre lo indica, son provocadas por descargas eléctricas como pueden ser: rayos, corrientes mayores de electricidad, también por un corto circuito, al aplicar Electroshock sin un gel que conduzca la corriente, etc.

Por lo general, si una descarga es suficiente para provocar una quemadura, hace que se produzca una Quemadura de Tercer Grado. Pero también depende la intensidad de la corriente, para que pueda generar daños en la Dermis, hasta poder causar la muerte por Paro Cardíaco. La supervivencia a quemaduras severas es mejorada si el paciente es tratado en un centro especializado en quemaduras que en un hospital.

➢ **Tratamiento:**

✓ Desconectar la fuente (en caso de que exista).
✓ Realizar ABCD, Oxígeno al 100 %, Vía Aérea permeable, BVM, intubar en caso de PCR.
✓ RCP.
✓ Desfibrilar.
✓ Infundir SSF EV.
✓ (Nunca echar agua ni enfriar este tipo de quemaduras).

• **Quemaduras Solares:** Las Quemaduras Solares o Quemadura por el Sol, producidas predominantemente en verano cuando miles de personas se exponen al Sol, pueden producir Quemaduras de Primer y Segundo Grado.

..." 274

---

274 **Ref. Bibliográfica #:** 13, 17, 19, 23.

"…

Son provocadas por una exposición excesiva al Sol o a una fuente de luz Ultravioleta, que supera la capacidad protectora de la Melanina, pigmento que protege la piel.

Las Cremas con un Factor de Protección Solar (FPS) alto ayudan a prevenir e incluso evitar este tipo de quemaduras, que causan mucho dolor y pueden desembocar en enfermedades mucho más graves.

Una persona de piel clara puede resultar dañada por este tipo de quemadura en menos de 15 minutos de exposición al Sol durante el mediodía, en cambio una persona con piel oscura puede tolerar la misma exposición por muchas horas.

➢ **Tratamiento:**

✓ Detener la exposición.
✓ Tratar de acuerdo al grado de la lesión.

• **Quemaduras Químicas:** En la vida doméstica, ya sea en el transporte, durante la recreación y en la actividad laboral, el hombre está permanentemente expuesto al contacto con compuestos tóxicos, irritantes, corrosivos, inflamables, cancerígenos o explosivos, cuyo efecto en el organismo humano puede llegar a producir lesiones de grados variables, desde simples inflamaciones tisulares, hasta lesiones tan graves que pueden llegar a producir la muerte. Los mecanismos más frecuentes de lesiones cutáneas por agentes químicos son:

✓ El derrame o ruptura de un contenedor, generalmente inadecuado.
✓ La transferencia de un agente cáustico desde su envase original a otro inadecuado.
✓ La dilución inadecuada.

…" 275

---

275 **Ref. Bibliográfica #:** 13, 17, 19, 23.

"…
- ✓ Uso inadecuado de productos.
- ✓ Ataques con ácidos.
- ✓ Derrames de sustancias.

El Manual Merck de Productos Químicos identifica 510 productos que se incluyen en algunas de las categorías descritas. Dentro de estos productos se individualizan 145 sustancias corrosivas, en cuyo manejo deberían observarse medidas de precaución especial para evitar su contacto siempre peligroso.

Sin embargo, por acciones inseguras, actos temerarios, circunstancias u ocasionales actos voluntarios, se producen quemaduras por agentes químicos y los profesionales de la salud tienen, en general, poco conocimiento sobre los efectos de tales agentes peligrosos y escasa información de las medidas de intervención y tratamiento que deben aplicarse en caso de una lesión producida por agentes químicos.

La primera interrogante que se plantea al tratar el tema de quemaduras por agentes químicos se refiere al por qué los agentes químicos son tóxicos para los seres vivos. Todas las proteínas tienen una estructura primaria constituida por la secuencia de aminoácidos, una estructura secundaria constituida por la forma helicoidal y una estructura terciaria representada por el enrollado sobre sí mismo y la orientación espacial.

Las estructuras secundaria y terciaria son mantenidas por enlaces de Hidrógenos. El contacto con todos los ácidos y álcalis alteran el pH de los tejidos y rompen los enlaces iónicos de H^+, de tal manera que se produce el desplegamiento de la proteína y la ruptura de la estructura secundaria y terciaria con la destrucción irreversible de ésta y la pérdida de su actividad biológica. Tal destrucción irreversible adquiere la forma de la desnaturalización o la coagulación de las proteínas.

… " 276

---

276 **Ref. Bibliográfica #:** 13, 17, 19, 23.

"...

Los diversos agentes químicos, de acuerdo a sus características específicas y a su capacidad de producir daño, generan lesiones diferentes. Sin embargo, todos tienen en común que producen daño tisular por un tiempo mayor que el período en que se produce la exposición efectiva de la piel al agente.

Otro hecho que comparten todas las quemaduras por químicos es que el aspecto inicial es el de una lesión superficial razón por la cual se subestima la severidad del daño.

El efecto corrosivo de algunos compuestos puede continuar hasta una semana más tarde de la exposición, generando una grave y profunda lesión final. La severidad del daño tisular depende del mecanismo de acción del agente, de su concentración, de la cantidad puesta en contacto con la piel, la duración de la exposición y de la resistencia del tejido a la penetración.

Los objetivos del tratamiento son salvar la vida, conseguir la recuperación funcional, estética, psicológica y la integración social.

➢ **Evaluación Primaria:** Comprende la secuencia ABCDE (Vía Aérea, buena ventilación, circulación, déficit neurológico, evitar exposición innecesaria para prevenir la Hipotermia).

➢ **Evaluación Secundaria:** Comprende Historia Clínica y examen físico completo, así como, el tratamiento básico inicial.

Las reglas básicas del examen inicial incluyen: registrar todos los signos físicos medibles (temperatura, pulso, Frecuencia Cardiaca, Tensión Arterial, Llenado Capilar y datos de la Escala de Coma de Glasgow); realizar examen físico completo.

..." [277]

---

[277] **Ref. Bibliográfica #:** 13, 17, 19, 23.

"...

Este primer examen es el más importante, porque buena parte de las decisiones posteriores se derivan de los hallazgos iniciales; identificar trauma asociado y tratar las lesiones; buscar signos de quemaduras por inhalación y consignarlos en la Historia Clínica (tos y Esputo Carbónico, quemaduras en las Coanas, Disnea, estridor laríngeo, antecedente de recinto cerrado, cambios en la voz). Calcular la superficie y la profundidad y graficarla mediante la Regla de los Nueve o el esquema de porcentaje.

➤ **Tratamiento:**

✓ **Ácidos:** Aplicar abundante agua, Bicarbonato de Sodio.
✓ **Álcalis:** Aplicar abundante agua, Vinagre diluido en Jugo de Limón.

Resumen:

◀ Aplicar secuencia ABCD y no olvidar el Collarín Cervical si lo precisa.

◀ Retirar anillos, pulseras y otros objetos.

◀ Vía Aérea permeable, O_2 a alto flujo, ventilación con BVM (no Traqueostomía salvo ante la imposibilidad de Vía Aérea no quirúrgica).

◀ Intubación Naso u Orotraqueal y O_2 al 100 % electivo, si sospechamos quemadura de la Vía Aérea alta y/o intoxicación con CO_2 o ha sido encontrado en un lugar cerrado.

◀ Determinar Total de SCQ y profundidad de las quemaduras por la Regla de los Nueve, esto no debe demorar el tiempo de atención en la escena y se puede realizar en la ambulancia AVA en camino hacia el hospital.

..." [278]

---

[278] **Ref. Bibliográfica #:** 13, 17, 19, 23.

"...

◄ Vías venosas de gran calibre, preferiblemente en zonas no quemadas. Prefundir Ringer Lactato 500 ml mientras se calcula la Formula de Parkland. Si el porcentaje de la quemadura es mayor del 50 % SCQ, administrar la mitad del líquido a prefundir en 8 horas y, la otra mitad, en las próximas 16 horas.

Formula de Parkland para 24 H = [4 ml x kg x % SCQ]

Formula de Parkland para 8 H = [4 ml x kg x % SCQ] / 2

Regiones del cuerpo	Adultos % SCQ	Niños % SCQ
Cabeza	3 + 3 + 3 = 9	3 + 6 + 9 = 18
Tronco Anterior	9 + 9 = 18	9 + 9 = 18
Tronco Posterior	18	18
MS Derecho	3 + 3 + 3 = 9	3 + 3 + 3 = 9
MS Izquierdo	3 + 3 + 3 = 9	3 + 3 + 3 = 9
MI Derecho	8 + 6 + 4 =18	6 + 4 + 3.5 = 13.5
MI Izquierdo	8 + 6 + 4 =18	6 + 4 + 3.5 = 13.5
Periné	1	1

◄ En las Quemaduras Eléctricas, hay que prefundir el doble de fluidos que en las Térmicas y conseguir el doble de Diuresis. Si el paciente se encuentra sin cambios hemodinámicos y el tiempo de llegada al servicio fuera menor de 30 minutos, se recomienda no comenzar la infusión de líquidos.

◄ Monitorización, Sondaje Vesical, control de Diuresis.

◄ Si hay agitación y/o dolor, aplicar Analgésicos EV, si no es posible por el dolor intenso, utilizar Sedantes y Narcóticos a dosis bajas y frecuentes IV.

..." 279

---

[279] **Ref. Bibliográfica #:** 13, 17, 19, 23.

"...

■ Morfina, 1 ámpula + 9 ml SSF (valorar estabilidad hemodinámica).

■ Midazolam, 7 – 15 mg, EV (valorar estabilidad hemodinámica).

■ Si persiste la agitación: Morfina Perfusión = 1 ámpula + 100 ml SSF a 1 – 10 gotas/minuto EV.

◄ Se colocaran apósitos estériles vaselinados sin presión, agua fría. Para las Quemaduras de Segundo Grado se cubre el 10 % SCQ por 15 minutos.

◄ A todo los quemados se le administra Antitoxina Tetánica (Toxoide Tetánico de 0.5 ml si está vacunado). En dependencia de la gravedad de la lesión (leve, extensas, críticas y graves) se valorará la administración de: Antibióticos (Penicilina 500 000 U o Tetraciclina 0.5 g IV); Sulfas (2 tabletas de 0.5 g); Analgésicos (Dipirona, 1 ámpula EV); Sedantes (Luminal Sódico 0.32 g); Cloropromacina EV; Bicarbonato de Sodio (1.5 – 2 g); Cloruro de Sodio (3 – 4 g/ 1 L de H_2O); Plasma Liofilizado o Poliglukin.

..." 280

---

280 **Ref. Bibliográfica #:** 13, 17, 19, 23.

4··12 Envenenamientos

"…

Un veneno es cualquier sustancia dañina, ya sea sólida, líquida o gaseosa, que puede producir una enfermedad, lesión, o que altera las funciones del Sistema Digestivo y Reproductor cuando entra en contacto con un ser vivo, incluso provocando la muerte.

Los venenos son sustancias que desencadenan o inhiben una reacción química, uniéndose a un catalizador o enzima más fuertemente que el reactivo normal. Esta definición descarta fenómenos físicos como el calor, radiación, presión... que también pueden provocar lesiones en los organismos.

Según la observación de Paracelso, todas las sustancias son tóxicas a dosis altas, como el agua, el Oxígeno y las vitaminas. Los venenos son sustancias nocivas a dosis o concentraciones muy bajas.

La diferencia entre un veneno y un fármaco es la dosis administrada o acumulada en el cuerpo, pero generalmente un veneno es mortal a una determinada dosis y sin ninguna función terapéutica.

Según la dosis ingerida, pueden producirse alteraciones de la conciencia, problemas cardiorrespiratorios y neurológicos graves, convulsiones, lesiones hepáticas y renales; dolor abdominal y, en ocasiones, diarrea; quemaduras en la boca y en las Vías Digestivas; asfixia.

Los venenos pueden tener un origen:

✓ **Mineral:** Como el Arsénico, Mercurio, Plomo, etc.

✓ **Vegetal:** Como algunas Plantas Venenosas. La mayoría de las plantas contienen sustancias tóxicas que son venenos a determinadas concentraciones, como por ejemplo, la Cicuta (*Conium maculatum L.*).

✓ **Animal:** Como el Veneno de las Serpientes, Escorpiones, Abejas, y otros.

… " [281]

---

[281] **Ref. Bibliográfica #:** 13, 17, 19, 23.

"…

✓ **Artificial:** Como muchas de las sustancias sintetizadas por el hombre en la industria.

➢ **Tratamiento:**

✓ Llamar inmediatamente al centro toxicológico o al Servicio de Urgencias.

✓ **Ingeridos:** Provocar el vómito (nunca provocar el vómito en caso de álcalis, ácidos ni derivados del Petróleo, ni hacerle beber agua, que ello tendría como efecto aumentar el recorrido del producto ingerido o hacerlo espumoso, con riesgo de asfixia). Evaluar ABCD, conservar frasco de la sustancia, trasladar.

Se puede suministrar el Antídoto Universal, 1 vaso por Vía Oral, especialmente indicado para inertizar sustancias venenosas ingeridas y contenidas aún en el Estómago dentro de un corto lapso de tiempo de la ingesta.

Su fórmula consiste en añadir a 1 L de agua hervida 20 g de Carbón Activado (o pan bien tostado), 4 g de Ácido Tánico (o Té bien cargado o Uva Negra), 30 g de Hidróxido de Magnesio (o Leche de Magnesia); también se puede verter en ¼ L de leche 6 claras de huevo.

Este Antídoto se usa de preferencia cuando el vómito está contraindicado (ingestión de ácidos o álcalis fuertes) y el afectado está consciente.

✓ **Inhalados:** Extraer del foco contaminado colocando pañuelo húmedo en la Vía Respiratoria, ABCD, Oxigenar al 100 %, Vía Aérea permeable, BVM, trasladar.

✓ **Por contacto:** Verter abundante agua (determinar tipo de lesión y proceder según corresponda).

… [282]

---

[282] **Ref. Bibliográfica #:** 13, 17, 19, 23.

"…

✓ **Picaduras de insectos o animales venenosos:** Sacar aguijón (Abejas, Avispas, Escorpiones, otros).

Extraer veneno (arañas, alacranes, serpientes) haciendo una incisión con un objeto cortante por encima de la picada (zona más próxima hacia el Corazón o entre la picada y el Corazón) o directamente en la picada chupando con la boca y luego escupiendo (no hacer torniquete).

Lavar y sumergir el área en agua con Sal, aplicar Ajo en la herida o poner compresas frías, aplicar Bicarbonato de Sodio, usar Epinefrina (en caso de animales marinos).

Muchos venenos pierden su efecto con el calor, es bueno sumergir la zona afectada o a la víctima en una bañadera con agua caliente (40° C) de 15 a 20 minutos.

Evaluar ABCD, Oxigeno al 100 %, RCP si necesita.

Infundir Suero Antiofídico Polivalente (es una solución de inmunoglobulinas especificas purificadas por digestión enzimática), sirve para todas las serpientes venenosas de América menos para la Coral (a no ser que sea aplicado antes de los 15 minutos de la mordedura. Utilizar Suero Anticobra), arañas, escorpiones y ranas venenosas.

Dosis Inicial: Diluir 1 ml de Suero Antiofídico en 9 ml de SSF y administrar 0.1 ml EV. (Se recomienda administrar Hidrocortisona EV previo al Suero).

Dosis de mantenimiento: Si es bien tolerado por el paciente continuar con 30 cc de solución EV y repetir al cabo de las 3 horas si no hay respuesta.

…" 283

283 **Ref. Bibliográfica #:** 13, 17, 19, 23.

"...
Conservar al insecto o animal venenoso, trasladar en ambulancia AVA.

Algunos animales altamente venenosos:

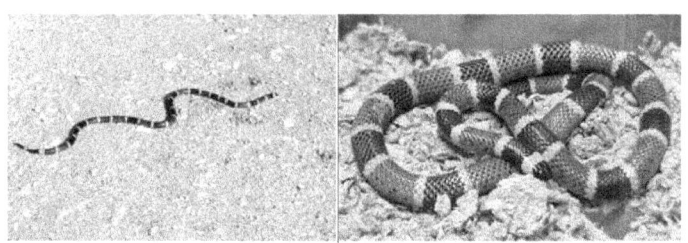

Serpiente de Coral.

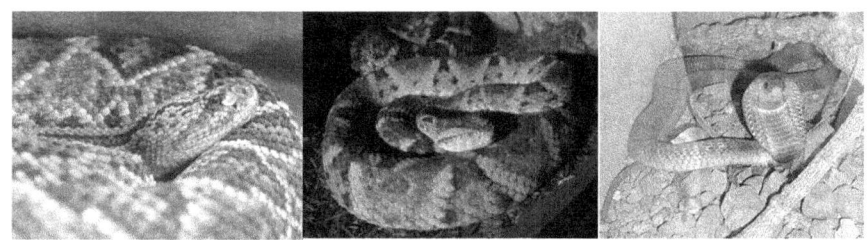

Cascabel, Punta de Lanza y Cobra Egipcia.

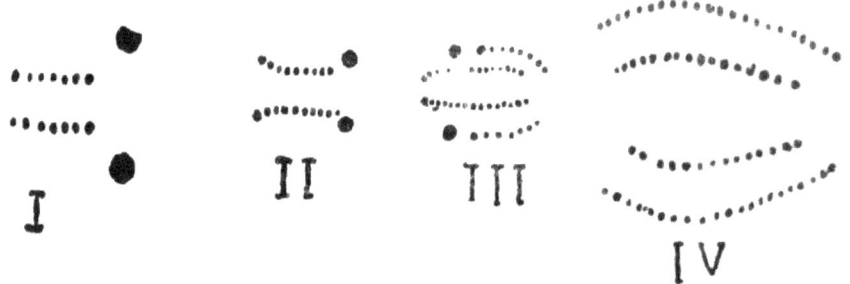

I) Mordedura de serpientes venenosas (Cascabel, Víbora de la Cruz, Yarará, Cobra Real).
II) Mordedura de Serpiente de Coral.
III) Mordedura de serpientes poco peligrosas para el hombre.
IV) Mordedura de culebras, majases y serpientes no venenosas.

... " 284

---

284 **Ref. Bibliográfica #:** 13, 16, 17, 19, 23.

"...

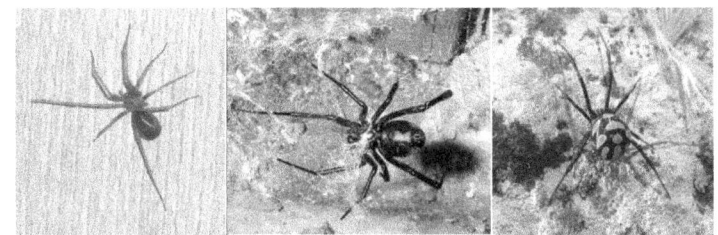

Tarántula de Sydney, Araña del Banano y Araña del Violín.

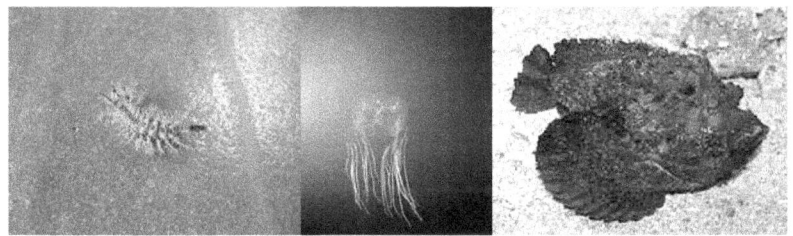

Araña de Rincón y dos Viudas Negras.

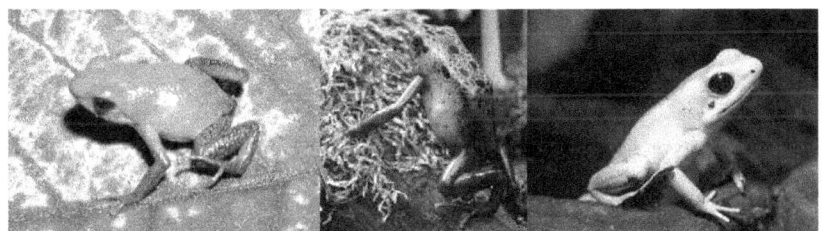

Oruga Taturana, Medusa Avispa de Mar y Pez Piedra.

Rana Dardo, Rana Flecha Azul, Rana Dorada.

..." 285

285 **Ref. Bibliográfica #:** 17, 19.

"...

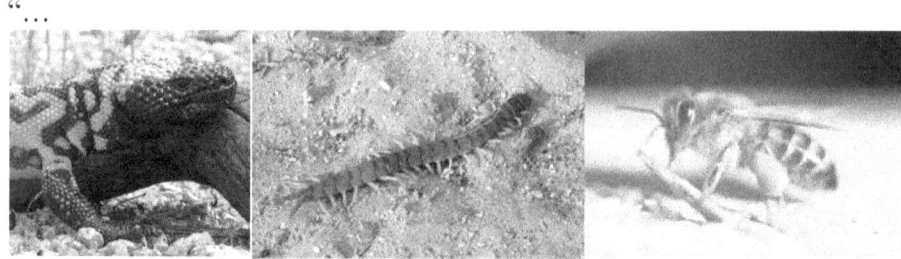

Monstruo de Gila. Escolopendromorfo y Abeja Africana.

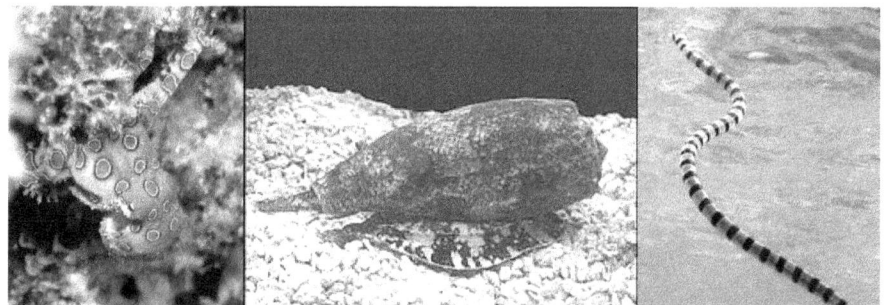

Pulpo de Anillos Azules. Caracol Cónidos y Serpiente Marina.

En Cuba hay muy pocos animales venenosos, es frecuente encontrar personas alérgicas a las picaduras de las Abejas y Avispas, así como, sensibles a determinadas plantas como el Guao, Pica Pica, Chichicate, etc.; fuera de esto, el Pez Globo y el Pez León son los que provocan accidentes en el mar. No contamos con escorpiones, arañas, ranas ni serpientes venenosas.

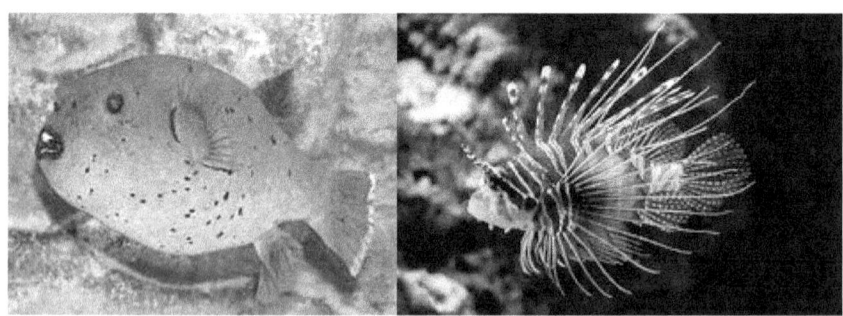

Pez Globo y Pez León.

..." 286

---

286 **Ref. Bibliográfica #:** 17, 19.

4··13 Pérdida de la Consciencia

"…

Un paciente que acaba de perder el conocimiento puede tener un estado grave o un trastorno de poca importancia. A fin de determinar ante cual de estas dos situaciones nos encontramos, debemos tratar de precisar, rápidamente lo siguiente:

✓ Si el paciente ingirió algún tóxico, droga o medicamento en exceso, bien sea por accidente o en intensión suicida.
✓ Si hay antecedentes de Traumatismo Craneal (escena de trauma).
✓ Antecedentes patológicos previos.
✓ Si se trata de una Crisis Vagal (Fatiga), palidez, pulso lento, vista nublada.

El Estado de Coma, se caracteriza por la pérdida prolongada de la consciencia, es siempre grave, pues se produce por enfermedades como (Hemorragia Cerebral o Meníngea, Meningoencefalitis, tumores cerebrales; Diabetes grave o complicada; enfermedades graves del Hígado o del Riñón; ingestión de Barbitúricos, alcohol y otros tóxicos; infecciones graves; Trauma Craneoencefálico – TCE; deshidratación, etc.).

✓ Cara pálida, pulso débil o que no se siente, respiración deprimida y abolida: Es probablemente un síncope.

✓ Cara roja, congestionada, pulso fuerte, respiración estertorosa: Probablemente Apoplejía por Hemorragia Cerebral.

✓ Cara azulada o morada, pulso débil, respiración superficial o abolida: Asfixia.

…" **287**

---

287 Ref. Bibliográfica #: 13, 17, 19, 23.

"…

➢ **Procedimiento:**

✓ En caso de existir trauma (caídas, golpes, etc.), realizar secuencia de ABCDE, Control Cervical, Oxígeno al 100 %, reposición de líquidos, inmovilizar, empaquetar y trasladar.

✓ En caso de síncope por fatiga: acostar al paciente con la cabeza más abajo que los pies, aflojar cualquier prenda de vestir, dar a oler sustancias fuertes como perfume, alcohol, etc., rociar agua por la cara (nunca dar de beber a no ser que haya recuperado la consciencia, nunca dar golpes en la cara ni cabeza); presionar el Punto Acupuntural VG-26 que se encuentra por debajo del tabique nasal (nariz), un poco más arriba del punto medio del frenillo, en la unión del tercio superior con el tercio medio del surco subnasal (depresión), con el dedo Pulgar de la mano derecha durante 1 minuto (síncope, Lipotimia, Epilepsia, palpitaciones, Histeria); Evaluar ABCD, Oxígeno al 100 %, RCP si necesita.

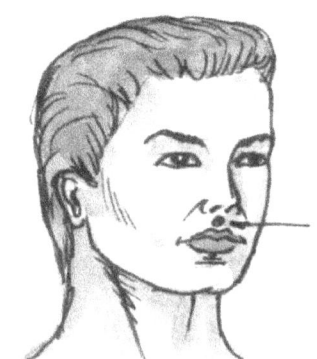

VG-26 (In Zung – Renzhong).

… " 288

---

288 **Ref. Bibliográfica #:** 13, 17, 19, 23, 24.

"...

✓ En caso de síncope por Hipoglucemia (Shock Insulínico), se producen sensaciones muy variadas como: Diaforesis (sudoración fría), temblores y sensaciones vibrantes en las manos y en todo el cuerpo, desorientación, visión borrosa. Un síntoma que identifica a esta condición temporal es un dolor en el centro del pecho. Tratar ABC, infundir Dextrosa IV, Insulina simple 25 µ Subcutánea; suministrar azúcar (agua con azúcar), refresco o un dulce para elevar los niveles de Glucosa en la sangre (cuando la persona recobre la consciencia).

..." 289

---

[289] **Ref. Bibliográfica #:** 3, 13, 16, 17, 19, 23.

4··14 Ahogamiento

"…

El ahogamiento es un tipo de asfixia debida a la inmersión en el agua o falta de Oxígeno diatómico. Un tipo de ahogamiento por falta de aire es debido a la Obstrucción de Vía Aérea por Cuerpo Extraño (OVACE). La desobstrucción de la Vía Aérea se realiza mediante la Maniobra de Heimlich (ya descrita), aunque el primer paso antes de esta maniobra sería animar al paciente a que tosa.

El ahogamiento húmedo se produce cuando hay aspiración de líquido a los Pulmones tras la fase inicial de Laringoespasmo, por estímulos de la Hipoxia y la Hipercapnia en el centro respiratorio de la inspiración; se denomina Ahogamiento Azul y representa el auténtico cuadro de asfixia por inmersión.

Hablando en términos estrictos, el ahogamiento causa la muerte, pero el término también se usa para los casos que no desembocan en fallecimiento (casi ahogamiento), de manera general cuando hay una asfixia aguda (falta el aire) de una persona que se encuentra inmersa.

La penetración de agua, incluso en cantidad ínfima, en las Vías Respiratorias, puede provocar una apnea refleja; la Epiglotis se cierra para proteger las Vías Respiratorias, impidiendo de hecho la respiración incluso cuando la cabeza se encuentra fuera del agua. Por consiguiente, el Oxígeno disponible en el organismo disminuye; entonces se habla de Hipoxemia. Las secuelas persistentes después del ahogamiento de la víctima están en función de la importancia de la Hipoxia y de su duración, pero la eventual presencia de agua en los Pulmones causa un Edema Pulmonar Traumático. Este edema, así como, el agua que ha penetrado, interfieren en el intercambio gaseoso en la pared alveolar y mantienen el déficit de Oxígeno aunque la persona respire espontáneamente.

Típicamente, se distinguen cuatro estadios del ahogamiento (por orden creciente de gravedad):

… " 290
…

---

[290] **Ref. Bibliográfica #:** 13, 17, 19, 23.

"…
- ✓ Estrés Acuático.
- ✓ Hipoxia Pequeña.
- ✓ Hipoxia Grande.
- ✓ Ahogamiento Anóxico.

➢ **Síntomas de Ahogamiento:**

- ✓ Pupilas dilatadas.
- ✓ Ausencia de pulso o casi nulo.

➢ **Medidas preventivas:**

- ✓ No dejar solos a los niños en lugares con agua (playa, piscina, bañaderas, etc.).
- ✓ Enseñar a los niños natación.
- ✓ No sumergirse en aguas profundas si no sabe nadar (10 % de los casos).
- ✓ No sumergirse en estado de embriaguez (50 % de los casos).
- ✓ No sumergirse acabado de comer (20 % de los casos).

➢ **Acción del Socorrista:**

- ✓ Extraer a la víctima del agua (antes de los 4 minutos). Este aspecto es muy importante, alguien debe llevar el tiempo que transcurre entre que el Socorrista entra al agua y saca a la víctima y a su vez, determinar en ese tiempo, si cuando llegó el Socorrista a ella ya estaba ahogada o no).

- ✓ Si esta consciente, pero manifiesta signos de asfixia, colocar en Posición Lateral de Recuperación (para impedir que se asfixie aún más con los vómitos y espasmos), dar masajes en la espalda, levantando y contrayendo los hombros.

…" 291

---

291 **Ref. Bibliográfica #:** 13, 17, 19, 23.

"...

✓ Si esta inconsciente, evaluar ABC, iniciar RCP si no respira y no tiene pulso. Si la Vía Aérea no está permeable (en la mayoría de los casos al cerrarse la Epiglotis provoca un fuerte edema que impide el paso del aire, la persona muere por asfixia y no por la cantidad de agua ingerida), hay que utilizar los Métodos Mecánicos o Quirúrgicos para permeabilizarla.

✓ Mantener RCP y ventilación asistida hasta que llegue el Desfibrilador.

✓ Desfibrilar, si hay Actividad Eléctrica sin Pulso (AESP), tratar con medicamentos. (Recordar que el alcohol puede alterar y mantener un patrón errático eléctrico en el Corazón aún cuando hayan pasado varios minutos sin respuesta positiva).

✓ Pasados 15 minutos de RCP sin respuesta, aún a la terapia medicamentosa, se cataloga como fallecido.

..." 292

---

292 **Ref. Bibliográfica #:** 13, 17, 19, 23.

"...

En los casos de contracción muscular (comúnmente denominado 'cuca' por el vulgo), fundamentalmente en el Músculo Gastrocnemio o Gemelo, que se produce por fatiga muscular debido a un aumento de Ácido Láctico que provoca un corto circuito momentáneo de los receptores que estimulan las fibras musculares y se origina una fuerte contracción sin la consiguiente relajación del músculo que se traduce en un fuerte dolor invalidante de los movimientos naturales de la pantorrilla, que casi siempre, desata la desesperación si la víctima se encuentra en aguas profundas conllevando posiblemente al ahogamiento (si la víctima no tiene la capacidad de auto controlarse y manejar la situación).

Inmediatamente después de sentir la contracción muscular, es necesario e indispensable darse un golpe con el puño cerrado de la mano en el centro del músculo, esto equivale a 40 J, descarga que obligará a los receptores de las fibras musculares a relajar el músculo.

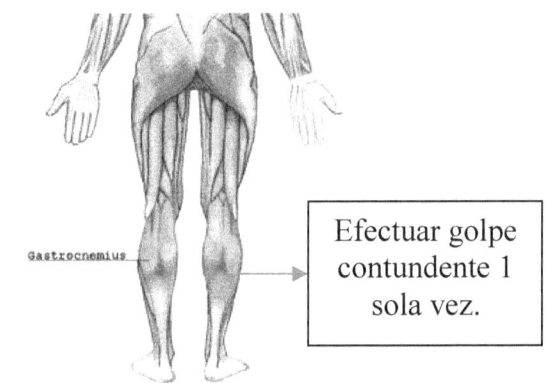

Gastrocnemius

Efectuar golpe contundente 1 sola vez.

Músculo Gastrocnemio (Gemelos).

...″ 293

---

293 **Ref. Bibliográfica #:** 13, 17, 19, 23.

Una vez hecho esto, y de seguir el fuerte dolor (no haber logrado la relajación del músculo), la víctima deberá colocarse en posición decúbito supino (aboyarse, flotar boca arriba) y relajar los MI completamente, mantenerse flotando controlando la misma con los brazos y las manos.

Las personas, con un mínimo de esfuerzo pueden flotar en el agua de mar, aún sin mover los brazos ni las piernas. En su mayoría, el cuerpo humano tiene Flotabilidad Positiva debido a que presenta una Densidad Media menor (950 kg/m^3) que la del agua salada (1027 kg/m^3), lo conforman menos partículas y recibe el Empuje Hidrostático referido en el Principio de Arquímedes: "Un cuerpo total o parcialmente sumergido en un fluido en reposo, recibe un empuje de abajo hacia arriba igual al peso del volumen del fluido que desaloja".

Evite el pánico, relájese, solicite ayuda si se encuentra otra persona cerca o ir avanzando desde esta posición hacia la orilla.

Por lo general, de no lograr la relajación del músculo, el dolor persistirá por varios minutos e incluso horas.

5·· Anexos

5··1 Nomenclatura Necesaria

"…

- ✓ **5 – AHIA:** Ácido 5 – Hidroxindolacético.
- ✓ *a*: Aceleración.
- ✓ **A3:** Adenosina y Timidina.
- ✓ **AC:** Anhidraza Carbónica.
- ✓ **ACV:** Aparato Cardiovascular.
- ✓ **AE:** Actividad Eléctrica.
- ✓ **AESP:** Actividad Eléctrica sin Pulso.
- ✓ **ALP:** Fosfataza Alcalina.
- ✓ **AMBPC:** Arriba, Medio, Bajo, Piernas, Cabeza.
- ✓ **AMPLE:** Alergia, Medicamentos Previos, Patologías Previas, Libaciones y Alimentos Previos, Eventos.
- ✓ **AMS:** Acidosis Metabólica Sistémica.
- ✓ **ARIP:** Vía Aérea, Respiración o Ventilación, Inconsciencia, Pupilas.
- ✓ **As(OH)$_3$:** Ácido Arsenioso.
- ✓ **AVA:** Apoyo Vital Avanzado.
- ✓ **AVAT:** Apoyo Vital Avanzado en Trauma.
- ✓ **AVB:** Apoyo Vital Básico.
- ✓ **AVDI:** Alerta, Estímulo Verbal, Estímulo Doloroso, Inconsciente.
- ✓ **AVI:** Apoyo Vital Intensivo.
- ✓ **AVSP:** Arritmia Ventricular sin Pulso.
- ✓ **BP:** Bazo – Páncreas.
- ✓ **BUN:** Nitrógeno Ureico en la Sangre.
- ✓ **BV:** Bolsa – Válvula.
- ✓ **BVM:** Bolsa – Válvula – Máscara.
- ✓ **C$_5$H$_4$N$_4$O$_3$:** Ácido Úrico.
- ✓ **C$_6$H$_6$O:** Fenol.
- ✓ **Ca$^+$:** Calcio.
- ✓ **Ca:** Contenido Arterial.
- ✓ **CA:** Capilares Arteriales.

… " 294

---

294 **Ref. Bibliográfica #:** 2, 6, 13, 17, 19, 23.

"…

✓ **CaCl:** Cloruro de Calcio.
✓ **CAD:** Cetoacidosis Diabética.
✓ **CaF₂:** Fluoruro Cálcico.
✓ **CH₂O:** Formol.
✓ **CH₄:** Metano.
✓ **CHCM:** Concentración de Hemoglobina Corpuscular Media.
✓ **CI:** Capacidad Inspiratoria.
✓ **CIC:** Capacidad de Intercambio Catiónico.
✓ **Cl⁺:** Cloro.
✓ **CN⁻:** Cianuro.
✓ **CO:** Monóxido de Carbono.
✓ **COHb:** Carboxihemoglobina.
✓ **CPT:** Capacidad Pulmonar Total.
✓ **CO₂:** Dióxido de Carbono.
✓ **CRF:** Capacidad Residual Funcional.
✓ **CSC:** Conteo Sanguíneo Completo.
✓ **Cv:** Contenido Venoso.
✓ **CV:** Capacidad Vital.
✓ **CV:** Capilares Venosos.
✓ **DEA:** Desfibrilador Externo Automático.
✓ **DEK:** Dispositivo de Extracción Kendrick.
✓ **DESA:** Desfibrilador Externo Semiautomático.
✓ **DI:** Diámetro de Intubación.
✓ **DL50:** Dosis Letal al 50 % (Dosis Mortal de 1 % al 99 %).
✓ **EAP:** Edema Agudo de Pulmón.
✓ **Ec:** Energía Cinética.
✓ **ECG:** Escala de Coma de Glasgow.
✓ **EI:** Espacio Intersticial.
✓ **EI:** Espacio Intercostal.
✓ **EIC:** Espacio Intercostal.
✓ **EKG:** Electrocardiograma.
✓ **EPOC:** Enfermedad Pulmonar Obstructiva Crónica.
✓ **EV:** Vía Endovenosa o Intravenosa.
✓ **F:** Fuerza.
✓ **FC:** Frecuencia Cardiaca.

…" **295**

---

295 **Ref. Bibliográfica #:** 2, 6, 13, 17, 19, 23.

"…

- ✓ **FiO$_2$:** Fracción Inspirada de Oxígeno.
- ✓ **FP:** Frecuencia de Pulso.
- ✓ **FPS:** Factor de Protección Solar.
- ✓ **FR:** Frecuencia Respiratoria.
- ✓ **FV:** Fibrilación Ventricular.
- ✓ **GC:** Gasto Cardiaco.
- ✓ **GI:** Goteo Intravenoso.
- ✓ **GOT:** Glutamato Oxalacetato Transaminasa.
- ✓ **GPT:** Glutamato Piruvato Transaminasa.
- ✓ **GR:** Glóbulos Rojos.
- ✓ **H:** Hígado.
- ✓ **H:** Hombres.
- ✓ **H$^+$:** Hidrógeno.
- ✓ **H$^+$:** Hidrogeniones.
- ✓ **H$_2$CO$_3$:** Ácido Carbónico.
- ✓ **H$_2$C$_2$O$_4$:** Ácido Oxálico.
- ✓ **H$_2$O:** Agua.
- ✓ **H$_2$S:** Sulfuro de Hidrógeno.
- ✓ **H$_2$SO$_4$:** Ácido Sulfúrico.
- ✓ **Hb:** Hemoglobina.
- ✓ **HCL:** Ácido Clorhídrico.
- ✓ **HClO$_4$:** Ácido Perclórico.
- ✓ **HCM:** Hemoglobina Corpuscular Media.
- ✓ **HCN:** Cianuro de Hidrógeno.
- ✓ **HCO$_3$:** Bicarbonato.
- ✓ **Hct:** Hematocrito.
- ✓ **HDL:** Lipoproteínas de Alta Densidad.
- ✓ **HF:** Ácido Fluorhídrico.
- ✓ **HIC:** Hipertensión Intracraneal.
- ✓ **HN$_3$:** Ácido Azothídrico.
- ✓ **HNO$_2$:** Ácido Nitroso.
- ✓ **HTA:** Hipertensión Arterial.
- ✓ **Hto:** Hematocrito.
- ✓ **ICC:** Insuficiencia Cardiaca Congestiva.
- ✓ **IET:** Intubación Endotraqueal.

…" [296]

---

[296] **Ref. Bibliográfica #:** 2, 6, 13, 17, 19, 23.

"...

- ✓ **IM:** Vía Intramuscular.
- ✓ **IMA:** Infarto del Miocárdico Agudo.
- ✓ **IMV:** Incidente Masivo de Víctimas.
- ✓ **IRA:** Insuficiencia Renal Aguda.
- ✓ **IRC:** Insuficiencia Renal Crónica.
- ✓ **IV:** Vía Endovenosa o Intravenosa.
- ✓ **K^+:** Potasio.
- ✓ **KCl:** Cloruro de Potasio.
- ✓ **$KMnO_4$:** Permanganato de Potasio.
- ✓ **LAD:** Lesión Axonal Difusa.
- ✓ **LCR:** Líquido Cefalorraquídeo.
- ✓ **LDH:** Lactato Deshidrogenasa.
- ✓ **LDL:** Lipoproteínas de Baja Densidad.
- ✓ **lpm:** Latidos por Minuto.
- ✓ **l/resp:** Latidos por Respiración.
- ✓ *m*: Masa.
- ✓ **M:** Mujeres.
- ✓ **MES:** Mirar, Escuchar y Sentir.
- ✓ **Mg^+:** Magnesio.
- ✓ **MgCl:** Cloruro de Magnesio.
- ✓ **MI:** Miembros Inferiores.
- ✓ **MS:** Miembros Superiores.
- ✓ **MSC x 4:** Motilidad, Sensorial, Circulación por los 4 Miembros.
- ✓ **Na^+:** Sodio.
- ✓ **Na_2SO_4:** Sulfato de Sodio.
- ✓ **NaCl:** Cloruro de Sodio.
- ✓ **NaClO:** Hipoclorito de Sodio (Lejía).
- ✓ **$NaHCO_3$:** Bicarbonato de Sodio.
- ✓ **NaOH:** Hidróxido de Sodio (Sosa Cáustica).
- ✓ **NH_3:** Amoniaco.
- ✓ **NH_4:** Amonio.
- ✓ **O_2:** Oxígeno.
- ✓ **OVACE:** Obstrucción de la Vía Aérea por Cuerpos Extraños.
- ✓ **P:** Pulmón.
- ✓ **Pa:** Pascal.

..." [297]

---

[297] **Ref. Bibliográfica #:** 2, 6, 13, 17, 19, 23.

"…

- ✓ **PA:** Presión Arterial.
- ✓ **PAM:** Presión Arterial Media.
- ✓ **pCO$_2$:** Presión Parcial de Dióxido de Carbono.
- ✓ **PCC:** Paro Cardiaco Congestivo.
- ✓ **PCR:** Paro Cardiorrespiratorio.
- ✓ **PIC:** Presión Intracraneal.
- ✓ **PIRRL:** Pupilas Iguales, Redondas y Reactivas a la Luz.
- ✓ **Pl:** Plasma.
- ✓ **PM:** Puesto de Mando.
- ✓ **PMA:** Puesto Médico de Avanzada.
- ✓ **PNA:** Pantalones Neumáticos Antishock.
- ✓ **PNR:** Policía Nacional Revolucionaria.
- ✓ **pO$_2$:** Presión Parcial de Oxígeno.
- ✓ **PO$_4$:** Fosfato.
- ✓ **PP:** Presión de Pulso.
- ✓ **PPC:** Presión de Perfusión Cerebral.
- ✓ **ppm:** Partes por Millón.
- ✓ **PR:** Presión Radial.
- ✓ **PRD:** Presión Radial Diastólica.
- ✓ **PRS:** Presión Radial Sistólica.
- ✓ **R:** Riñón.
- ✓ **RÁL:** Radicales Ácidos Libres.
- ✓ **RBC:** Conteo de Eritrocitos.
- ✓ **RCP:** Reanimación Cardiopulmonar.
- ✓ **RM:** Resonancia Magnética.
- ✓ **rpm:** Respiraciones por Minuto.
- ✓ **RPM:** Ruptura Prematura de Membranas.
- ✓ **RVP:** Resistencia Vascular Periférica.
- ✓ **Rx:** Rayos X.
- ✓ **Sa:** Sangre Arterial.
- ✓ **Sa:** Saturación Arterial.
- ✓ **SC:** Síndrome Compactimental.
- ✓ **SCQ:** Superficie Corporal Quemada.
- ✓ **SIRS:** Síndrome de Respuesta Inflamatoria Sistémica.

… " **298**

---

[298] **Ref. Bibliográfica #:** 2, 6, 13, 17, 19, 23.

"…

- ✓ **SIU:** Sistema Internacional de Unidades.
- ✓ **SIUM:** Sistema Integral de Urgencias Médicas.
- ✓ **SME:** Servicios Médicos de Emergencia.
- ✓ **SMRVR:** Síndrome de Malfuncionamiento Reactivo de las Vías Respiratorias.
- ✓ **SNC:** Sistema Nervioso Central.
- ✓ **SOS:** Solicito Oportuno Socorro.
- ✓ **SSF:** Solución de Suero Fisiológico.
- ✓ **Su:** Suero.
- ✓ **Sv:** Saturación Venosa.
- ✓ **SVA:** Soporte Vital Avanzado.
- ✓ **TA:** Tensión Arterial.
- ✓ **TAC:** Tomografía Axial Computarizada.
- ✓ **TAD:** Tensión Arterial Diastólica.
- ✓ **TAS:** Tensión Arterial Sistólica.
- ✓ **TC:** Temperatura Corporal.
- ✓ **TCC:** Traumatismo Craneal Cerrado.
- ✓ **TCE:** Trauma Craneoencefálico.
- ✓ **TCEe:** Trauma Craneoencefálico Explosivo.
- ✓ **TCP:** Traumatismo Craneal Penetrante.
- ✓ **TEP:** Tromboembolismo Pulmonar.
- ✓ **TRIAGE:** Clasificar.
- ✓ **TTT:** Tipificar, Tratar, Trasladar.
- ✓ **TUM:** Técnico en Urgencia Médica.
- ✓ **TVSP:** Taquicardia Ventricular sin Pulso.
- ✓ **U:** Unidades.
- ✓ **UCI:** Unidad de Cuidados Intensivos.
- ✓ **UI:** Unidades Internacionales.
- ✓ **VCM:** Volumen Corpuscular Medio.
- ✓ **VLDL:** Lipoproteínas de muy Baja Densidad.
- ✓ *v*: Velocidad.
- ✓ **VA:** Vía Aérea.
- ✓ **VC:** Volumen Corriente.
- ✓ **VG:** Vaso Gobernador.
- ✓ **VM:** Volumen Minuto.

…" [299]

---

[299] **Ref. Bibliográfica #:** 2, 6, 13, 17, 19, 23.

"…
- ✓ **VM:** Ventilación Minuto.
- ✓ **VO:** Vía Oral.
- ✓ **VOS:** Ver, Oír y Sentir.
- ✓ **vpm:** Ventilaciones por Minuto.
- ✓ **VR:** Volumen Residual.
- ✓ **VRE:** Volumen de Reserva Espiratoria.
- ✓ **VRI:** Volumen de Reserva Inspiratoria.
- ✓ **VT:** Volumen Tidal.
- ✓ **VTP:** Ventilación Transtraqueal Percutánea.

…" [300]

---

[300] **Ref. Bibliográfica #:** 2, 6, 13, 17, 19, 23.

Emergencia y Primeros Auxilios

5··2 Unidades de Medidas Empleadas en Medicina

"…

✓ **Centímetro Cúbico (cc, cm³):** Es una unidad de volumen. Equivale a la millonésima parte de un metro cúbico y también a un mililitro. Es el segundo submúltiplo del metro cúbico. Se utiliza en las jeringuillas de inyección.

1 cc = 1 ml.
1 cc = 0.01 dl.
1 cc = 0.001 L.

✓ **Decilitro (dl):** Es una unidad de volumen equivalente a la décima parte de un Litro. Equivale a 100 centímetros cúbicos, y es el primer submúltiplo del Litro.

1 dl = 100 ml.
1 dl = 100 cc.
1 dl = 0.1 L.

✓ **Gota (gt):** Es un volumen pequeño de algún líquido, delimitada casi completamente por superficies encadenadas entre sí. La manera más sencilla de formar una gota es permitir que el líquido fluya suavemente hacia el borde de un recipiente. Cuando la gota exceda determinado tamaño, perderá su estabilidad y caerá.

20 gt ≈ 1 ml.
20 gt ≈ 1 cc.

✓ **Gramo (g):** El Gramo es la unidad principal de masa del Sistema Cegesimal de Unidades, y la unidad de masa y de fuerza o peso del Sistema Métrico Decimal. Originalmente fue definida como la masa de un centímetro cúbico de agua a 3.98° C, y actualmente se define como la milésima parte del Kilogramo, la unidad básica de masa del Sistema Internacional de Unidades.

…" [301]

---

[301] **Ref. Bibliográfica #:** 17, 19.

"…
   1 g = 1 000 mg.
   1 g = 0.001 kg.

✓ **Kilogramo (kg):** El Kilogramo es la unidad básica de masa del
   Sistema Internacional de Unidades (SIU).

   1 kg = 1 000 000 mg.
   1 kg = 1 000 g.

✓ **Litro (L):** El Litro es una unidad de volumen equivalente a un
   decímetro cúbico (0.001 m³). Su uso es aceptado en el Sistema
   Internacional de Unidades (SIU), aunque ya no pertenece
   estrictamente a él.

   1 L = 1 000 ml.
   1 L = 1 000 cc.

✓ **Miligramo (mg):** El Miligramo es una unidad de masa del SIU. Es
   el tercer submúltiplo del Gramo y el sexto del Kilogramo, siendo una
   milésima parte del Gramo y una millonésima del Kilogramo.

   1 mg = 1 000 mcg ó μg.
   1 mg = 0.001 g.
   1 mg = 0.000001 kg.

✓ **Miligramos Equivalentes de Hidrógeno (mEq):** La capacidad de
   intercambio generalmente se expresa en términos de Miligramos
   Equivalentes de Hidrógeno por 100 g de Coloide, cuya denominación
   abreviada es mili equivalente por 100 gramos o mEq/100 g. Por
   definición, se convierte en el peso de un elemento que desplaza el
   Peso Atómico de Hidrógeno.

   Un Peso Equivalente es igual al Peso Atómico dividido entre la
   Valencia:

… " [302]

---

[302] **Ref. Bibliográfica #:** 17, 19.

"...

Elemento	Peso Atómico	Valencia	Peso Equivalente
Ca	40.08	2	20.04
Mg	24.31	2	12.16
K	39.1	1	39.1
Na	22.99	1	22.99

La Capacidad de Intercambio Catiónico (CIC) es una medida de un material (Coloide) para retener cationes intercambiables. También puede ser definida como las cargas negativas por unidad de cantidad de Coloide que es neutralizada por cationes de intercambio. Un catión es un ion que tiene carga eléctrica positiva mientras que el Coloide tiene carga negativa.

En el laboratorio la CIC se mide en términos de la suma de las concentraciones en partes por millón (ppm) de los cationes desplazados, estos valores son convertidos a mEq/100 g de la forma siguiente:

mEq/100 g = [ppm del catión / (peso equivalente x 10)].

A continuación se indican los números de los pesos usados para la conversión de cationes a valores de miliequivalentes:

Conversión de cationes a valores mEq	
200 ppm Ca	1 mEq Ca/100 g Coloide
120 ppm Mg	1 mEq Mg/100 g Coloide
390 ppm K	1 mEq K/100 g Coloide
10 ppm H	1 mEq II/100 g Coloide
230 ppm Na	1 mEq Na/100 g Coloide

..." 303

---

[303] **Ref. Bibliográfica #:** 17, 19.

"...

Los excesos de sales, sales libres o compuestos alcalinos que no forman parte del complejo de intercambio catiónico, pero que aparecen en los resultados de las pruebas, alteraran los resultados de la CIC.

✓ **Mililitro (ml):** El Mililitro es una unidad de volumen equivalente a la milésima parte de un Litro. También equivale a 1 centímetro cúbico y es el tercer submúltiplo del Litro.

1 ml = 0.001 L.
1 ml = 1 cc.
1 ml ≈ 20 gt.

✓ **Milímetro de Mercurio (mm/Hg):** El Torr o Milímetro de Mercurio es una unidad de presión. El Milímetro de Mercurio se define como la presión ejercida en la base de una columna de 1 mm/Hg, cuya densidad es de 13.5951 g/cm^3, bajo la acción de la Fuerza de Gravedad estándar (9.80665 m/s^2), es decir, 133.322 387 415 Pa, mientras que el Torr equivale a $^1/_{760}$ de la Presión Atmosférica estándar, es decir, 133.322 368 421⁻ Pa.

1 Torr = 0.999 999 857 533 699⁻ mm/Hg.
1 Torr = $^{101325}/_{760}$ Pa.
1 mm/Hg = 1.000 000 142 466 321⁻ Torr.

✓ **Mol:** Es la unidad con que se mide la cantidad de sustancia.

1 mol = 6.022 141 79 (30) x 10^{23} Unidades Elementales.

✓ **Nanogramo (ng):** El Nanogramo es una unidad de medida de masa del SIU equivalente a la milmillonésima parte de un Gramo, es decir, un Nanogramo corresponde a $^1/_{1.000.000.000}$ Gramo.

1 ng = 0.000000001 g.
1 ng = 0.000000000001 kg.
..." [304]

---

[304] **Ref. Bibliográfica #:** 17, 19.

"…

✓ **Osmolaridad (mOsm):** Es la medida usada por farmacéuticos, médicos y biólogos para expresar la concentración total (medida en osmoles/litro en vez de en moles/litro como se hace en química) de sustancias en disoluciones usadas en medicina. La osmolaridad normal de los fluidos corporales es de 300 miliosmoles (0.3 osmoles) por litro de solución, similar a una solución al 0.9 % de NaCl.

$$\underline{\textbf{Osmolaridad Sanguínea (mOsm/L)} = \{[2Na^+ + K^+ + \textbf{Glucemia}}$$
$$\underline{\textbf{(mg/dl)] /18} + [\textbf{BUN (mg/dl) / 2.8].}}$$

… " [305]

---

[305] **Ref. Bibliográfica #:** 17, 19.

Emergencia y Primeros Auxilios

5··3 Valores Fisiológicos en Medicina

"…

I. Valores normales de la Sangre (Sa), Plasma Sanguíneo (Pl) y Suero (Su):

➢ **Acetona (Su):** $0.3 - 2.0$ mg/100 cm^3.

➢ **Ácido Ascórbico (Sa):** $0.4 - 1.5$ mg/100 cm^3.

➢ **Ácido Láctico (Sa):** $6.0 - 16.0$ mg/100 cm^3 (10 mg/dl). (1 a 2 mmol/L en reposo llegando a 20 mmol/L en el ejercicio).

➢ **Ácido Pirúvico (Pl):** $1.0 - 20$ mg/100 cm^3.

➢ **Ácido Úrico (Su):** $3.0 - 6.0$ mg/100 cm^3.

➢ **Ácido Úrico (Sa):**

✓ **Normal:** $3.5 - 7.0$ mg/dl.
✓ **Mujeres:** $2.5 - 6$ mg/dl.
✓ **Hombres:** Hasta 7.2 mg/dl.

➢ **Aldolasa (Su):**

✓ **Hombres:** < 33 U.
✓ **Mujeres:** < 19 U.

➢ **Alfa – Amino – Nitrógeno (Pl):** $3.0 - 5.5$ mg/100 cm^3.

➢ **Amilasa (Su):** $80 - 180$ U Somogyi/100 cm^3.

➢ **Amoniaco (Sa):** $40 - 70$ mg/100 cm^3.

… " [306]

---

[306] **Ref. Bibliográfica #:** 6, 17, 19.

"…

➢ **Anhídrido Carbónico (Su):**

✓ **Contenido:** 26 – 28 mEq/L.
✓ **Lactantes:** 20 – 26 mEq/L.
✓ **Capacidad de Combinación:** 24 – 29 mEq/L (53 – 64 Vols/%).
✓ **Tensión pCO2:** 35 – 45 mm/Hg.

➢ **Antígeno Prostático Total (Su):** 00 – 4.0 ng/ml.

➢ **Barbitúrico (Su):** 0.

✓ **Nivel Comatoso:** Fenobarbital $\approx$ 11 mg/100 cm^3.
La mayor parte del resto de Barbitúricos 1.5 mg/100 cm^3.

➢ **Base Total en el Suero:** 145 – 160 mEq/L.

➢ **Bilirrubina (Su):**

✓ **Directa:** 0.1 – 0.4 mg/100 cm^3 (0 a 0.3 mg/dl).
✓ **Indirecta:** 0.2 – 0.7 mg/100 cm^3 (0 a 1 mg/dl).
✓ **Total:** 0.3 – 1.1 mg/100 cm^3 (0.3 a 1.9 mg/dl).
✓ **Normal:** 0.3 a 1 mg/dl.
Produce Ictericia a partir de los 2 a 2.5 mg/dl.

➢ **Bromuros (Su):** 0. Niveles Tóxicos por encima de 17 mEq/L.

➢ **Calcio (Su):** 4.5 – 5.5 mEq/L (9.0 – 11.0 mg/100 cm^3.).

➢ **Calcio (Su Ionizado):** 2.1 – 2.6 mEq/L (4.25 – 5.25 mg/100 cm^3.).

➢ **Carotenoides (Su):** 100 – 300 Uk/100 cm^3.

➢ **Cloro (Su):** 98 – 107 mEq/L.
…" [307]

---

[307] **Ref. Bibliográfica #:** 6, 17, 19.

"…

➢ **Cloruro (Su):** 100 – 106 mEq/L (355 – 376 mg/100 cm^3 en forma de Cl). (585 – 620 mg/100 cm^3 en forma de NaCl).

➢ **Cobre (Su):** 70 – 140 mg/100 cm^3.

➢ **Colesterol (Su):**

✓ **Colesterol Total:** 150 – 250 mg/100 cm (< 200 mg/dl).
✓ **Colesterol Normal:** 200 mg/dl.
✓ **Colesterol Aceptable:** 200 – 239 mg/dl.
✓ **Colesterol Elevado:** 240 mg/dl.
✓ **Colesterol HDL:** 55 – 90 mg/dl.
✓ **Colesterol LDL:** < 130 mg/dl.
✓ **Colesterol VLDL:** < 32 mg/dl.
✓ **Esteres:** 68 – 76 % del Colesterol Total.
✓ **Relación Colesterol / HDL:** < 5 mg/dl.

➢ **Creatina (Su):** 0.2 – 0.8 mg/100 cm^3.

➢ **Creatinina (Su):** 0.7 – 1.5 mg/100 cm^3. (1.5 mg/dl).

✓ **Intervalo de Referencia:** 0.70 – 1.20 mg/dl.

➢ **Crioglobulinas (Su):** 0.

➢ **Deshidrogenasa Láctica (Su):** 200 – 450 U/ cm^3.

➢ **Dilantina (Sa y Su):** Niveles Terapéuticos: 1 – 11 cm^3.

➢ **Electroforesis sobre Papel:**

✓ **Albúmina:** 45 – 55 % del total (Sa = 3.5 – 5.0 g/dl).
✓ **Globulina Alfa 1 (Antitripsina):** 5 – 8 % del total.
✓ **Globulina Alfa 2:** 8 – 13 % del total.

…" [308]

---

[308] **Ref. Bibliográfica #:** 6, 17, 19.

"…

➢ **Etanol (Sa):**

✓ **Intoxicación Intensa:** 0.3 – 0.4 %.
✓ **Estupor Alcohólico:** 0.4 – 0.5 %.
✓ **Coma:** > 0.5 %.

➢ **Fenilalanina (Su):** < 3 mg/100 cm^3.

➢ **Fibrinógeno (Pl):** 200 – 400 mg/100 cm^3.

➢ **Fosfatasas Ácidas (Su):**

✓ **King – Armstrong:** 1.0 – 5.0 U.
✓ **Bodansky:** 0.5 – 2.0 U.
✓ **Gutman:** 0.5 – 2.0 U.
✓ **Shinowara:** 0.0 – 1.1 U.
✓ **Bessey – Lowry:** 0.1 – 0.63 U.

➢ **Fosfatasas Alcalinas (ALP) (Su):**

✓ **Normal:** 44 a 147 UI/L (Unidades Internacionales).
✓ **King – Armstrong:** 5.0 – 13.0 U.
✓ **Bodansky:** 2.0 – 4.5 U.
✓ **Gutman:** 3.0 – 10.0 U.
✓ **Shinowara:** 2.0 – 8.6 U.
✓ **Bessey – Lowry:** 0.8 – 2.3 U.

➢ **Fosfatos Inorgánicos (Su):**

✓ **Adultos:** 3.0 – 4.5 mg/100 cm^3.
✓ **Niños:** 4.0 – 7.0 mg/100 cm^3.

➢ **Glicemia (Su):** 75 – 110 mg/dl.

… " 309

---

309 **Ref. Bibliográfica #:** 6, 17, 19.

"…

➢ **Glucosa en Ayunas (Sa):**

✓ **Verdadera:** 60 – 160 mg/100 cm^3 (100 mg/dl).
✓ **Folin:** 80 – 120 mg/100 cm^3.

➢ **17 – Hidroxicorticoides (Pl):** 5 – 25 γ/100 cm^3.

➢ **Hierro (Su):** 75 – 175 γ/100 cm^3.

➢ **Hierro no Saturado, Capacidad de Combinación (Su):** 150 – 300 γ/100 cm^3.

➢ **Índice Ictérico (Su):** 4 – 7.

➢ **Lipasa (Su):** < 1.5 U (cm^3 de NaOH, n 20).

➢ **Lípidos Totales (Su):** 450 – 850 mg/100 cm^3.

➢ **Lípidos División (Pl):**

✓ **Colesterol:** 150 – 250 mg/100 cm^3.
✓ **Esteres de Colesterol:** 68 – 100 % de Colesterol Total.
✓ **Fosfolípidos:** 6 – 12 mg/100 cm^3 (280 mg/dl).
✓ **Ácidos Grasos Totales:** 190 – 420 mg/100 cm^3.
✓ **Grasas Neutras:** 0 – 150 mg/100 cm^3.

➢ **Magnesio (Su):** 1.5 – 2.5 mEq/L (1.8 – 3.0 mg/100 cm^3.).

➢ **Nitrógeno no Proteico (Su):** 15 – 35 mg/100 cm^3.

➢ **Nitrógeno Ureico:**

✓ **(Sa):** 10 – 20 mg/100 cm^3.
✓ **(Su):** 7.0 – 20.0 mg/dl.

…" [310]

---

[310] **Ref. Bibliográfica #:** 6, 17, 19.

"...

➢ **Osmolaridad (Su):** 285 – 295 mOsm/L.

➢ **Óxido de Carbono (Sa):** Síntomas cuando la saturación excede el 20 %.

➢ **Oxígeno (Sa):**

✓ **Capacidad:** 16.24 Vol/% (varía con la Hb).
✓ **Contenido Arterial (Ca):** 15 – 23 Vol/%.
✓ **Contenido Venoso (Cv):** 10 – 16 Vol/%.
✓ **Saturación Arterial (Sa):** 94 – 100 % de la capacidad.
✓ **Saturación Venosa (Sv):** 60 – 85 % de la capacidad.

➢ **pH Arterial (Pl):** 7.35 – 7.45.

➢ **Plomo (Sa):** 0.50 γ/100 cm^3.

➢ **Potasio (Su):** 3.5 – 5.0 mEq/L. (14 – 20 mg/100 cm^3 en forma de K).

✓ **Intervalo de Referencia:** 3.50 – 5.00 mEq/L.

➢ **Proteínas (Su):**

✓ **Total:** 6.0 – 8.0 g/100 cm^3.
✓ **Albúmina:** 3.5 – 5.5 g/100 cm^3 (Sa = 3.5 – 5.0 g/dl).
✓ **Globulina:** 1.5 – 3.0 g/100 cm^3.

➢ **Salicilato (Pl):**

✓ **Nivel Terapéutico:** 20 – 25 mg/100 cm^3.
✓ **Nivel Tóxico:** > 30 mg/100 cm^3.

…" 311

---

311 **Ref. Bibliográfica #:** 6, 17, 19.

"…

➤ **Serotonina:** Suspensión de Plaquetas.

✓ **(Sa)** = 0.1 – 0.3 γ/cm^3.
✓ **(Su)** = 0.1 – 0.32 γ/cm^3.

➤ **Sodio (Su):** 136 – 145 mEq/L. (313 – 334 mg/100 cm^3 en forma de Na).

✓ **Intervalo de Referencia:** 135 – 147 mEq/L.

➤ **Tensión de pO_2 Arterial:** 95 – 100 mm/Hg.

➤ **Transaminasas (Su):**

✓ **Glutamato Oxalacetato Transaminasa (GOT):** 5 – 40 U/ cm^3 (0.0 – 40.0 U/L).
✓ **Glutamato Piruvato Transaminasa (GPT):** 5 – 35 U/ cm^3 (0 – 41 U/L).

➤ **Triglicéridos (Su):** 0 – 200 mg/dl.

➤ **Triacilgliceroles (Pl):** 125 mg/dl.

➤ **Urea (Pl):** 15 mg/dl.

➤ **Uremia (Su):** 19 – 49 mg/dl.

➤ **Vitamina A (Su):** 30 – 100 U/100 cm^3.

➤ **Yodo extraíble por cl Butanol (Su):** 3.5 – 6.5 $\gamma/100$ cm^3.

➤ **Yodo, Fracción Proteica (Su):** 3.5 – 8.0 $\gamma/100$ cm^3.

…" [312]

---

[312] **Ref. Bibliográfica #:** 6, 17, 19.

"…

II. Valores Hematológicos normales (Hemograma):

➤ **Basófilos Polimorfonucleares:** 0.0 – 0.7 %.

➤ **Carboxihemoglobina (COHb):** Hasta 5 % del total. A concentraciones en dl, del 70 al 80 % de COHb se produce la muerte.

➤ **Células Plasmáticas (Plasmocitos):** 0.0 – 2.0 %.

➤ **Células Reticulares:** 0.1 – 2.0 %.

➤ **Eosinófilos Polimorfonucleares:** 0.5 – 4.0 %.

➤ **Eritrocitos:**

✓ **Hombres:** 5.0 ± 0.8 millones/mm^3.
✓ **Mujeres:** 4.5 ± 0.6 millones/mm^3.
✓ **Niños**: 4.5 – 5.1 millones/mm^3.
✓ **Recuento de Eritrocitos, Intervalo de Referencia:** 4.70 – 6.10 x 10^6/µL.

➤ **Fibrinolisinas:** 0.

➤ **Fragilidad Osmótica de los Eritrocitos:** Se inicia con 0.45 – 0.39 % de NaCl. Total con 0.33 – 0.30 % de NaCl.

➤ **Hematocrito:**

✓ **Hombres:** 47.0 ± 7.0 cm^3/% (42 – 52 %).
✓ **Mujeres:** 42.0 ± 5.0 cm^3/% (36 – 48 %).
✓ **Recién nacidos:** 49.0 – 54.0 cm^3/%.
✓ **Niños**: 35.0 – 49.0 cm^3/%.
✓ **Intervalo de Referencia:** 42.0 – 52.0 %.

…" [313]

---

[313] **Ref. Bibliográfica #:** 6, 17, 19.

"...

- ✓ **VCM:** 80 – 98 fL. [Hombres: 85.0 – 87 (+7) fL (Fentolitros). Mujeres: 90 (+9) fL].
- ✓ **HCM:** 26.3 – 33.8 pg (Picogramos/Célula).
- ✓ **CHCM:** 32.0 – 36.0 g/dl (4.9 – 5.5 mmol/L).
- ✓ **RDW – CV:** 11.5 – 14.8 %.

➢ **Hemoglobina (Hb):**

- ✓ **Hombres:** 16.0 ± 2.0 g/%.
- ✓ **Mujeres:** 14.0 ± 2.0 g/%.
- ✓ **Normales Hombre:** 13 a 17 g/dl de sangre.
- ✓ **Normales Mujeres:** 12 a 16 g/dl de sangre.
- ✓ **Recién nacidos:** 16.5 – 19.5 g/%.
- ✓ **Fetal:** < 2 % del total.
- ✓ **Intervalo de Referencia:** 14.0 – 18.0 g/dl.

➢ **Leucócitos:** 4 500 a 11 500 células por mm^3 (o Microlitro de sangre). 5 000 – 10 000 /mm^3.

- ✓ **Recuento de Leucocitos:** 4.50 – 11.00 x 10^3/μL.
- ✓ **Basófilos:** 0 – 1 %.
- ✓ **Eosinófilos:** 1 – 4 %.
- ✓ **Promielocitos:** 0 %.
- ✓ **Mielocitos:** 0 – 0 %.
- ✓ **Juveniles:** 0 – 0 %.
- ✓ **Baciliformes:** 0 – 4 %
- ✓ **Segmentados:** 50 – 70 %.
- ✓ **Linfocitos:** 25.00 – 45.00 %.
- ✓ **Monocitos:** 2 – 8 %.
- ✓ **V.H.S.:** 1 – 15 mm/Hg.

➢ **Linfocitos:** 1 300 a 4 000 mm^3 (3.0 – 17.0 %). 1 500 – 3 000/mm^3.

..." 314
...

---

314 **Ref. Bibliográfica #:** 6, 17, 19.

"…

➢ **Médula Ósea, Recuento Celular Diferencial:**

✓ **Mieloblastos:** 0.3 – 5.0 %.
✓ **Promielocitos:** 1.0 – 8.0 %.

➢ **Megacariocitos:** 0.03 – 3.0 %.

➢ **Metahemoglobina:** Hasta un 3 % del total.

➢ **Metamielocitos:** 13.0 – 32.0 %.

➢ **Mielocitos:**

✓ **Neutrófilos:** 2 500 a 7 500 células por mm^3.
✓ **Neutrófilos Juveniles:** 150 – 400/mm^3.
✓ **Neutrófilos Segmentados:** 3 000 – 5 800/mm^3.
✓ **Eosinófilos:** 50 a 500 células por mm^3 (50 – 250/mm^3).
✓ **Basófilos:** 0.1 a 1.5 células por mm^3 en sangre (15 – 20/mm^3).

➢ **Monocitos:** 150 a 900 células por mm^3 (0.5 – 5.0 %). 285 – 500/mm^3.

➢ **Neutrófilos Polimorfonucleares:** 7.0 – 30.0 %.

➢ **Normoblastos:** 7.0 – 32.0 %.

➢ **Pronormoblastos:** 1.0 – 8.0 %.

➢ **Protombina (Consumo):** Más de 80 % en 1 h.

➢ **Protombina (Contenido):** 100 % calculado sobre el Tiempo de Protombina.

➢ **Reticulocitos:** 0.5 – 1.5 % de los Eritrocitos.

…" 315

---

315 **Ref. Bibliográfica #:** 6, 17, 19.

"…

➤ **Retracción del Coágulo:**

✓ **Cualitativa:** Se inicia a los 30 – 60 minutos.
✓ **Cuantitativa:** Didsheim 55 – 95 %.

➤ **Tiempo de Coagulación:** 6 – 17 minutos (Tubos de Vidrio Lee – White). 19 – 60 minutos (Tubos con Silicio).

➤ **Tiempo de Hemorragia:** Ivy < de 4 minutos. Duke de 1 a 4 minutos.

➤ **Tiempo de Protombina en una Fase (Pt):** 12.0 – 15.0 segundos.

➤ **Trombocitos (Plaquetas):** 150 000 a 450 000 Plaquetas por mm^3 (150 000 – 450 000/mm^3).

✓ **Intervalo de Referencia:** $150 – 450 \times 10^9$/L.
✓ **Recuento de Plaquetas:** $140 – 400 \times 10^3$/µL.

➤ **Tromboplastina:** Formación de trombos, Prueba de Owen.

✓ **Normal:** 70 – 130 %.
✓ **Límites Terapéuticos:** 10 – 20 %.

… " 316

---

316 **Ref. Bibliográfica #:** 6, 17, 19.

"…

III. Valores Normales de la Orina:

➢ **Acetona y Acetoacetato:** 0.

➢ **Acidez Dosificable:** 20 – 40 mEq/24 h.

➢ **Ácido Fenilpirúvico:** 0.

➢ **Ácido 5 – Hidroxindolacético (5 – AHIA):**

✓ **Cualitativo:** 0.
✓ **Cuantitativo:** < de 16 mg/24 h.

➢ **Ácido Homogentísico:** 0.

➢ **Ácido Úrico:** 0.05 mg/100 ml de fluido.

➢ **Ácido Vanililmandélico:** 1.8 – 8.4 mg/24 h.

➢ **Agua:** 96 %.

➢ **Aldosterona:** 6 – 16 γ/24 h.

➢ **Alfa – Amino – Nitrógeno:** 64 – 199 mg/24 h. No más del 1.5 % del Nitrógeno Total.

➢ **Amilasa:** 260 – 950 U Somogyi/24 h.

➢ **Amoniaco:** 20 – 70 mEq/L.

➢ **Azúcar:** 0.

➢ **Calcio:** < de 250 mg/24 h.

✓ **Cantidad Eliminada:** 1.4 L/24 h.
…" [317]

---

[317] **Ref. Bibliográfica #:** 6, 17, 19.

"…

➢ **Catecolaminas:**

✓ **Adrenalina:** < 10 γ/24 h.
✓ **Noradrenalina:** <100 γ/24 h.

➢ **17 – Cetosteroides:**

✓ **Niños hasta 8 años:** 0 – 2 mg/24 h.
✓ **Adolescentes:** 2 – 20 mg/24 h.
✓ **Hombres:** 8 – 25 mg/24 h.
✓ **Mujeres:** 5 – 15 mg/24 h.

➢ **Cistina o Cisteína:** 0.

➢ **Coproporfirina:** 50 – 250 /24 h.

➢ **Creatina:** < 100 mg/24 h.

➢ **Creatinina:** 15 – 25 mg/kg de peso en 24 h.

➢ **Estrógeno:**

✓ **Hombres:** 4 – 25 γ/24 h.
✓ **Mujeres:** 4 – 60 γ/24 h.

➢ **Gonadotropina Coriónica:** 0.

➢ **Hemoglobina y Mioglobina:** 0.

➢ **17 – Hidroxicorticoides:**

✓ **Hombres:** 5 – 15 mg/24 h.
✓ **Mujeres:** 4 – 10 mg/24 h.

…" 318

---

318 **Ref. Bibliográfica #:** 6, 17, 19.

"...

➤ **Peso Específico:** 1.003 – 1.030.

➤ **pH:** 4.6 – 8.0 promedio de 6.0.

➤ **Plomo:** < 0.08 γ/cm^3. (< 120 γ/24 h.)

➤ **Porfobilinógeno:** 0.

➤ **Proteínas:**

✓ **Cualitativo:** 0. (< 30 mg/24 h.)

➤ **Recuento de Addis:**

✓ **Eritrocitos:** 0 – 130 000/24 h.
✓ **Leucocitos:** 0 – 650 000/24 h.
✓ **Cilindros (Hialinos):** 0 – 2 000/24 h.

➤ **Sólidos Totales:** 30 – 70 g/L.

✓ **Promedio:** 50 g/L $\approx$ 4 % del total.
✓ **Urea:** 20 g/L (2.0 mg/100 ml de fluido).
✓ **Sales Inorgánicas:** 1.50 mg/100 ml de fluido.

➤ **Urobilinógeno:** Hasta 1.0 U Ehrlich/24 h. (0 – 4.0 mg/24 h.)

..." [319]

---

[319] **Ref. Bibliográfica #:** 6, 17, 19.

"…

IV. Valores Normales de las Heces Fecales:

➢ **Ácidos Grasos en forma de Jabones:** 4.6 % de sustancia seca.

➢ **Ácidos Grasos Libres:** 5.6 % de sustancia seca.

➢ **Cantidad:** 100 – 200 g/día.

➢ **Contenido de Agua:** 65 %.

➢ **Eliminación de Nitrógeno:** < 1.7 g/día.

➢ **Grasas Neutras:** 7.3 % de sustancia seca. 42 % de la Grasa Total.

➢ **Grasa Total:** 17.5 % de la sustancia seca. Normal hasta el 30 % del peso seco.

➢ **Sustancia Seca:** 23 – 32 g/día.

➢ **Urobilinógeno:** 40 – 280 mg/24 h.

…" [320]

---

[320] **Ref. Bibliográfica #:** 6, 17, 19.

"…

V. Valores de los Volúmenes Pulmonares y fórmula para su cálculo en personas normales:

Capacidades	16 – 34 años		35 – 49 años		50 – 69 años	
	M	H	M	H	M	H
Capacidad Vital en decúbito supino (cm^3)	2.312 a 4.150	2.792 a 4.950	2.212 a 3.435	3.330 a 5.240	1.570 a 3.525	2.184 a 5.429
Capacidad Respiratoria máxima en posición erecta (1/min)	63.6 a 117.5	82 a 169	47 a 114	86 a 144.5	49 a 101.5	58 a 169
Ventilación en reposo (1/min/m^2) de Superficie Corporal	2.55 a 4.27	3.1 a 4.5	2.4 a 3.71	2.6 a 4	2.53 a 3.95	3.2 a 4.9
Consumo de Oxígeno en reposo (cm^3/min/m^2) de Superficie Corporal	111 a 149	129 a 186	109 a 136	118 a 156	105 a 150	107 a 165
Cálculo de la Capacidad Total en decúbito supino	Capacidad Vital x 100 / 80		Capacidad Vital x 100 / 76.6		Capacidad Vital x 100 / 69.2	
Proporción (Volumen Residual / Capacidad Total) x 100	20		23.4		30.8	
Calculo de la Capacidad Vital en decúbito supino (cm^3)	**Mujeres: [21.78 - (0.101 x Edad en años)] x Altura en cm.** **Hombres: [27.63 - (0.112 x Edad en años)] x Altura en cm.**					
Calculo de la Capacidad Respiratoria máxima en posición erecta (1/min)	**Mujeres: [71.3 - (0.474 x Edad en años)] x Superficie Corporal en m^2.** **Hombres: [86.5 - (0.522 x Edad en años)] x Superficie Corporal en m^2.**					

…" 321

---

321 **Ref. Bibliográfica #:** 13, 17, 19, 23.

5··4 Cuestiones Básicas de Enfermería

5··4··1 Vías de Administración de Fármacos en Emergencia

"...

Se entiende por Vía de Administración de un fármaco al camino que se elige para hacer llegar ese fármaco hasta su punto final de destino: la diana celular. Dicho de otra manera, la forma elegida de incorporar un fármaco al organismo.

Las jeringas o jeringuillas son en la actualidad de plástico, vienen envasadas en una bolsa de silicón hermética, son estériles y se utilizan una sola vez, a fin de evitar riesgos de infecciones entre varios pacientes. Existen varios tamaños de jeringas. Desde las más pequeñas, con capacidad de 1 ml ó 1 cc, que se emplean sobre todo para la administración de Insulina a pacientes Diabéticos, hasta las mayores, con capacidad de 20 ml. Las más usuales son las de 3 y de 5 ml.

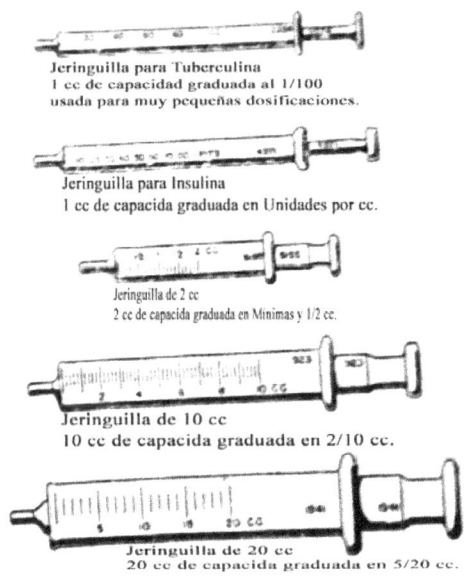

Jeringuilla para Tuberculina
1 cc de capacidad graduada al 1/100
usada para muy pequeñas dosificaciones.

Jeringuilla para Insulina
1 cc de capacida graduada en Unidades por cc.

Jeringuilla de 2 cc
2 cc de capacida graduada en Mínimas y 1/2 cc.

Jeringuilla de 10 cc
10 cc de capacida graduada en 2/10 cc.

Jeringuilla de 20 cc
20 cc de capacida graduada en 5/20 cc.

...**322**
...

---

[322] **Ref. Bibliográfica #:** 3, 17, 19.

"…

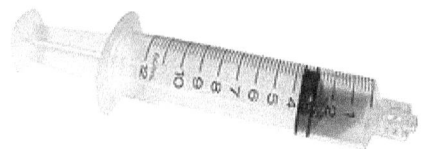

Las agujas tienen un tubo de metal y un adaptador de plástico. Mediante este adaptador se fija la aguja al extremo inferior de la jeringuilla. Al igual que las jeringuillas, las agujas también se suministran envasadas individualmente y estériles, y se utilizan una sola vez para evitar infecciones. Las agujas se fabrican en diversos tamaños, los cuales se utilizan según la forma de inyección.

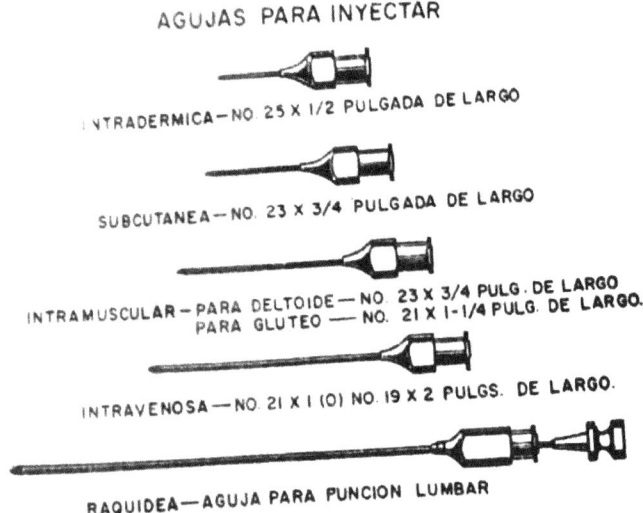

AGUJAS PARA INYECTAR

INTRADERMICA—NO. 25 X 1/2 PULGADA DE LARGO

SUBCUTANEA—NO. 23 X 3/4 PULGADA DE LARGO

INTRAMUSCULAR – PARA DELTOIDE — NO. 23 X 3/4 PULG. DE LARGO
PARA GLUTEO — NO. 21 X 1-1/4 PULG. DE LARGO.

INTRAVENOSA—NO. 21 X 1 (O) NO. 19 X 2 PULGS. DE LARGO.

RAQUIDEA—AGUJA PARA PUNCION LUMBAR

Algunas de estas Vías de Administración se usan para la rehidratación y soporte nutricional de pacientes. En emergencia se utilizan las siguientes vías:

…" [323]

---

[323] **Ref. Bibliográfica #:** 3, 17, 19.

"…

- **Vía Parenteral:**

Aún cuando su significado primigenio no sea ese, hoy en día se considera la Vía Parenteral como aquella que introduce el fármaco en el organismo gracias a la ruptura de la barrera mediante un mecanismo que habitualmente es una aguja hueca en su interior llamada Aguja de uso Parenteral. Tiene la ventaja fundamental de que aporta el fármaco directamente a la Circulación Sistémica, salvo en algunas formas especiales que presenta casi características de la Vía Tópica. Además permite el tratamiento en pacientes que no pueden o no deben utilizar la Vía Oral (inconscientes, politraumatizados, etc.).

La Vía Parenteral presenta varios inconvenientes:

✓ Precisa de instrumental para su realización, que debe estar adecuadamente esterilizado.
✓ En la mayoría de los casos, precisa de otra persona para su uso, en ocasiones altamente calificada.
✓ Favorece la infección local y, si no se guardan las precauciones adecuadas, el contagio entre pacientes.
✓ En caso de reacción adversa al fármaco, la intensidad de la misma suele ser mayor, y el tiempo de reacción se ve acortado frente a la Vía Oral.
✓ Presenta algunos inconvenientes propios de cada técnica: Tromboflebitis, Embolismo Arterial, Absceso Parietal, Neuralgias, Necrosis Dérmica, etc.

Existen varias vías empleadas en emergencia:

… " 324

---

324 **Ref. Bibliográfica #:** 3, 17, 19.

"...

- **Vía Subcutánea:**

La aguja atraviesa la piel buscando depositar el fármaco a Nivel Subdérmico, en donde el plexo arteriovenoso lo absorbe y lo incorpora a la Circulación Sistémica. Muy usada en fármacos como la Insulina o Heparina, presenta la posibilidad de aumentar o retrasar la absorción utilizando excipientes adecuados o añadiendo otras sustancias coadyuvantes (caso de la Adrenalina en los Anestésicos Locales, por ejemplo).

Se utiliza la zona del antebrazo, Región Infraescapular y muslos. Aguja #24 y 25, jeringuilla de 1 a 5 ml (1 a 5 cc).

En la inyección subcutánea la aguja penetra muy poco por debajo de la piel (tejido subcutáneo libre), el ángulo de inyección con respecto a la piel debe ser de 45°, el líquido se deposita en esa zona, desde donde es igualmente absorbida de forma lenta por todo el organismo.

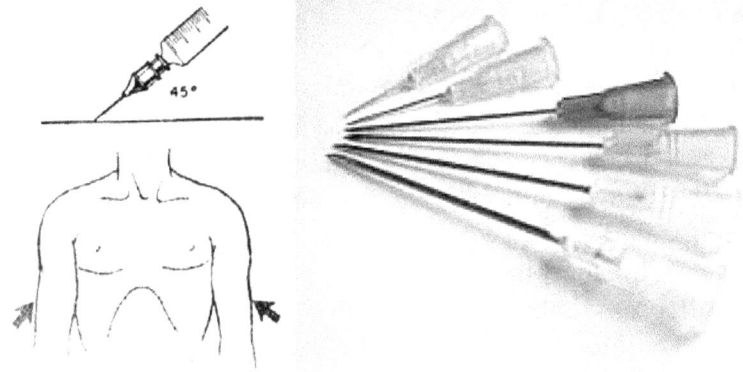

> **Procedimiento:**

✓ Cargar la jeringuilla con la sustancia medicamentosa.

✓ Sostener la jeringuilla hacia arriba y expulsar las burbujas de aire existentes dentro de la misma.

... " 325

---

325 **Ref. Bibliográfica #:** 3, 17, 19.

"...

✓ Desinfecte la piel con alcohol u otra Solución Antiséptica.

✓ Tomar ligeramente de la piel con los dedos Índice y Pulgar de la mano izquierda, pellizcando para que se forme un pliegue (Cojín de Músculo).

✓ Introducir la aguja con rapidez con un ángulo de 42 – 45°.

✓ Aspire y si la jeringuilla se llena de sangre, retire la aguja y comience de nuevo (ya que la misma ha caído dentro de un vaso superficial). De lo contrario, si se siente resistencia y no se ve sangre, oprima el embolo con lentitud para inyectar el medicamento.

✓ Extraiga la aguja colocando un algodón con alcohol y masajear la zona delicadamente.

- **Vía Intramuscular (IM):**

    La aguja atraviesa la piel y llega hasta el músculo, en cuyo seno se deposita el fármaco, que se absorbe por los capilares del mismo. El depósito de una cantidad de líquido en el Espacio Intersticial (EI) provoca en sí mismo dolor, tanto mayor cuanto mayor sea el volumen depositado. Este dolor puede aumentar según la naturaleza química del producto, su pH y otros factores como la naturaleza de los excipientes.

    Dado que las sustancias oleosas no pueden administrarse directamente en el torrente sanguíneo, esta vía es de elección para los fármacos liposolubles que no pueden darse por Vía Oral ni EV. Para disminuir el dolor y mejorar la absorción, es preferible usar un músculo ancho y con gran masa muscular, por lo que las localizaciones idóneas son:

✓ **Cuadrante Superior Externo de las Nalgas (Músculo Glúteo).**
✓ **Cara Anterior del Muslo (Cuadriceps).**
✓ **Cara Externa y Superior del Brazo (Músculo Deltoides).**
    ..." 326

---

326 **Ref. Bibliográfica #:** 3, 17, 19.

"...

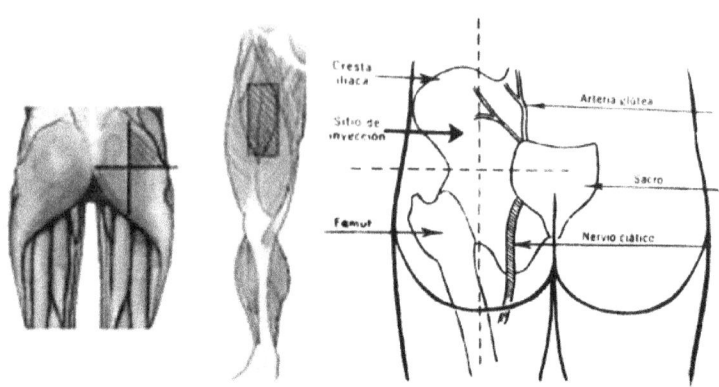

Cresta
ilíaca
Sitio de
inyección
Femur

Arteria glútea
Sacro
Nervio ciático

Cuadrantes para inyección IM.

Igualmente, es útil la actividad del músculo elegido y la aplicación de calor local para mejorar la absorción.

Las complicaciones de uso de esta técnica más frecuentes son el Absceso Intramuscular, el depósito erróneo en una vena o arteria y la Neuritis por depósito o abordaje directo de un nervio.

En algunos lugares existe la creencia de que la utilización de esta técnica es más rápida y eficaz que la Vía Oral. Nada más lejos de la realidad. Aún cuando en algunas ocasiones es cierto, la rapidez de absorción depende mucho de la naturaleza del fármaco utilizado. Así, por ejemplo, sustancias como el Diazepam se absorben mejor y más rápidamente por Vía Oral que por Vía Intramuscular. Por otra parte, la duración del efecto del fármaco utilizado por Vía Intramuscular suele ser menor que cuando se utiliza la Vía Oral.

Se suele usar esta vía para la administración de sustancias que serían irritantes por Vía Oral y EV como los preparados de Hierro, Antibióticos, Analgésicos, etc.

Usar jeringuilla de 5 a 10 ml (5 a 10 cc), Aguja #20 ó 21.

..." [327]

---

[327] **Ref. Bibliográfica #:** 3, 17, 19.

"…

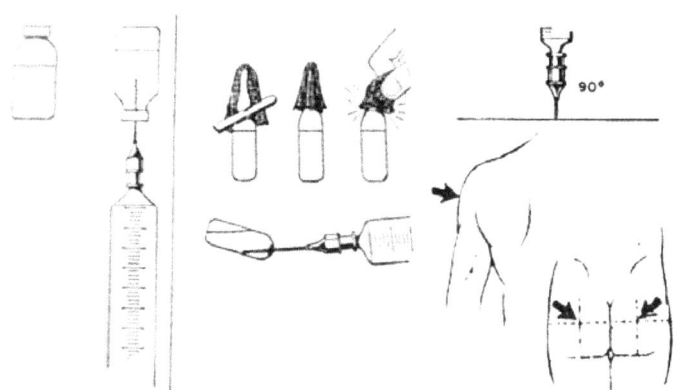

> **Procedimiento:**

✓ Cargar la jeringuilla con la sustancia medicamentosa.

Las ámpulas utilizadas para la Vía Parenteral (IM) son de vidrio cerrado y contienen de 1 a 5 ml de solución, una vez abiertas se desechan.

Los bulbos o vials son de mayor capacidad que las ámpulas, 5 a 20 ml, poseen una tapa de goma perforable y se pueden seguir utilizando aunque ya se hayan abierto.

En caso de utilizar medicamentos en bulbo: (limpie el tapón con una torunda con alcohol; monte la aguja en la jeringuilla; extraer el embolo de la jeringuilla, succionando el líquido del ámpula, hasta que marque la cantidad de solución deseada; inserte la aguja a través del tapón, empuje el embolo; invierta el bulbo y agítelo para mezclar ambas sustancias, tire del embolo, extraiga la cantidad deseada, saque la aguja; cubra la aguja con una torunda con alcohol; llévela al paciente).

" 328
…

---

328 **Ref. Bibliográfica #:** 3, 17, 19.

"…

En caso de que el medicamento este en ámpula (limpie la lámina y cuello del ámpula con una torunda con alcohol; agarre la lamina y el cuello con una torunda, se puede utilizar el serrucho si se tiene, y rompa el cuello por la parte limada; coloque la aguja en la jeringuilla; incline el ámpula a 45°; extraiga la cantidad deseada; cubra la aguja con torunda con alcohol; llévela al paciente).

✓ Sostener la jeringuilla hacia arriba y expulsar las burbujas de aire existentes dentro de la misma.

✓ Desinfecte la piel con alcohol u otra Solución Antiséptica.

✓ Escoger la zona.

✓ Introduzca la aguja rápidamente de forma perpendicular (ángulo de 90°). Aspirar (si hay sangre extraer y repetir ya que sino se pasará el medicamento a la sangre y la inyección será entonces EV y no IM, trayendo complicaciones fatales para el paciente en caso de usar medicamentos oleosos que jamás pueden ser introducidos por vía EV). De no haber sangre al aspirar, inyectar uniforme y lentamente.

✓ Extraiga la aguja colocando un algodón con alcohol y masajear la zona delicadamente.

- **Vía Intravenosa o Endovenosa (IV – EV):**

La aguja o tubo (Catéter) atraviesa la piel y el tejido celular subcutáneo para abordar la pared de la vena y atravesarla, dejando el fármaco en su interior. Se utiliza para la administración de grandes volúmenes de líquidos (Sueroterapia) y para la administración de fármacos que no admiten la Vía Oral o la Intramuscular.

… " 329

---

329 **Ref. Bibliográfica #:** 3, 17, 19.

"…

> **Intermitente o Directa:** El procedimiento más directo es la administración del medicamento como bolo, ya sea solo o diluido (normalmente en una jeringuilla de 10 ml, con la sustancia a inyectar y Solución Fisiológica). Por lo general, su uso no es de elección debido a ciertas complicaciones a las que puede dar lugar ya que, en la mayoría de los casos, los fármacos necesitan un tiempo de infusión más prolongado.

> **Continua:** La administración continua es denominada Goteo Intravenoso (GI). El GI consiste en la canalización de una vía venosa. Es la forma de tratamiento empleada ante determinadas situaciones clínicas como Crisis Asmática, Cólico Nefrítico, trauma, o bien para preparar la derivación hospitalaria en condiciones adecuadas. Un Anestesiólogo puede, por ejemplo, prescribir un fármaco por GI para controlar el dolor.

Los diferentes accesos vasculares dependen del propósito del goteo. Así, nos encontraremos con Vías Arteriales y Venosas, de Acceso Central o Periférico.

La composición del catéter utilizado debe ser lo más biocompatible posible para evitar complicaciones para el paciente (existen en el mercado multitud de polímeros diferentes con este fin). Los calibres del catéter se expresan en relación a su diámetro externo, y la elección de los diferentes tamaños se llevará a cabo en función de las necesidades.

> **Venoclisis:** Consiste en inyectar por vía EV gran cantidad de líquidos gota a gota (GI). Este método se emplea cuando se desea una acción rápida para hidratar al paciente aumentando el líquido circulante.

… " 330

---

330 **Ref. Bibliográfica #:** 3, 17, 19.

"…

Al momento de seleccionar el lugar en que se va a puncionar un vaso para aplicar la Venoclisis, hay que tener en cuenta que se pueden producir extravase de la aguja, edemas y hematomas. Cuando las soluciones llegan a la marca inferior del frasco, se cierra la llave que tiene el Equipo de Venoclisis y se extrae la aguja. En caso de necesitar más líquido se colocará un nuevo frasco.

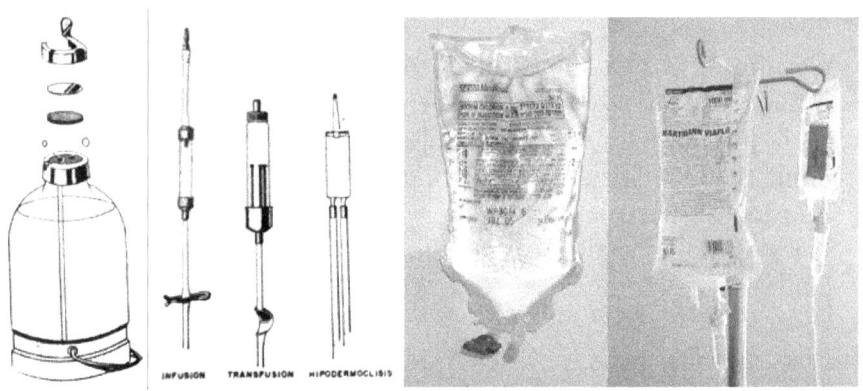

Equipo de Venoclisis.
Quite la faja metálica alrededor de la tapa exterior. Quite el disco de metal. Quite el disco de goma (no tocar la goma negra). Inserte la aguja estéril (#18) en el círculo grande, después sáquela y colóquela en el círculo pequeño (o dejar otra aguja puesta en el grande #19 de 1 ½ ¨ de largo como bota aire).

Procedimiento:

✓ Se escoge la Vena Mediana, Cefálica o Basílica del antebrazo, la Vena Dorsal del Pie o de la Mano.

✓ Colocar al paciente en posición decúbito supino (boca arriba).

✓ Sostener el frasco o bolsa (250 – 500 – 1000 ml) de solución a trasluz, la solución debe de estar clara, transparente, sin sedimentos (asiento) o trazas de moho.
…" 331

---

331 **Ref. Bibliográfica #:** 3, 17, 19.

"…

✓ Mirar la fecha de vencimiento. Los lotes tiene una numeración: **005021,** donde el último número representa al año y los 2 antepenúltimos representan el mes).

✓ Quitar la retapa del frasco.

✓ Abrir el paquete de la Aguja #19, sacar la aguja de ventilación (bota aire).

✓ Si es necesario, introducir en este momento otros medicamentos (Antibiótico, etc.) en el frasco con una jeringuilla y aguja estéril.

✓ Colocar el equipo de suero con su llave en el frasco, invertir el frasco de solución y cargarlo con el soporte (porta suero).

✓ Sostener el tramo del tubo (manguera de suero) más alto que el frasco, quitar la tapa de goma del adaptador de la aguja, ir bajando la manguera lentamente de manera que se llene con la solución y todas las burbujas de aire sean expulsadas. Conectar la aguja y apretar el tornillo que regula el goteo (llave).

✓ Rotular el frasco con los datos del paciente: nombre, hora de comienzo, hora final, goteo, medicamentos adicionados.

✓ Desinfectar el punto de la punción.

✓ Colocar ligadura.

✓ Puncionar e insertar la aguja. Cuando aparezca la sangre en el adaptador, afloje la ligadura y abra la llave.

✓ Fijar la aguja en su posición con esparadrapo.

…" 332

---

332 **Ref. Bibliográfica #:** 3, 17, 19.

"…

✓ Regular el pase de la solución a 40 gotas/minuto (1.5 gotas/seg.); 60 gotas/minuto (1 gota/seg.) o a chorro de ser necesario en casos de trauma con pérdida masiva de volumen.

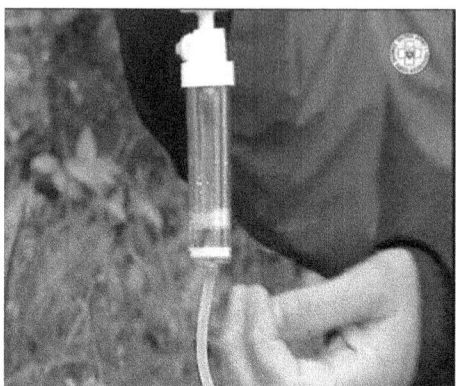

✓ Vigilar signos de reacción o infiltración del medicamento en la zona que rodea la punción.

✓ Al terminar de pasar el medicamento hay que cerrar la llave, quitar esparadrapo, colocar torunda con alcohol y retirar aguja.

En este sentido hay que destacar que la principal contraindicación para administrar un fármaco por Vía Intravenosa es la necesidad de acompañarse de excipientes, dado que la misma puede ocasionar una Embolia.

Los puntos elegidos son numerosos (prácticamente cualquier vena accesible es candidata a la Venopunción) aunque se suelen elegir las de la cara anterior de los antebrazos, venas de la flexura del codo, venas del dorso de la mano y pies, etc.

Las complicaciones más frecuentes son el Embolismo (tanto Gaseoso, por introducción de aire en la vena, como Graso, por uso de sustancias oleosas), la Flebitis, la toxicidad y la infección.

…" 333

---

333 **Ref. Bibliográfica #:** 3, 11, 17, 19.

"...

En la inyección Intravenosa se introduce la aguja a través de la piel en una vena. El líquido entra por lo tanto en el Sistema Sanguíneo y se distribuye rápidamente por todo el cuerpo.

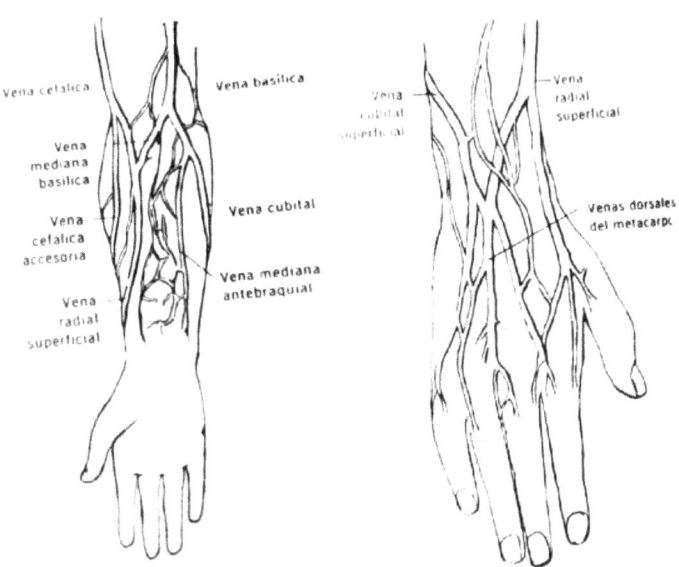

Venas para el abordaje EV del antebrazo y dorso de la mano.

Se utilizará jeringuillas (de ser posible excéntricas) de 10 a 20 ml (10 – 20 cc), Aguja #20 ó 21; Punzocat (Trocar o Catéter, Mochitas); ligadura.

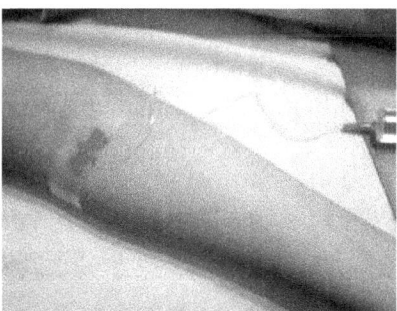

Mochita.

... " 334

---

334 **Ref. Bibliográfica #:** 3, 17, 19.

"…

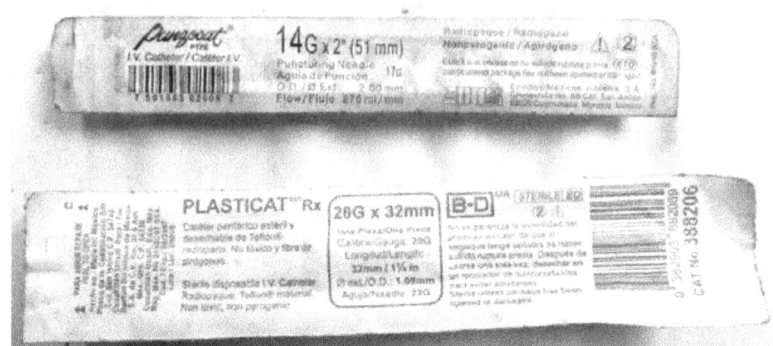

Punzocat (Trocar o Catéter) para Abordaje Central o Periférico. Utilizados también en las maniobras de Pleurotomía, Pericardiocentesis, etc.

➢ **Procedimiento:**

✓ Cargar jeringuilla.

✓ Sostener la jeringuilla hacia arriba y expulsar las burbujas de aire existentes dentro de la misma.

✓ El paciente estará sentado o acostado, el brazo colocado sobre la cama, almohada, mesa y completamente horizontal.

✓ Localizar la vena.

✓ Fijar, mediante un lazo la ligadura al miembro del paciente por encima de la vena que se va a puncionar, a una distancia de 3 a 5 pulgadas del lugar de la punción. El paciente deberá cerrar el puño.

✓ Limpiar con una torunda y utilizando un Antiséptico (alcohol, Yodo, etc.) la región donde se va a puncionar en forma espiral, de adentro hacia fuera (nunca pasar la torunda de arriba hacia abajo y viceversa).

…" 335

---

335 **Ref. Bibliográfica #:** 3, 17, 19.

"...

✓ Punzar la vena: Introducir la aguja con su bisel hacia arriba (estando ligeramente inclinada) en la vena al mismo tiempo que se hace tracción sobre la piel con el Pulgar de la mano izquierda con el fin de perforar la piel e inmovilizar y luego, se rectificará para penetrar la vena. (La técnica correcta es indolora).

✓ Extraer sangre para mezclarla con el medicamento y cerciorarse que esta dentro de la vena.

✓ Retirar la ligadura.

✓ Pasar medicamento muy lentamente. Hay que observar el estado del paciente mientras se pasa el medicamento, si hay signos de intolerancia (agitación, coloración roja de la cara, Taquicardia, dolor, ardor, hematoma, etc.) retirar inmediatamente.

✓ Al terminar retirar aguja o catéter y colocar torunda.

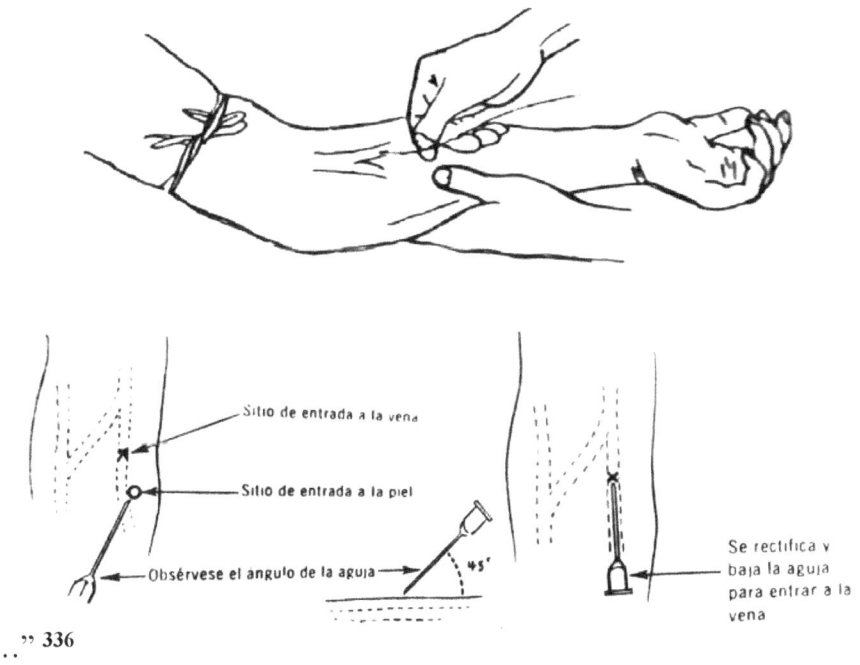

" 336
...

---

[336] **Ref. Bibliográfica #:** 3, 17, 19.

"…

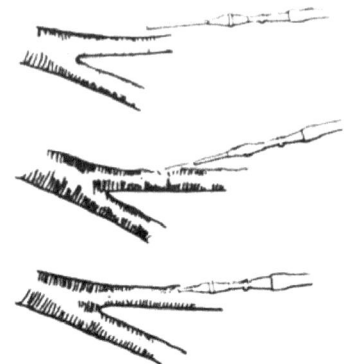

Punción Venosa: Colocar la aguja a lo largo de la vena (horizontal), penetración de la aguja en la pared de la vena, introducción de una longitud suficiente en la vena.

- **Abordaje de Acceso Central:** La canalización central se refiere a aquel catéter que conecta directamente con la Aurícula Derecha del Corazón. Las Vías Centrales permiten la administración de mayor cantidad de flujo (por el ancho calibre de los vasos), de elevada osmolaridad, y de varios fármacos a la vez, con lo que son de elección en tratamientos prolongados, nutrición parenteral y otras perfusiones de elevada concentración proteica que dañarían los vasos de menor calibre (produciendo Extravasaciones y Flebitis).

  Constituyen este tipo de accesos la Vena Femoral, la Vena Subclavia y la Vena Yugular Interna. La canalización de estos catéteres se lleva a cabo bajo condiciones de estricta asepsia y por personal entrenado y calificado, puesto que una técnica incorrecta podría llevar a complicaciones que arriesgaría la vida del paciente (Neumotórax, Hemotórax, Perforación Pulmonar, etc.).

  El uso de catéteres venosos y centrales puede conllevar a complicaciones diversas, las cuales se pueden presentar en cualquier momento por lo tanto se pueden definir como: conjunto de complicaciones objetivas y subjetivas durante la instalación, uso o retiro de Dispositivos Intravasculares. Se clasifican en base a:
  … " 337

---

337 **Ref. Bibliográfica #:** 3, 17, 19.

"...
✓ **Tiempo:** Inmediatas (que es desde la instalación hasta 72 hrs. después de esta). Mediatas (a partir de las 72 hrs.). Tardías (de 6 meses a 1 año).

✓ **Mecánicas:** Relacionadas a su naturaleza.

• **Abordaje del Acceso Periférico:** La canalización periférica se lleva a cabo en aquellas venas superficiales que pueden soportar con facilidad la administración de sueros y fármacos isoosmolares (de una concentración similar a la sanguínea).

Las venas de elección periféricas son la Vena Cefálica y la Vena Basílica en la Extremidad Superior, la Vena Safena en la Extremidad Inferior y la Vena Yugular Externa en el cuello (ésta última utilizada solo en casos de estricta necesidad). Su canalización suele correr a cargo del personal de enfermería. La zona de punción debe estar perfectamente limpia, utilizando un Antiséptico local como el alcohol 70°, Povidona Yodada (Betadine o Clorhexidina (Hibiscrub).

Existe un tipo especial de Vía Central de Acceso Periférico, denominado Drum. Se escoge una Vena Periférica de gran calibre (generalmente en el brazo) y se va introduciendo un catéter que llega hasta la Aurícula Derecha. Es muy utilizado en Unidades de Cuidados Intensivos y de Reanimación.

..." 338

---

338 **Ref. Bibliográfica #:** 3, 17, 19.

5··4··2 Puntos Quirúrgicos

"…

El Punto Quirúrgico es una Sutura (producto sanitario) que se utiliza para que una herida en la piel, órganos internos, vasos sanguíneos y todos los demás tejidos del cuerpo humano en general, permanezcan cerradas y pueda cicatrizar.

La Sutura es como la costura de la ropa, cosida a ambos lados de la herida y luego atada para que la herida quede cerrada y no se abra. Por lo tanto, el material debe ser fuerte, para que no se rompa durante la costura, no tóxico e hipoalergénico (para evitar reacciones adversas en el organismo) y flexible, para que pueda ser atado y anudado fácilmente. Además las Suturas no deben permitir que los fluidos penetren en el cuerpo a través de ellas desde el exterior, lo que podría fácilmente causar infecciones.

Los Puntos Quirúrgicos se instalan bajo anestesia local y deben ser eliminados más o menos una semana después de haberlos puesto (7 días), en el caso de Suturas no Absorbibles, una operación que debe ser no dolorosa. En las Suturas dentro del cuerpo, donde no se pueden retirar, se utiliza puntos que se disuelven después de pasado un tiempo. Como alternativa, existen los Puntos de Papel que son tiras de esparadrapo que se pegan a ambos lados de la herida para que no se abra.

Los indígenas del Amazonas usan hormigas a la que se les hace morder la herida manteniéndola cerrada. Acto seguido, se les arranca el cuerpo, quedando sólo la cabeza que se mantiene con la Mandíbula cerrada (Punto Orgánico).

… " 339

---

[339] **Ref. Bibliográfica #:** 3, 17, 19.

"...

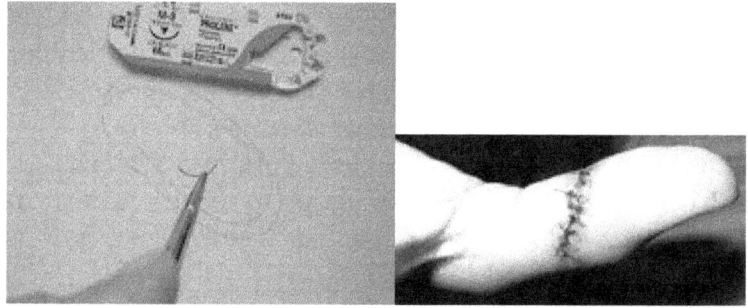

Bibijagua (*Atta insulares).*

La Sutura Inteligente incluye materiales con memoria que juntan y anudan de manera controlada y ayudan a facilitar la intervención médica. Estos pueden ser biodegradables o no, siendo los biodegradables materiales más cómodos pues evitan una segunda intervención para retirar el material cuando el tejido ha sanado.

Los materiales para Sutura quirúrgica son de diversos tipos. Las suturas originales están hechas de materiales biológicos, tales como Catgut y Seda. La mayoría de los materiales de Sutura modernos son sustancias sintéticas como el Ácido Poliglicólico, Ácido Poliláctico y la Polidioxanona, así como, sustancias no absorbibles como el Nylon y Polipropileno.

... " 340

---

[340] **Ref. Bibliográfica #:** 3, 17, 19.

"...

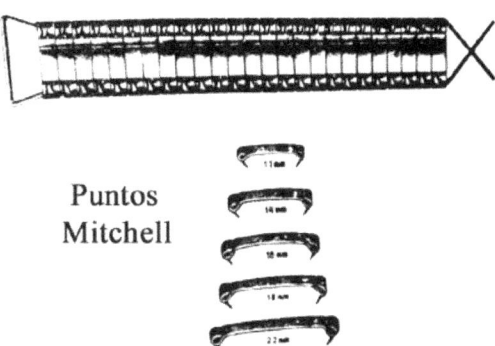

Puntos
Mitchell

Actualmente los puntos de Sutura son sustituidos en algunos casos usando adhesivos tisulares como Fibrina que también se usan como sellantes para complementar la Sutura convencional.

En casos de extrema emergencia, se puede cauterizar la herida con un cuchillo previamente colocado al fuego o con pólvora.

..." 341

---

341 **Ref. Bibliográfica #:** 3, 17, 19.

Emergencia y Primeros Auxilios

5··4··3 Vendajes e Inmovilizaciones (Hemorragias y Fracturas)

"…

El vendaje se realiza mediante una cinta o rollo de tela u otro material que se puede enrollar alrededor de una parte del cuerpo de diferentes maneras para asegurar una venda, mantener la presión sobre una compresa o inmovilizar un miembro u otra parte del cuerpo.

➢ **Tipos de Vendajes:**

✓ **Circular:** Su utilización principal es de sujeción de apósitos, cubrir una zona cilíndrica o ser inicio y sujeción de otro tipo de vendaje.

✓ **Compresivo:** Para ejercer presión sobre una herida y detener la hemorragia.

✓ **En 8:** Se utiliza en las articulaciones (tobillo, rodilla, hombro, muñeca) ya que permite a estas tener cierta movilidad.

✓ **De Yeso:** Tratamiento conservador de esguinces, fracturas óseas o para la corrección de una determinada deformidad, mediante un dispositivo ortopédico de Yeso o Escayola para inmovilizar el área dañada.

✓ **Funcional (Vendaje Funcional):** El Vendaje Funcional o Taping (Encintando) es la técnica de vendaje que consiste en la confección de órtesis elásticas o inelásticas, mediante cintas de esparadrapo o tapes, para el tratamiento de determinadas lesiones músculo – esqueléticas, fundamentalmente que afecten su componente biomecánico o que conlleven un componente importante de inestabilidad.

…" 342

---

342 **Ref. Bibliográfica #:** 3, 16, 17, 19.

"...

El vendaje se llama funcional porque limita la articulación en un movimiento específico, pero permite los demás rangos articulares de movimiento, facilitando la funcionalidad del lesionado a la vez que no se repercuta nocivamente en el proceso inflamatorio.

Existe una gran variedad de técnicas de Vendaje Funcional y se utilizan en articulaciones como el hombro, codo, muñeca, dedos, tobillo, rodilla, cadera o espalda. También se han desarrollado métodos de vendaje para dar solución a problemática de índole muscular, como son los vendajes de descarga, acortamiento, inhibición, etc.

El material es variable, y según el caso, se han de utilizar tiras inelásticas específicas, tiras autoadhesivas, tiras elásticas adhesivas, Tiras de Foam, etc.

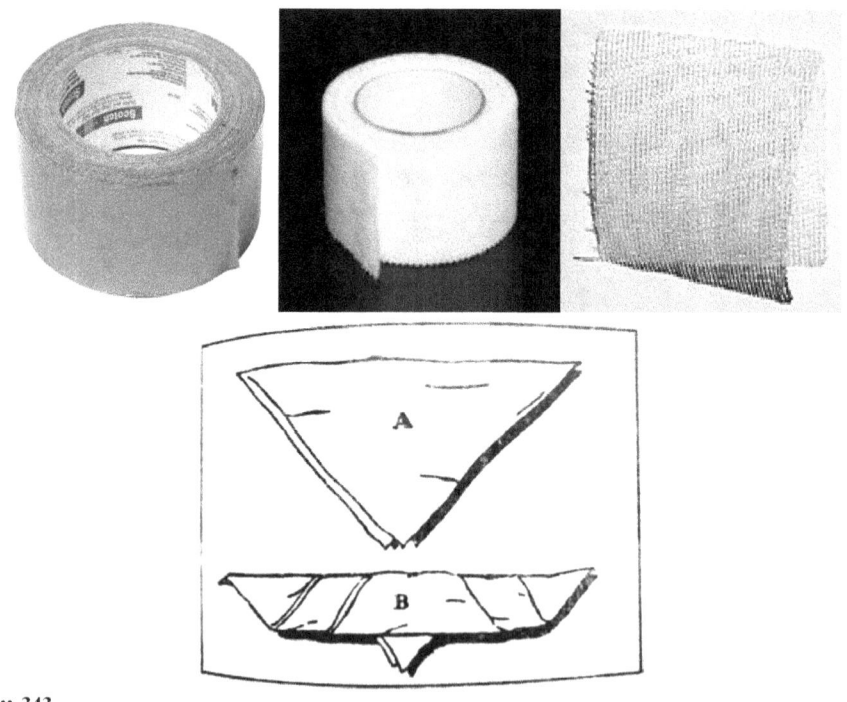

..." 343

343 **Ref. Bibliográfica #:** 3, 16, 17, 19.

"...

Se utiliza fundamentalmente en patologías traumáticas y deportivas, aunque en la actualidad se emplean en los centros de asistencia primaria y algunos hospitales.

➤ **Objetivos comunes asignados a las técnicas de vendaje:**

✓ Sujetar y mantener en su lugar apósitos.
✓ Ejercer cierto grado de compresión sobre una herida para contener una hemorragia.
✓ Mantener en su lugar férulas.
✓ Inmovilizar o limitar los movimientos de la zona lesionada.
✓ Disminución de las manifestaciones clínicas de la lesión: disminuye el dolor y el edema.
✓ Facilitar la regeneración de los tejidos permitiendo el movimiento.
✓ Corrección de deformidades.
✓ Facilitación y estímulo de movimiento y del control motor.
✓ Prevención de lesiones y sus recidivas/recaídas por traumas indirectos en la estabilización.
✓ Prevención de deformidades.

➤ **Recomendaciones para un vendaje:**

✓ No dejarlo muy apretado.
✓ Realizarlo en articulaciones principales.
✓ Utilizar vendas adecuadas.

..." 344

---

344 **Ref. Bibliográfica #:** 3, 16, 17, 19.

"...

➢ **Ejemplos de Vendajes e Inmovilizaciones:**
✓ **Cabeza:**

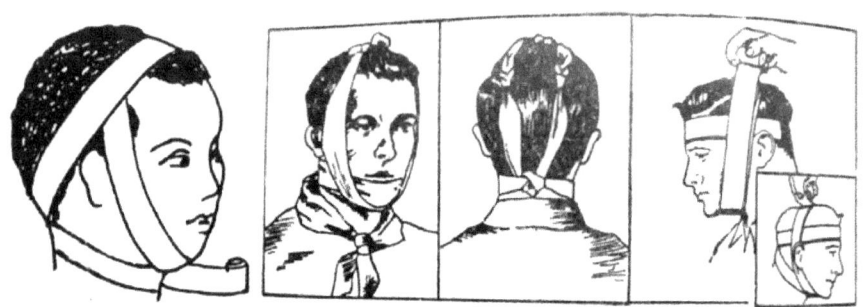

Para Mandíbula y hemorragia.

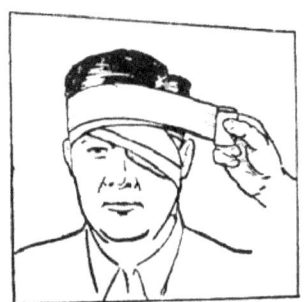

Para hemorragia y lesiones oculares.

✓ **Extremidades (MS):**

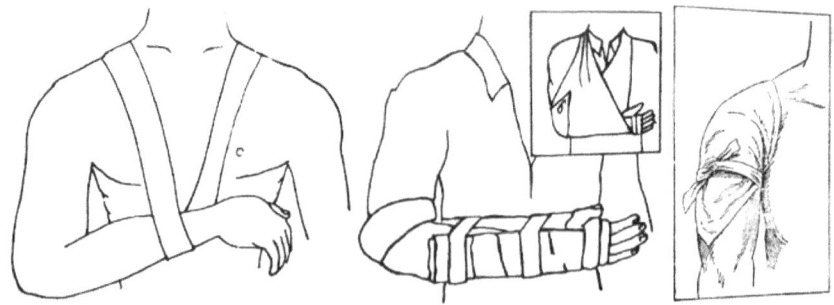

Para hombro y antebrazo.

..." 345

---

345 **Ref. Bibliográfica #:** 3, 16, 17, 19.

"...

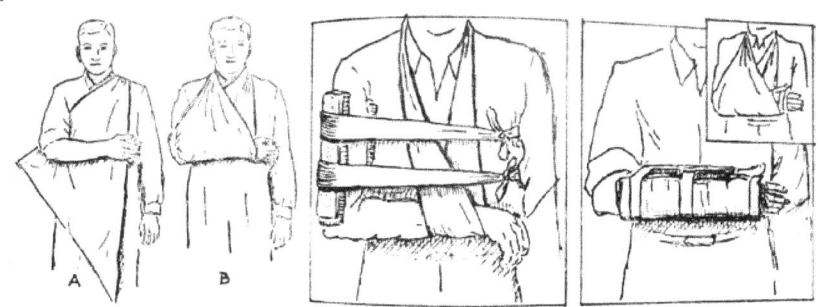

Para hombro y antebrazo.

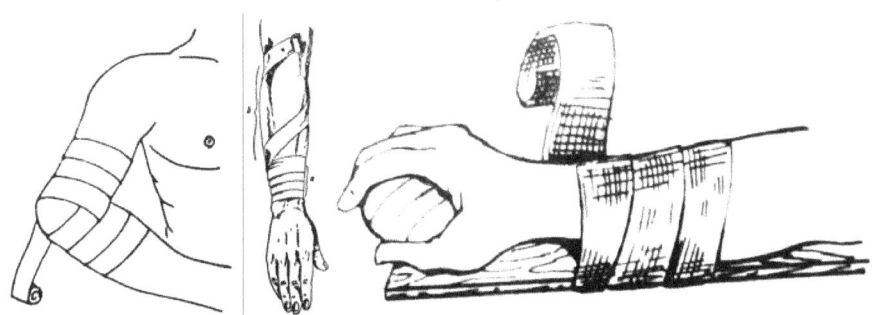

Para codo, antebrazo y muñeca.

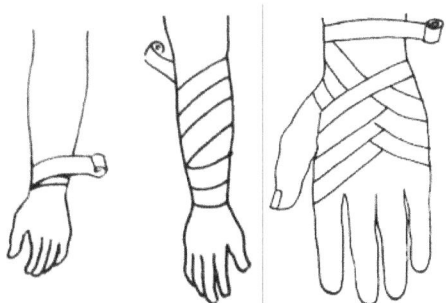

Para Antebrazo, muñeca y mano.

..." 346

---

346 **Ref. Bibliográfica #:** 3, 16, 17, 19.

"...

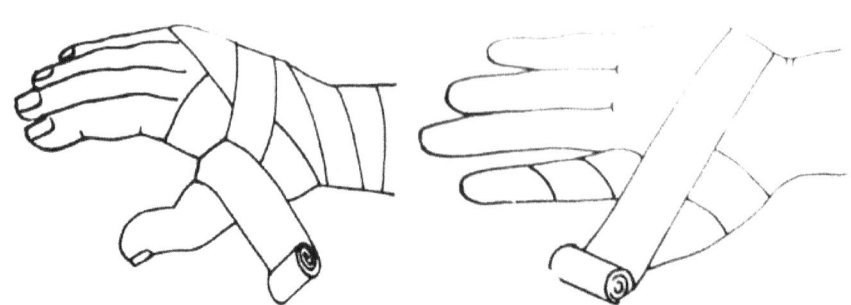

Para muñeca, mano y dedos.

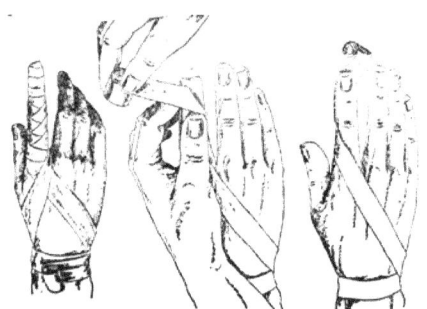

Para mano y dedos.

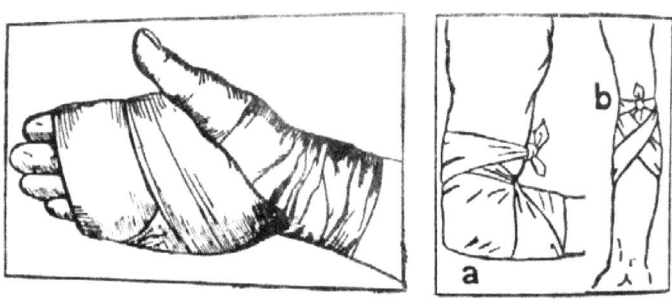

Para codo, muñeca y mano.

..." 347

---

347 **Ref. Bibliográfica #:** 3, 16, 17, 19.

"...

✓ **Extremidades (MI):**

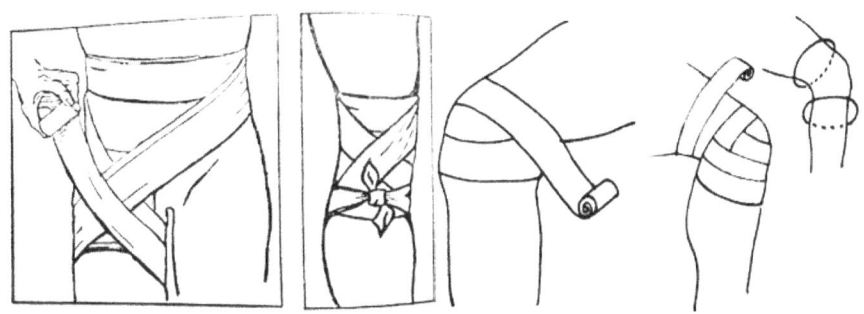

Para muslo y rodilla.

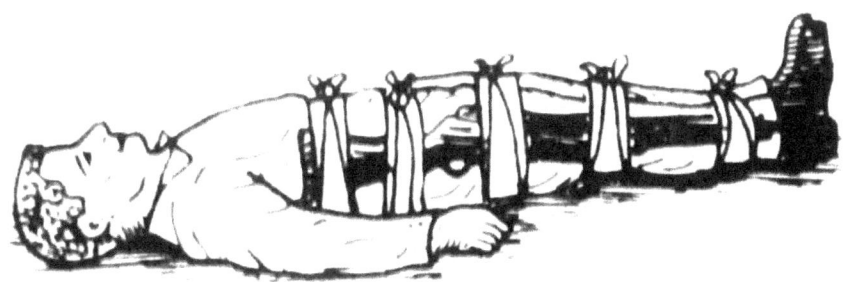

Inmovilización total de MI.

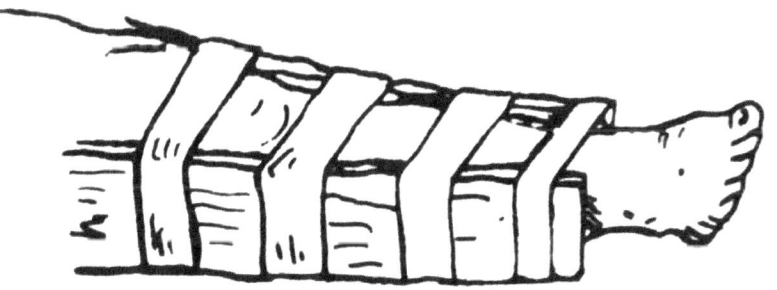

Inmovilización total de rodilla – Tibia – tobillo.

..." 348

---

348 **Ref. Bibliográfica #:** 3, 16, 17, 19.

" …

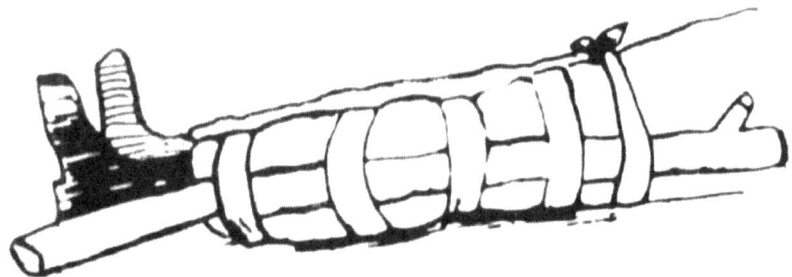

Inmovilización total de rodilla – Tibia – tobillo.

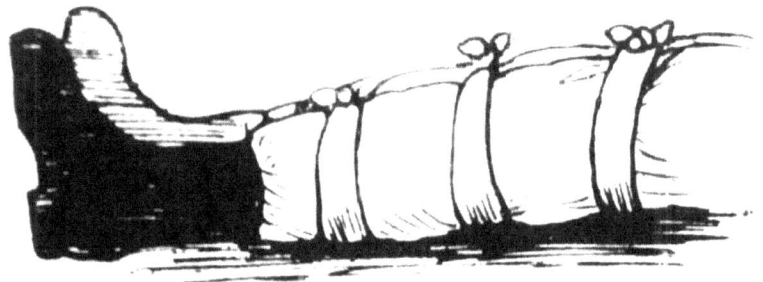

Inmovilización total de rodilla – Tibia – tobillo.

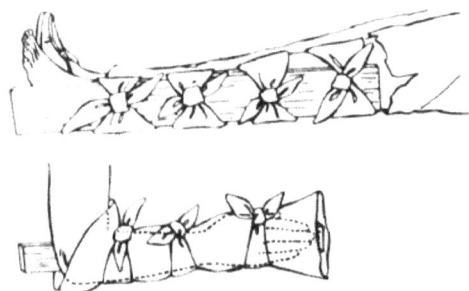

Inmovilización total de rodilla – Tibia – tobillo (antebrazo).

… " 349

---

349 **Ref. Bibliográfica #:** 3, 16, 17, 19.

" ...

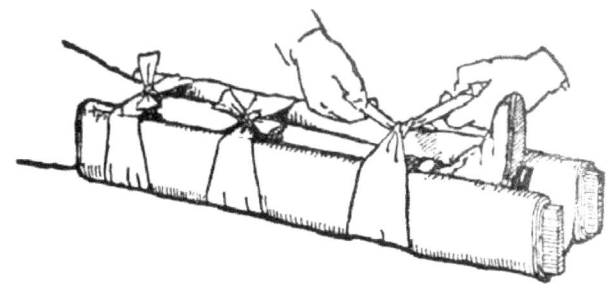

Inmovilización total de rodilla – Tibia – tobillo.

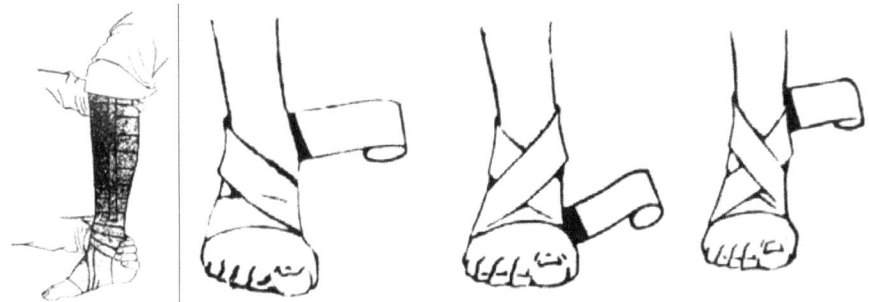

Para Tibia, tobillo y pie.

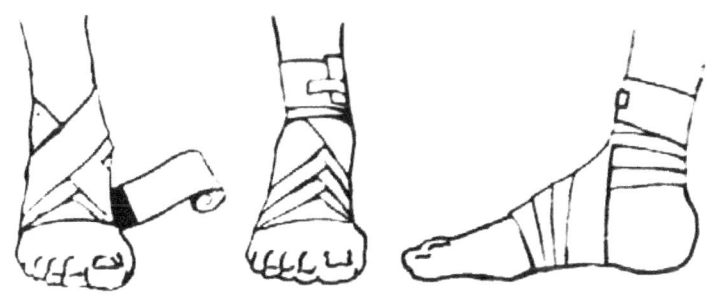

Para tobillo y pie.

... " 350

---

350 **Ref. Bibliográfica #:** 3, 16, 17, 19.

"...

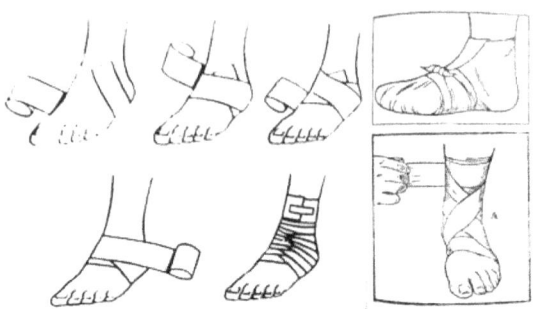

Para tobillo y pie.

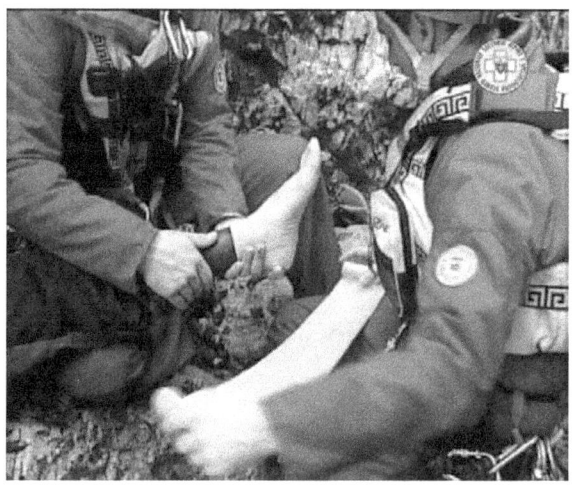

Inmovilización y vendaje de tobillo y pie.

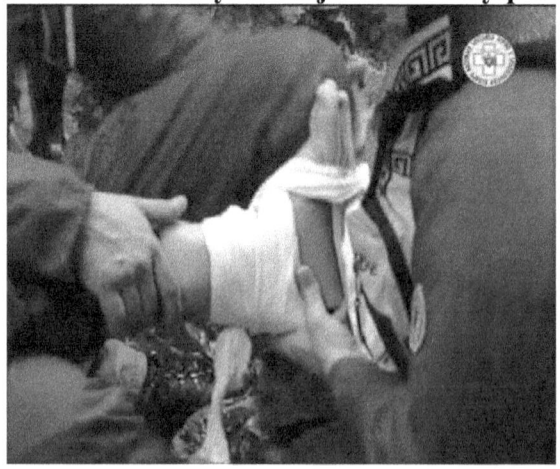

✓ **Tórax, Espalda y Abdomen:**

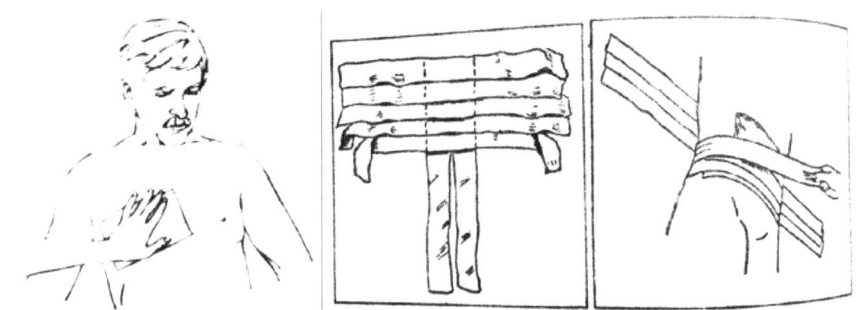

Para tórax y espalda.

…" 351

---

[351] **Ref. Bibliográfica #:** 3, 11, 16, 17, 19.

"...

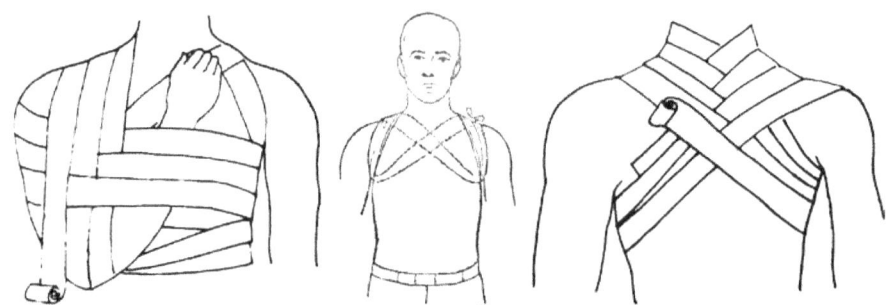

Para tórax y espalda.

Para hombro, brazo, tórax y espalda.

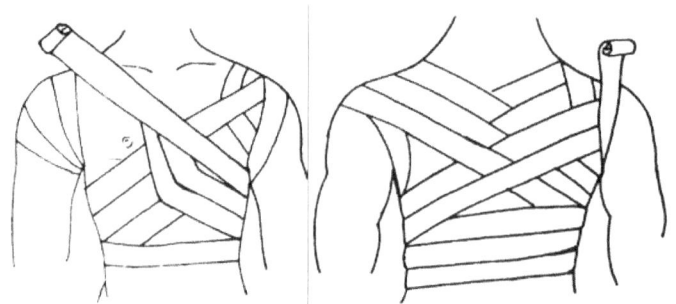

Para tórax, espalda y abdomen.

..." 352

---

352 **Ref. Bibliográfica #:** 3, 16, 17, 19.

"…

- **Formas para detener las hemorragias ejerciendo presión:**

En la Circulación General o Sistémica, la sangre que sale impulsada del Corazón pasa a través de un Sistema Arterial de diámetro cada vez más reducido, hasta llegar a los tejidos, para volver después al Corazón a través del Sistema Venoso. En esquema, el trayecto se puede resumir como sigue:

Principales Vasos Sanguíneos		
Tipo de vaso	**Diámetro (mm)**	**Función**
Aorta	25	Amortiguación del pulso y distribución.
Arterias elásticas	1 – 4	Distribución.
Arterias musculares	0.2 – 1.0	Distribución y resistencia.
Arteriolas	0.01 – 0.02	Resistencia (regulación flujo/presión).
Capilares	0.006 – 0.010	Intercambio gases/nutrientes/desechos.
Vénulas	0.01 – 0.02	Intercambio, recogida y capacitancia.
Venas	0.2 – 5.0	Capacitancia (volumen sanguíneo).
Vena Cava	35	Recogida.

Además, los distintos vasos presentan diferencias en la composición de las tres capas:

… " 353

---

353 **Ref. Bibliográfica #:** 3, 16, 17, 19.

"...

• **Arterias Elásticas:** Conforman las grandes arterias, como la Aorta, Arteria Pulmonar, Carótida, Arteria Subclavia o el Tronco Braquiocefálico. En este caso, la media está formada por una sucesión de láminas elásticas concéntricas, entre las que se disponen las Células Musculares Lisas. Las láminas elásticas externa e interna son más difíciles de distinguir que en las arterias musculares, debido a la importancia del componente elástico de la media. El predominio de componentes elásticos es fundamental para la propiedad pulsátil de las arterias.

• **Arterias Musculares:** Constituyen las arterias pequeñas y medianas del organismo. La media forma una capa compacta, esencialmente muscular, con una fina red de láminas elásticas. Las láminas elásticas interna y externa son bien visibles. Ejemplo: las Arterias Coronarias.

• **Arteriolas:** Son las arterias más pequeñas y contribuyen de manera fundamental a la regulación de la Presión Sanguínea, mediante la contracción variable del músculo liso, de sus paredes, y a la regulación del aporte sanguíneo a los capilares. De hecho, la regulación principal del flujo sanguíneo global y de la Presión Sanguínea general se produce mediante la regulación colectiva de las arteriolas: son los principales tubos ajustables en el Sistema Sanguíneo, donde tiene lugar la mayor caída de presión. La combinación del Gasto Cardíaco (GC) y la Resistencia Vascular Sistémica (RVS), que se refiere a la resistencia colectiva de todas las arteriolas del organismo, son los principales determinantes de la Presión Arterial en un momento dado.

..." 354

---

[354] **Ref. Bibliográfica #:** 3, 16, 17, 19.

"…

• **Capilares:** Los capilares son las regiones del Sistema Circulatorio donde tiene lugar el intercambio de sustancias con los tejidos adyacentes: gases, nutrientes o materiales de desecho. Para favorecer el intercambio, los capilares presentan una única Célula Endotelial que los separa de los tejidos. Además, los capilares no están rodeados por músculo liso. El diámetro de un capilar es menor que el diámetro de un Glóbulo Rojo (que normalmente mide 7 micrómetros de diámetro exterior), por lo que a su paso por los capilares, los Glóbulos Rojos deben deformarse para poder atravesarlos. El pequeño diámetro de los capilares proporciona una gran superficie para favorecer el intercambio de sustancias.

➢ **Hemorragia Arterial:**

Si la sangre es de color rojo claro y sale en chorro intermitente hay una arteria o arteriola seccionada. Haga presión (presionar la arteria contra el hueso) por encima de la herida, entre el Corazón y el borde de la herida. Si el chorro cesa es que se esta haciendo presión en el punto indicado, esta puede hacerse con la punta de los dedos o con el dorso de los mismos, a veces ayuda presionar al mismo tiempo con una gasa esterilizada sobre la herida.

…" 355

---

355 **Ref. Bibliográfica #:** 3, 16, 17, 19.

"...

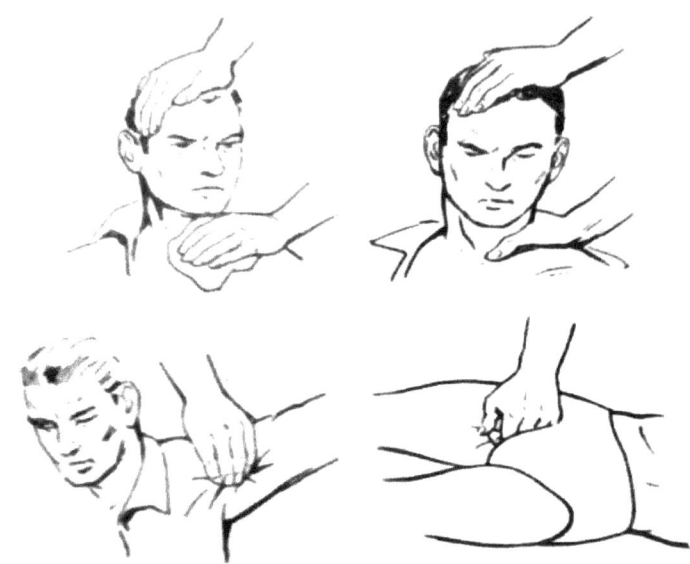

Puntos de Presión.

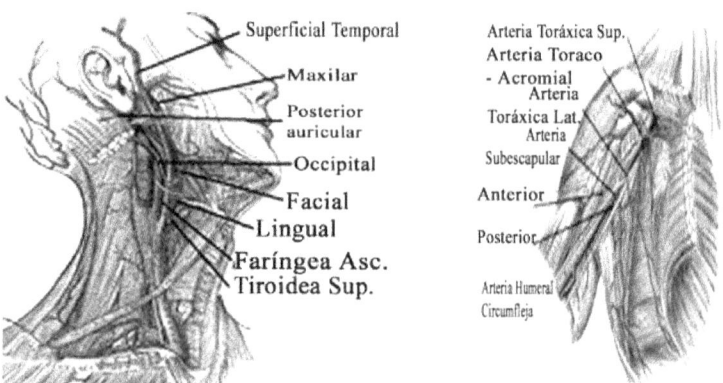

Presionar Arterias de la cara y cuello. Presionar Arterias del brazo.

..." 356

356 **Ref. Bibliográfica #:** 3, 16, 17, 19.

"...

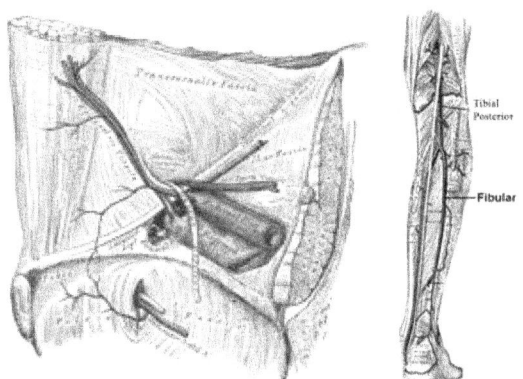

Presionar Arterias del muslo (Femoral) y pierna.

Otra maniobra mucho más compleja es el trabajo directamente con la arteria, ya hablamos acerca de esta operación (encontrarla, agarrarla, halarla, extraerla y pinzarla), es más efectiva pero requiere audacia, rapidez y precisión.

➢ **Hemorragia Venosa:**

Si la sangre es de color rojo oscuro y sale de forma continua, hay sección de una vena. La presión debe hacerse debajo de la herida, entre esta y la extremidad del miembro, o entre la herida y la parte alta del cuello o la cara (cuando la herida es en el cuello o la cabeza).

✓ **Sangramiento del Cuero Cabelludo y frente:** Compresión con el Pulgar sobre la Arteria Temporal contra los huesos, 2 cm por delante de la oreja.

✓ **Sangramiento de la cara:** Compresión con el Pulgar sobre la Arteria Facial al cruzar ésta por el borde inferior de la Mandíbula.

✓ **Sangramiento del hombro o axila:** Compresión de la Arteria Axilar, compresión con el Pulgar sobre la Arteria Subclavia contra la 1ra costilla.
... " [357]

---

[357] **Ref. Bibliográfica #:** 3, 16, 17, 19.

"…

✓ **Sangramiento de la parte alta del brazo:** Compresión de la Arteria Axilar, en el hueco de la axila, contra el hueso del brazo.

✓ **Sangramiento en la parte baja del brazo, codo o antebrazo:** Compresión con el Pulgar sobre la Arteria Humeral, desplazando hacia fuera la masa muscular del brazo realizando la presión contra el Húmero.

✓ **Sangramiento en la Extremidad Inferior:** Compresión de la Arteria Ilíaca Externa con el Pulgar, reforzando con el otro Pulgar en la Ingle; compresión de la Arteria Femoral con el puño, en la parte media de la raíz del muslo, reforzando la presión con el auxilio de la otra mano si fuera necesario.

✓ **Sangramiento del pie:** Cuando el sangramiento es en un pie, puede intentarse la compresión de la Tibia Posterior en el Tobillo, ambas arterias pueden comprimirse al mismo tiempo con una sola mano, utilizando el Pulgar para una arteria y el Índice y dedo Medio para la otra.

Estos métodos son efectivos pero hay que prepararlo todo para un pinzado definitivo de la arteria y el traslado inmediato en ambulancia AVA o AVI con reposición de líquidos y Oxígeno al 100 %.

…" 358

---

358 **Ref. Bibliográfica #:** 3, 16, 17, 19.

5··5 Camillas usadas para Inmovilizar y Transportar

"...

Una camilla es un dispositivo utilizado en medicina tanto para transportar de un lugar a otro a un herido o para atender a un paciente enfermo en una consulta médica.

Las camillas aunque muchos no lo sepan, están presentes en nuestras vidas, pues las podemos encontrar en centros de masaje y de estética, en centros médicos y de recuperación y en ambulancias y puestos de socorro. Por lo tanto, no en todos lo sitios nos encontramos el mismo tipo de camillas.

Las más conocidas son las Camillas Plegables de Madera o de Aluminio, Camillas Fijas de Madera o de Metal, Camillas de Rescate, Camillas de Ambulancia etc.

A continuación se muestran unos cuantos modelos de camillas para conocer mejor sus características.

- **Tipos de Camillas:**

- **Camillas con Ruedas:** Las camillas que se utilizan dentro de una ambulancia o en un hospital tienen ruedas que hacen más fácil el transporte. También tienen un dispositivo de fijación para atar al paciente (por ejemplo en caso de un accidente de tránsito).

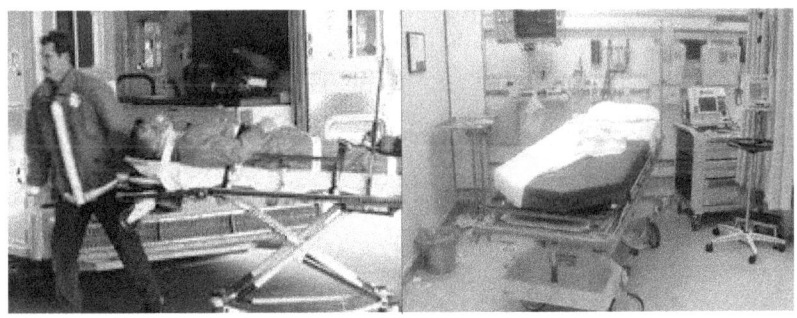

...." 359

---

359 **Ref. Bibliográfica #:** 17, 19.

"...

- **Camillas de Rescate:**

➢ **Camilla Dura o Rígida:** En desastres se diseña para un almacenamiento y transporte fácil. Consiste en una estructura tubular de aluminio y una tela plástica lavable. No se puede enrollar pero se puede apilar. Se emplean cuando hay sospechas de Trauma Cervical y Raquimedular.

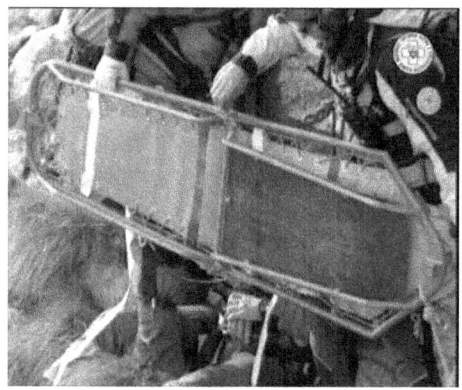

Camilla Rígida Articulada.

➢ **Camilla Pala:** Es un dispositivo (rígido articulado) utilizado para el alzado de la víctima cuando se sospecha la presencia de Trauma Cervical y Raquimedular. La víctima es ligeramente ladeada mientras el Socorrista dispone la pala debajo del paciente (no hace falta alzar a la víctima) y luego, es atado a ella. La pala se levanta y simplemente se pone sobre la camilla de la ambulancia.

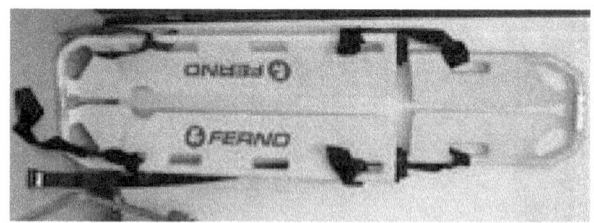

..." 360

---

360 **Ref. Bibliográfica #:** 11, 17, 19.

"...

➢ **Camilla Plegable o Flexible:** Generalmente se tiene que llevar entre tres o cuatro personas. Cuando la tienen que llevar dos personas, se atan arneses en las manijas para que el peso sea soportado por los hombros y no por las manos. Se emplean cuando no hay sospechas de Trauma Cervical ni Raquimedular.

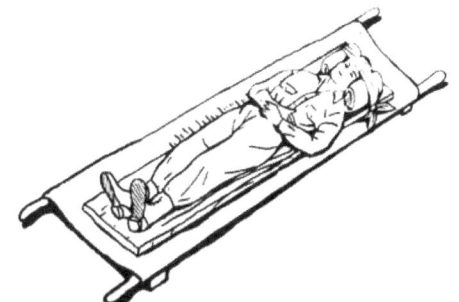

Camilla Plegable con Tabla Rígida.

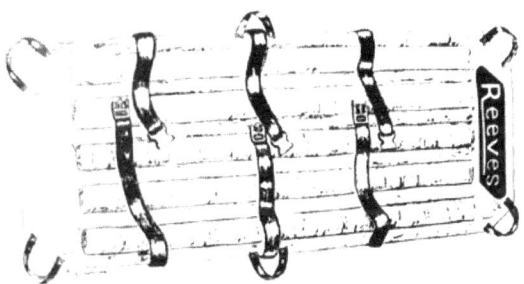

Modelo de Camilla Flexible Reeves, se envuelve alrededor del paciente y se inmoviliza con 3 correas.

..." 361

---

361 **Ref. Bibliográfica #:** 3, 7, 17, 19.

" ...

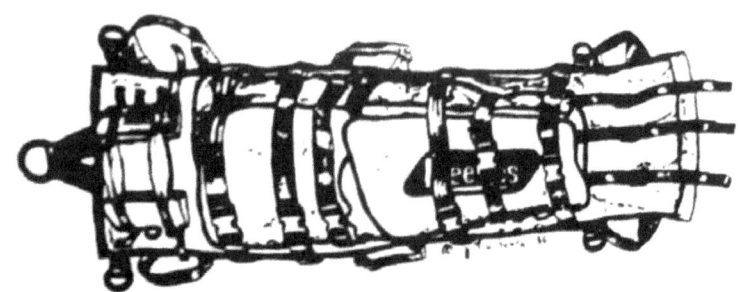

Camilla Reeves Sleeves. Utiliza 4 correas de Nylon y pesa 15 libras. Cuenta con una Tablilla Rígida incorporada al armazón de Vinilo reforzado con 6 agarraderas.

➢ **Tabla Espinal:** Es una camilla rígida (de madera o aluminio), puede ser articulada o no que cuenta con agujeros para introducir las fajas de inmovilización (es la más utilizada en casos de trauma). Se utiliza para la inmovilización de pacientes politraumatizados con o sin sospecha de Trauma Cervical o Raquimedular. Siempre se utilizará en conjunto con el Collarín Cervical.

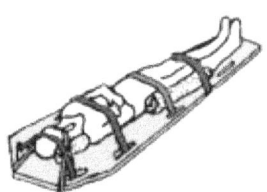

Tabla Espinal: Atando al paciente a la tabla (frente, la mandíbula, los hombros, la pelvis y las rodillas, adaptable a traumatismos específicos).

... " 362

---

362 **Ref. Bibliográfica #:** 7, 17, 19.

"...

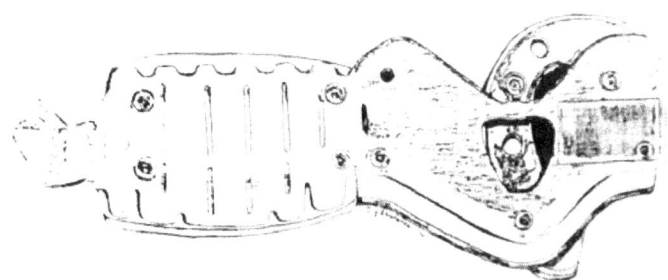

Collarín Cervical Rígido.

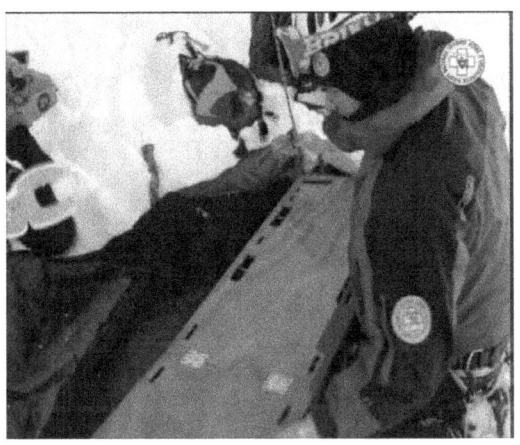

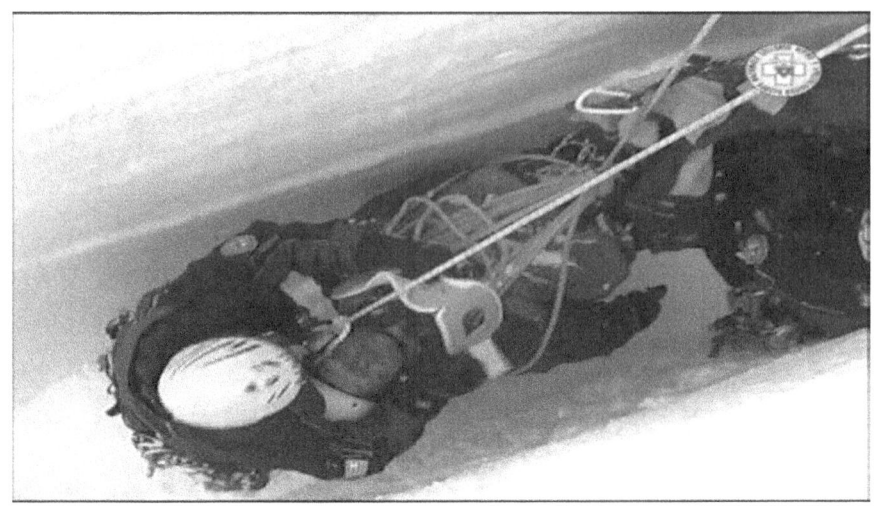

Tabla Espinal Articulada y colocación del Collarín Cervical.

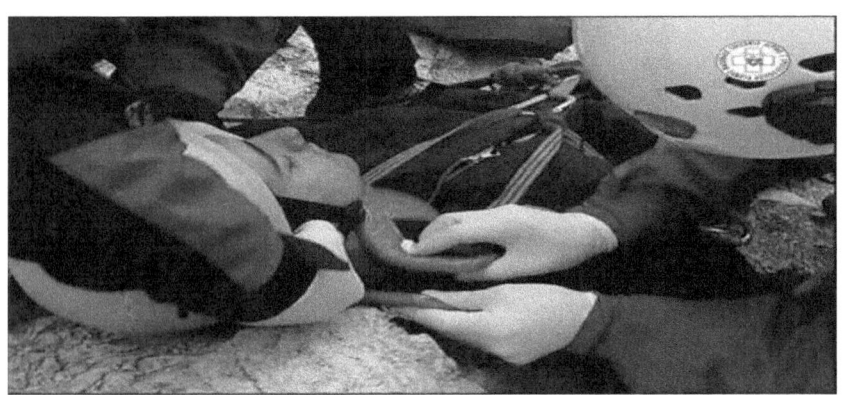

Colocación de un Collarín Cervical Estándar (Flexible).

... " 363

---

363 **Ref. Bibliográfica #:** 7, 11, 17, 19.

"...

> **Dispositivo de Extracción Kendrick (DEK):** Es un dispositivo usado en la extracción vehicular, para retirar a lesionados de vehículos automotores. El DEK, es usado generalmente en lesionados estables; los lesionados inestables son extraídos con técnicas de extracción rápidas sin aplicar el DEK (Tabla Espinal).

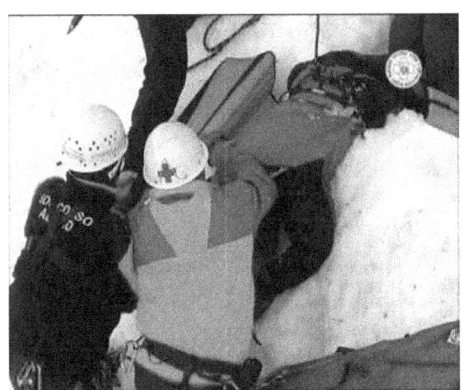

Colocación de un DEK.

Los DEK son usados en conjunción de collarines cervicales para ayudar a inmovilizar la cabeza, cuello y la Columna del lesionado en la posición anatómica normal (posición neutral – horizontal). Esta posición ayuda a prevenir lesiones adicionales en estas regiones durante la extracción del vehículo.

Los DEK envuelven la cabeza, espalda, hombros y torso en una posición semirígida, inmovilizando el cuello y la espina. Típicamente hay dos correas para la cabeza, tres para el torso y dos para las piernas que son usadas para asegurar al lesionado al DEK. A diferencia de una Tabla Rígida, el DEK usa una serie de barras de madera o de polímero dentro de un chaleco de Nylon permitiendo a los Socorristas inmovilizar la Columna y cuello del lesionado y extraerlo del vehículo o espacio confinado. El DEK se puede utilizar también para inmovilizar completamente un paciente pediátrico.

..." 364

---

364 **Ref. Bibliográfica #:** 11, 17, 19.

"...

Una vez que el DEK es deslizado detrás del lesionado una regla nemotécnica es utilizada frecuentemente para asegurar que las correas están ajustadas en un orden específico.

AMBPC (Arriba, Medio, Bajo, Piernas, Cabeza).

Las correas del DEK están codificadas por colores en este orden; verde para la correa superior, amarillo para la correa de la mitad, rojo para la corra de bajo y negra para la correa de las piernas.

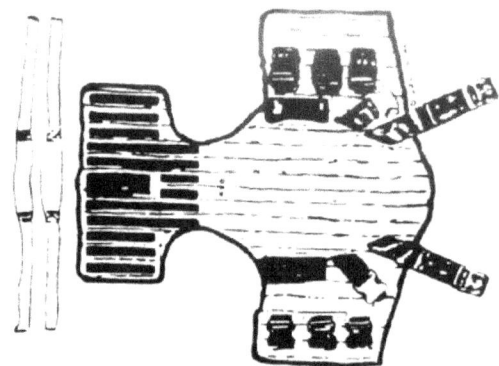

Ferno DEK, Inmovilizador Espinal Corto de 6.5 libras de peso. Provee un arnés integral, estabilización espinal, protección de la cabeza y cuerpo, insolación del torso. Utilizado para extracción vehicular y de pasillos difíciles (grietas).

..." 365

---

365 **Ref. Bibliográfica #:** 7, 8, 17, 19.

"…

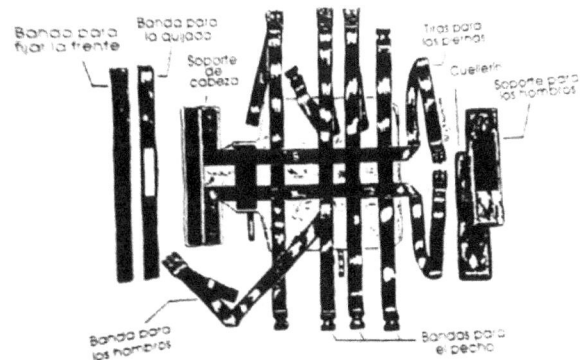

Inmovilizador Espinal Oregon. Incorpora una tabla de hombros para minimizar la compresión de hombros. Se emplea conjuntamente con la Tabla Espinal.

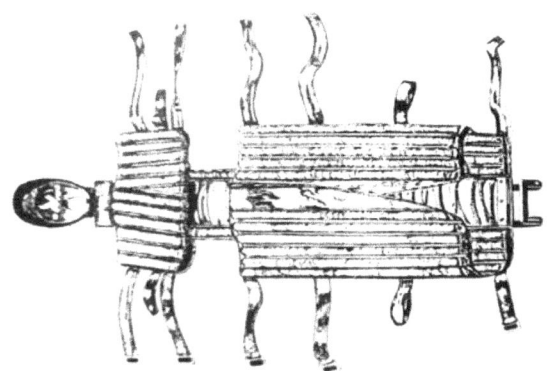

Camilla PMI con tabla de respaldo en madera fijada a un armazón de Acero Inoxidable ajustable, casco incorporado.

…" [366]

---

[366] **Ref. Bibliográfica #: 7, 8.**

"...

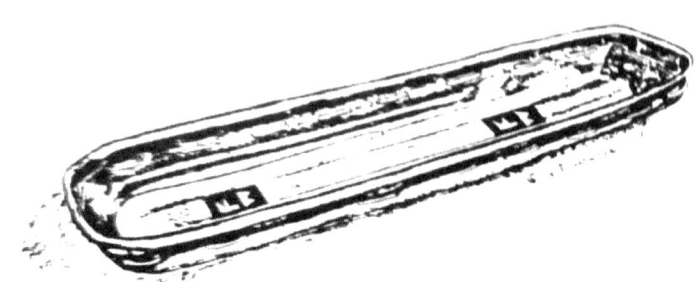

Camilla de Canasta Ferno. De Polietileno de Alta Densidad y 32 libras de peso.

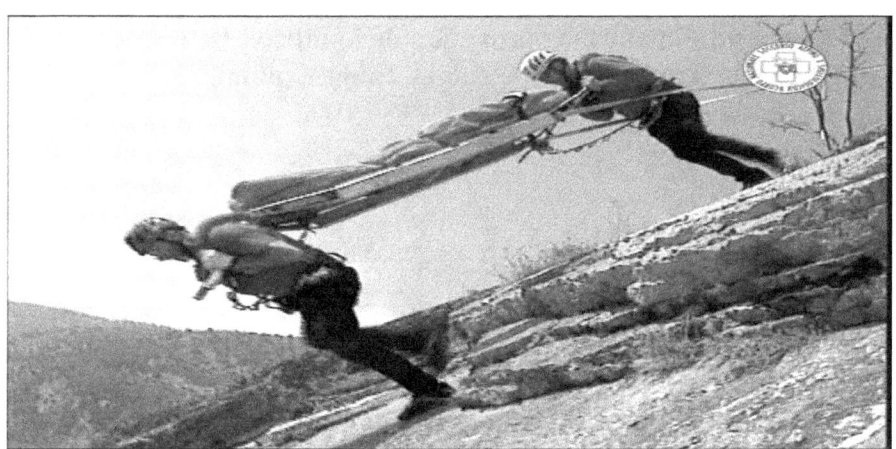

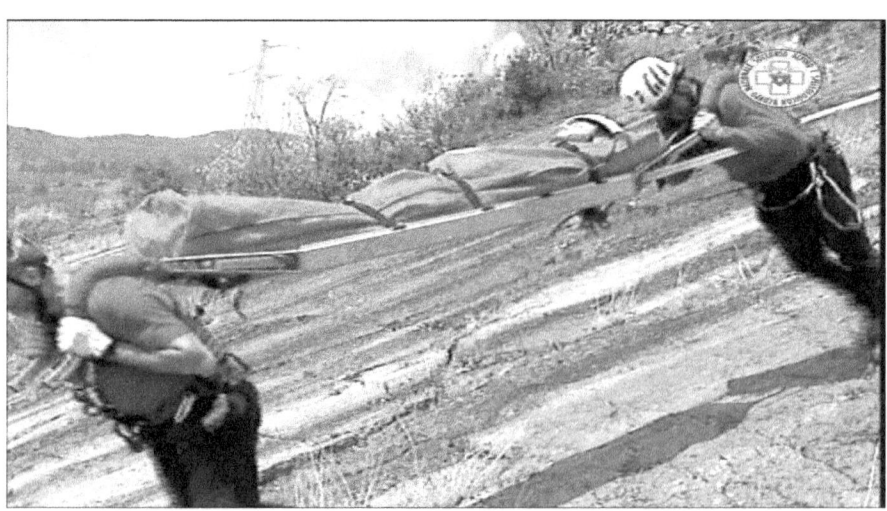

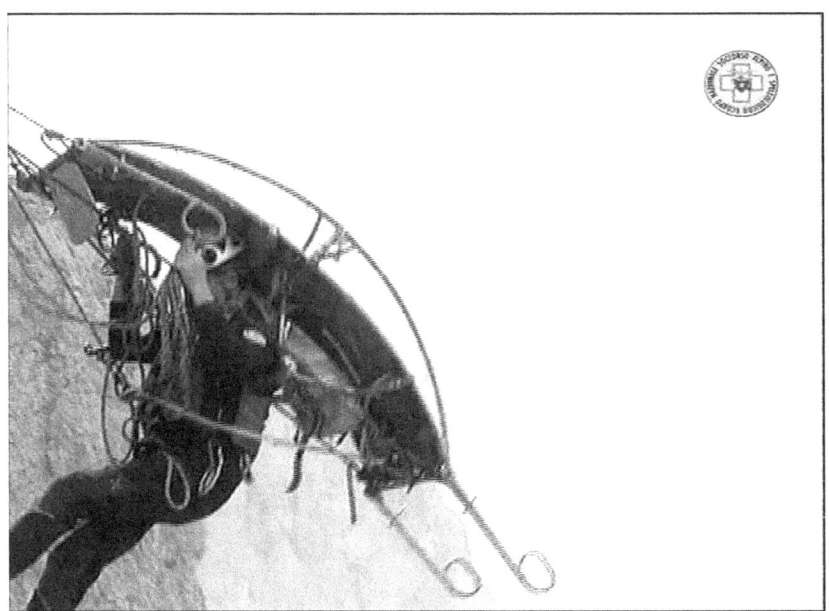

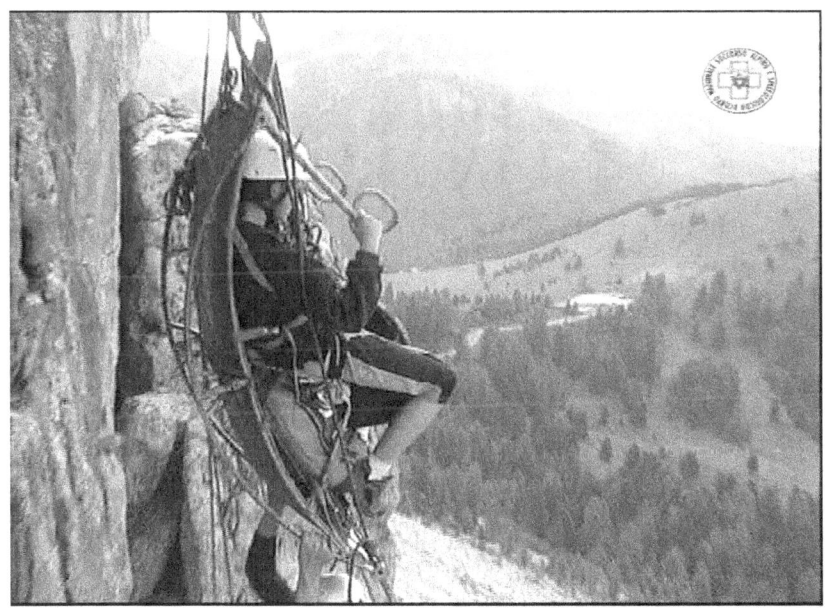

... " 367

---

367 **Ref. Bibliográfica #:** 7, 8, 11.

"...

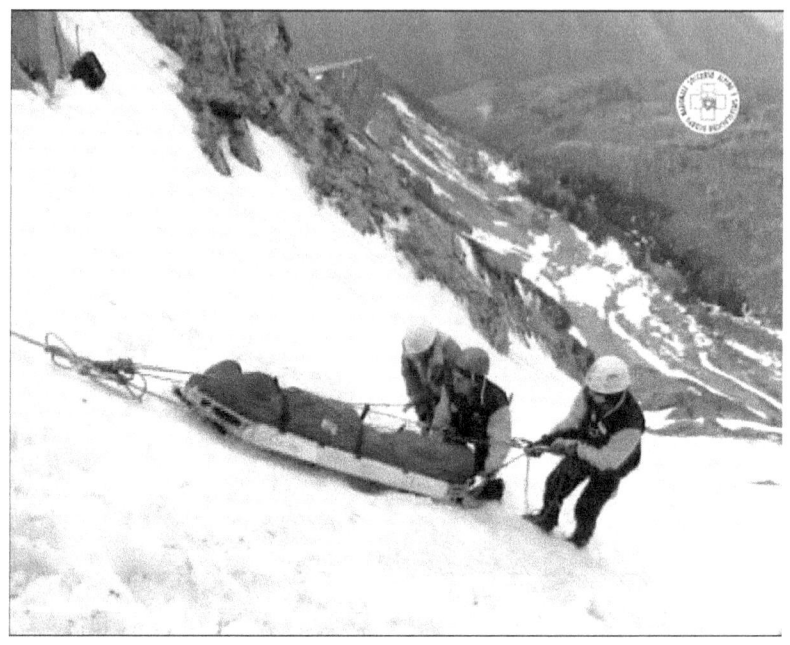

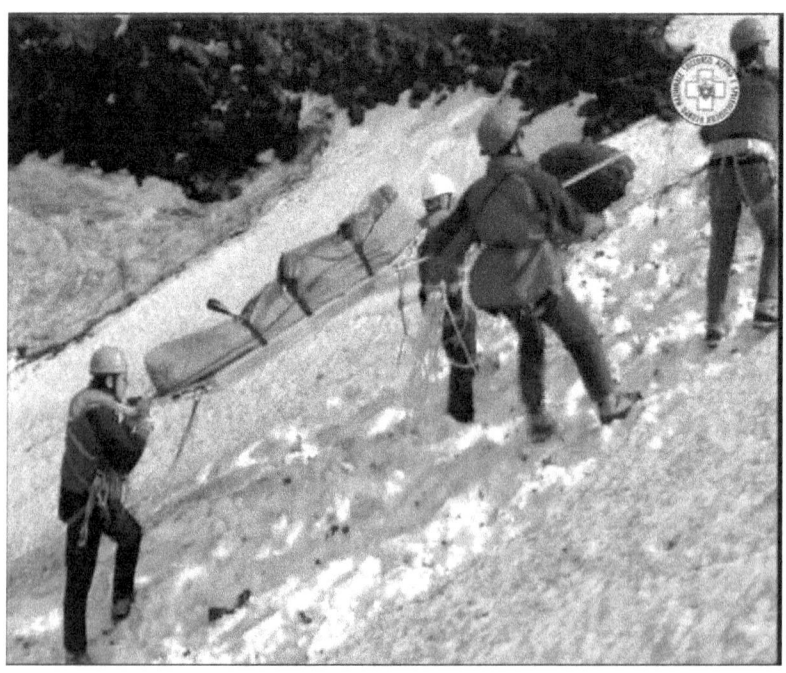

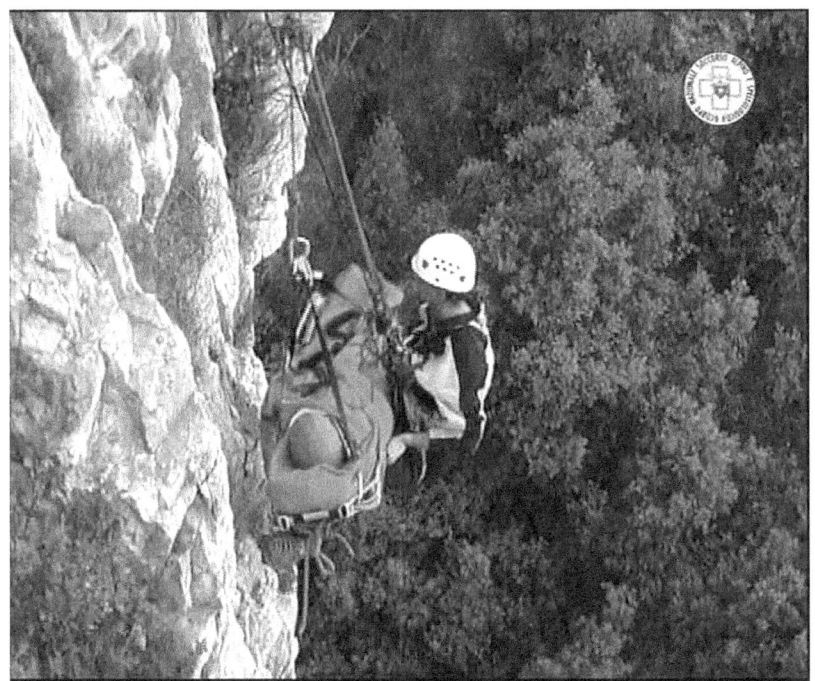

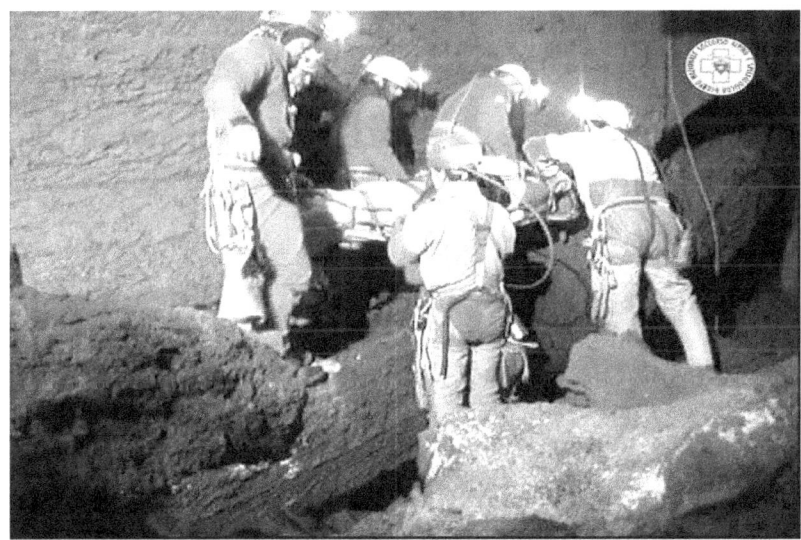

... " 368

---

368 **Ref. Bibliográfica #: 11.**

- **Maniobra para la Extracción Vehicular:**

Esta secuencia de pasos, que a continuación describiré, es muy importante para instruir a aquellas personas que se vayan a brindar para socorrer a víctimas de un accidente de transito. En Cuba, ante la demora de los efectivos del SIUM o ambulancias en general, y debido a la solidaridad innata del cubano, todos corren a sacar al o a los ocupante(s) del o los vehículo(s).

Si bien no actuar de inmediato podría suponer un deterioro paulatino de los signos vitales de la(s) víctima(s); actuar apresuradamente y de forma arbitraria causaría el mismo deterioro y lesiones mucho peores que las que ya presenta(n).

Espero, que todos tomen consciencia de esto y al menos, puedan aprender esta secuencia, que de ser ejecutada correctamente, pudiera brindar una ayuda necesaria y efectiva.

✓ Primeramente tiene que haber más de un Socorrista (de 2 a 5 personas).

✓ Asegurar la escena. Debe ser segura para los Socorristas (desconectar los cables de los bornes de la batería y/o fusibles del vehículo, si hay derrame de combustible mantener un perímetro de 10 m como mínimo e impedir el paso de otras personas o vehículos; si están los bomberos, verter agua para diluir el combustible; calzar y/o asegurar el vehículo si se encuentra en una posición inestable, etc.).

✓ Designar al líder de la extracción (quien dará las órdenes durante todo el proceso y controlará la Columna Cervical).

✓ Este se colocará en el asiento trasero de la víctima o por detrás e inmovilizará la Columna Cervical, agarrando la cabeza de manera que los 5 dedos queden soportando (Meñique barbilla, Anular debajo de la nariz, Medio e Índice frente, Pulgar Occipucio) la cabeza a ambos lados. Cada vez que haya que mover a la víctima se mantendrá esta inmovilización.

"...

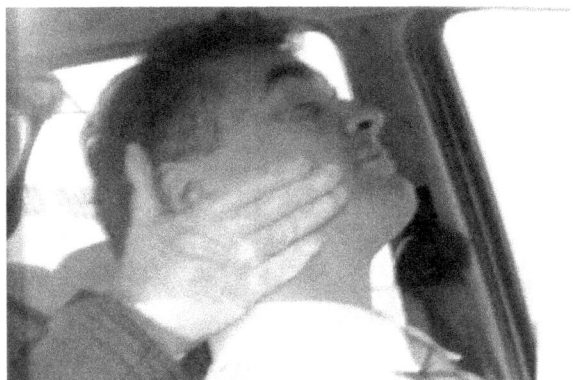

..." 369

---

369 **Ref. Bibliográfica #:** 21.

✓ Uno de los Socorristas colocará el Collarín Cervical, mientras el líder soporta la cabeza. (Si no hay Collarín Cervical se mantendrá la inmovilización manual).

✓ Mientras se ejecutan las labores de desobstrucción y liberación de la víctima, otro Socorrista realizará las maniobras correspondientes de Soporte Vital (ABCD), comprobar Vía Aérea, ventilación, pulsos en caso de estar inconsciente. Si no tiene pulso y no respira, determinar el tiempo que lleva la víctima en esa condición, si más de 4 a 6 minutos catalogar como fallecida (a una persona atrapada no se le realiza RCP). Si tiene pulso y respira, pero está inconsciente, poner O_2 al 100 % (utilizar ventilación con Máscara Facial Simple solamente en este momento), habilitar 2 vías venosas periféricas, infundir líquidos, control de hemorragias, etc. Si está consciente todo el tiempo hablar preguntando, observando y evaluando los posibles síntomas que pudiera presentar, realizar las mismas maniobras que para el caso anterior. (Vigilar Shock).

✓ 2 Socorristas colocaran el Chaleco DEK siguiendo las ordenes del líder (que no suelta la cabeza hasta el final), para inmovilizar tórax, abdomen (toda la porción desde D1 hasta L5, ya que de C1 a C7 está inmovilizada con el Collarín Cervical). (De no contar con un DEK mantener inmovilización manual).

✓ Una vez desobstruido (o en el caso de que la víctima no estuviera atrapada desde un principio), 2 Socorristas colocarán la Tabla Espinal, mientras otro se coloca por el lado contrario para ayudar; otro revelará al líder intercambiando su posición para que este pueda salir del vehículo. Hacer nuevamente el intercambio entre ellos y comenzar la maniobra de posicionar al herido en la Tabla Espinal (siguiendo las órdenes del líder).

Los movimientos serán muy suaves y delicados, de forma unísona sin dar tirones ni halar bruscamente. Si no hay Tabla Espinal, hacer inmovilización manual y traslado en Bloque de a 5.

"...

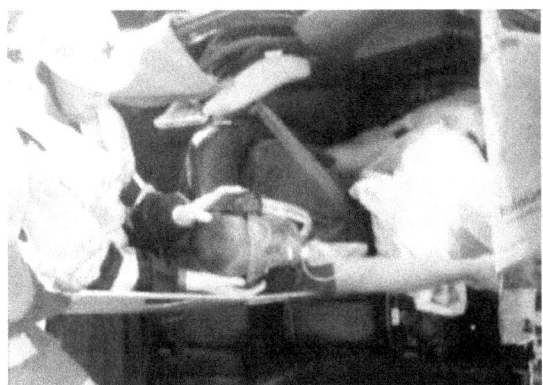

Colocación del herido en la Tabla Espinal. El líder no suelta la cabeza en ningún momento y es quien da las órdenes.

..." 370

---

370 **Ref. Bibliográfica #:** 21.

✓ Al concluir 5 Socorristas trasladarán a la víctima hacia una zona segura y colocaran la tabla en el suelo (después del anillo de 10 m próximo al siniestro).

✓ Se reevaluará la condición del paciente (ABC) y se extenderá además (D y E).

✓ Empaquetar y trasladar hacia la ambulancia con AVA o AVI.

De no contar con los medios necesarios y si la víctima está atrapada, llamar y esperar por el Equipo de Rescate y Salvamento (#105) y la técnica del SIUM (#104).

Para toda víctima clasificada Rojo – Amarillo, será necesario extraerla utilizando la secuencia anterior a no ser, que exista un peligro mayor (riesgo de una explosión o incendio, impacto de otro vehículo, etc.) que se viola este principio por cuestiones lógicas.

Si la víctima no está atrapada y, después de seguir la secuencia anterior y evaluar las condiciones fisiológicas (solo para los casos Verde del TRIAGE), se puede proseguir a extraer a la víctima utilizando alguna de las siguientes formas:

• **Formas para trasladar a un herido:**

Cuando no contamos con los medios necesarios y es vital trasladar a un herido, existen diferentes maniobras para hacerlo.

✓ **Con sospecha de Trauma Cervical o Raquimedular:** Tiene que haber 5 personas como mínimo para hacer la maniobra. Uno será el líder y controlará la cabeza, los 4 restantes se ubicarán en par a ambos lados de la víctima (2 a cada lado) uno a la altura del tórax y el otro a la altura de su cadera. Colocarán una rodilla en tierra, meterán sus manos (ancho de hombro) por debajo de la víctima sin realizar apenas movimiento sobre ella, de manera que 2 brazos queden debajo de los Omoplatos (C7 a D5), dos más sobre (D10 a L1), dos más (L5 a X5) y las dos últimas debajo de los Gemelos (el líder controla C1 a C7). Cuando todos estén listos y a la orden del líder se alzará (parejo) hasta la altura de sus rodillas (primer paso) y luego se alzará hasta la altura de sus pechos (segundo paso) y se avanzará uniformemente. (Alzado en Bloque de a 5).

✓ **Sin sospecha de Trauma Cervical ni Raquimedular:** Existen muchas variantes que las ejemplificaré con imágenes:

"...

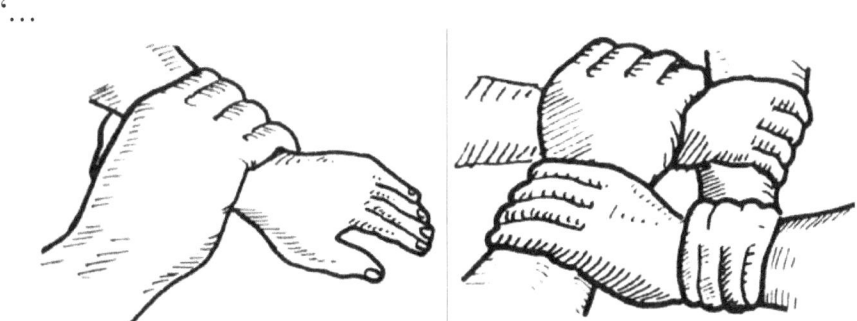

Posición para sentar a un accidentado.

..." 371

"…

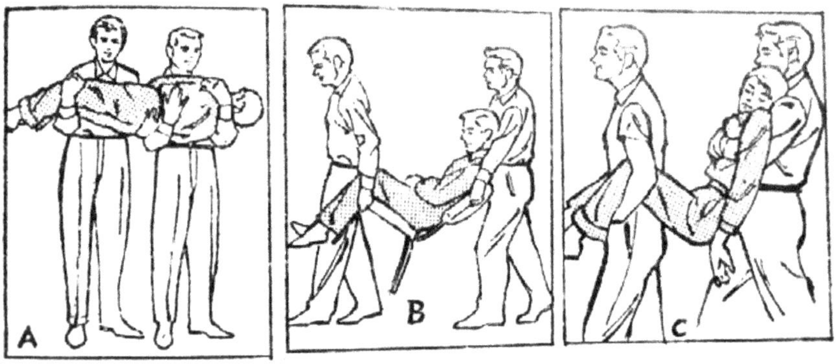

…"[372]

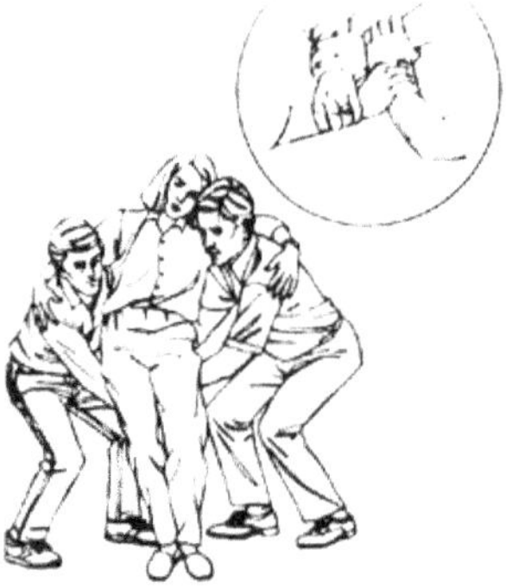

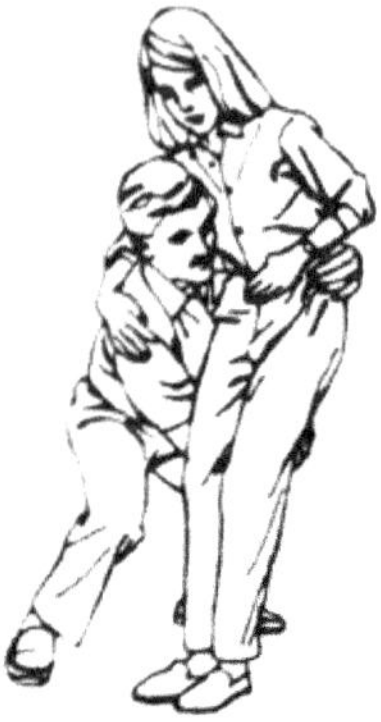

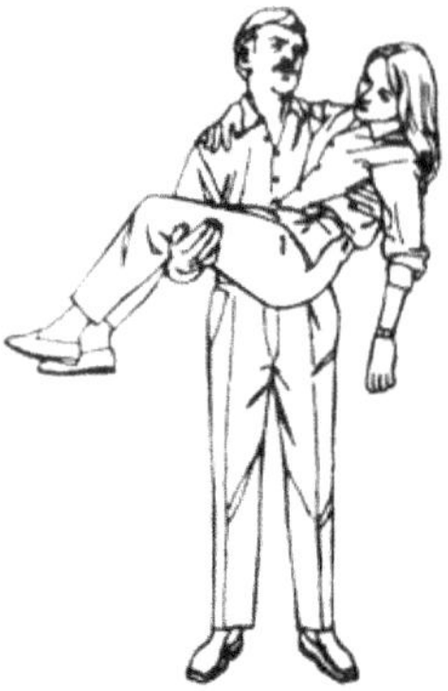

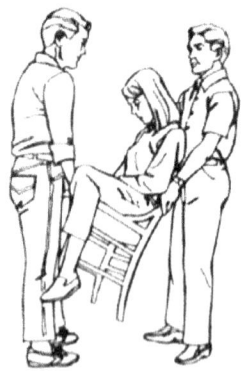

[372] **Ref. Bibliográfica #:** 3, 16.

"...

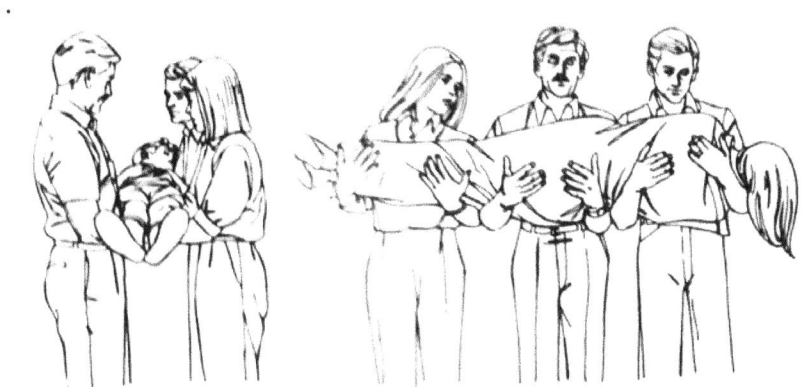

Alzado en Bloque de a 3. (Esta maniobra es similar al Alzado en Bloque de a 5 pero el líder controlará la cabeza y no se inclinará a la víctima).

..." 373

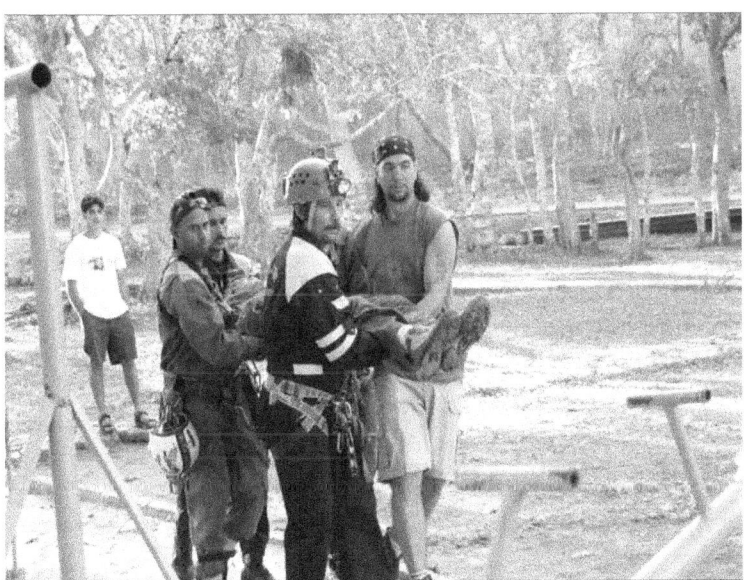

Traslado en Bloque de a 5. Técnicos de Rescate y Salvamento, Espeleólogos, el autor. Curso de Espeleosocorro. Canímar Arriba. Matanzas. Cuba. (2005).

---

373 **Ref. Bibliográfica #:** 3, 16.

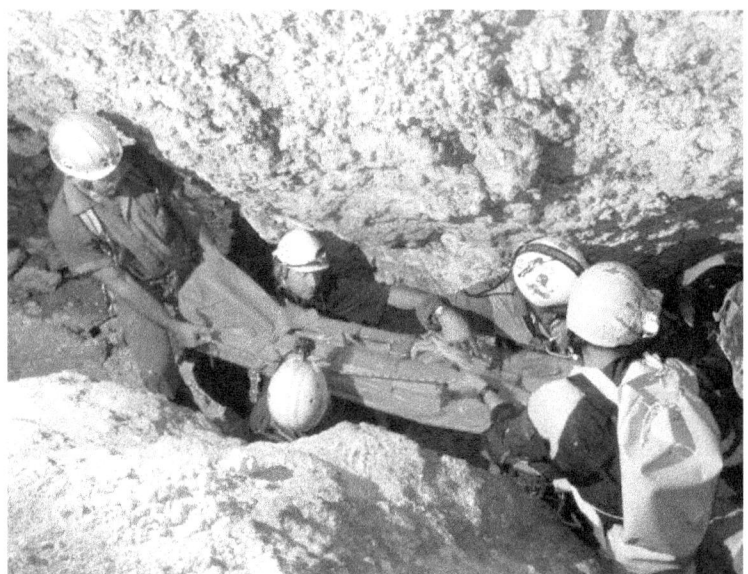

Traslado en Camilla Rígida. Cueva de Bellamar. Curso de
Espeleosocorro. Matanzas. Cuba. (2005).

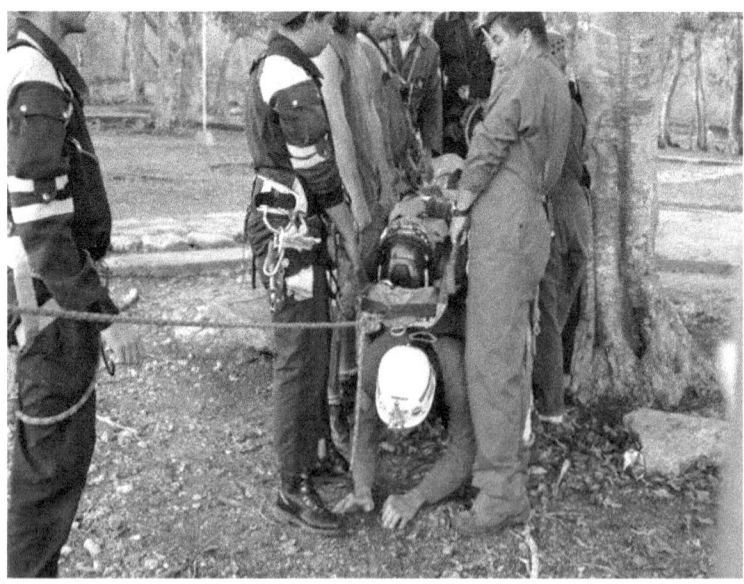

Traslado en Camilla, desplazamiento en Bloque para pasos
estrechos. Curso de Espeleosocorro. Canímar Arriba. Matanzas.
Cuba. (2005).

"...

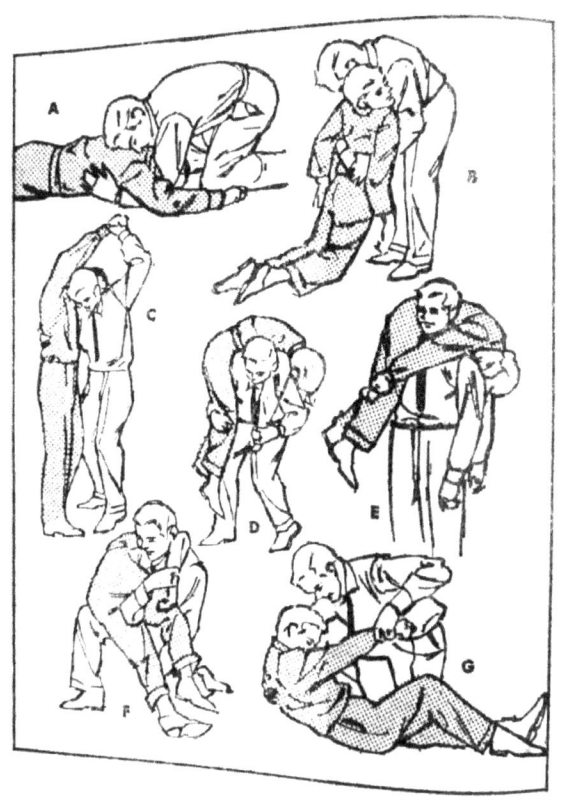

Otras formas.

..." 374

---

374 **Ref. Bibliográfica #:** 3, 16.

5··6 Sustancias Químicas Peligrosas

"...

- ## Clasificación de los Compuestos Químicos:

Los productos químicos peligrosos para piel, conjuntiva y mucosas, se clasifican en Ácidos y Álcalis. Las soluciones (Sólidos – Ácidos – Corrosivos) peligrosas son aquellas con un pH igual o menor de 3.5 y los (Álcalis – Líquidos o Sólidos – Cáusticos) son aquellos con un pH comprendido entre 11.5 y 14.

Para tratar las sustancias ácidas en general, hay que neutralizarlas dándole de beber a la víctima agua con 30 g de Óxido de Magnesio (Magnesia calcinada) por litro; agua de Cal, Leche de Magnesia; agua de jabón (10 g en 1 L de agua); tiza (creta precipitada o Carbonato de Calcio); Bicarbonato de Sodio; Ceniza; Leche con clara de huevo, entre otros.

Para tratar sustancias álcalis en general (Sosa Cáustica, Lejía, Amoniaco, etc.), hay que neutralizarlas con Vinagre (100 g en 1 L de agua); Jugo de Limón o Ácido Tartárico o Cítrico.

- ## Ácidos Inorgánicos:

- ➤ **Ácido Arsenioso [As(OH)^3]:** Los compuestos que contienen Arsénico son altamente tóxicos y carcinógenos.

- ➤ **Ácido Azothídrico (HN$_3$):** Este ácido es extremadamente tóxico, volátil y explosivo. Su olor insoportable y el violento dolor de cabeza causado por la inhalación de sus vapores, hacen la intoxicación accidental efectivamente imposible. Este compuesto es un veneno de efecto acumulativo. La DL50 para un ratón, por Vía Áerea, es 34 mg/m^3 mientras la DL50 por Vía Oral es 33 mg por cada kg de peso corporal. Los Glóbulos Rojos, tal vez a través de catálisis enzimática, pueden convertir los Aziduros en Óxido Nítrico, un potente vasodilatador, con efectos también fatales.

..." [375]

---

[375] **Ref. Bibliográfica #:** 17, 19.

"…

> **Ácido Clorhídrico (HCL):** Salfumán, corrosivo y muy ácido (pH = 1). Con 40 ml en 1 L de agua es suficiente para matar a un ser humano. Al disminuir el pH provoca la muerte de toda la flora y fauna.

El Cloruro de Hidrógeno es irritante y corrosivo para cualquier tejido con el que tenga contacto. La exposición breve a bajos niveles produce irritación de la garganta. La exposición a niveles más altos puede producir respiración jadeante, estrechamiento de los Bronquiolos, coloración azul de la piel, acumulación de líquido en los Pulmones e incluso la muerte.

La exposición a niveles aún más altos puede producir hinchazón y espasmos de la garganta y asfixia. Algunas personas pueden sufrir una reacción inflamatoria al Cloruro de Hidrógeno. Esta condición es conocida como Síndrome de Malfuncionamiento Reactivo de las Vías Respiratorias (SMRVR), que es un tipo de Asma causado por ciertas sustancias irritantes o corrosivas.

La mezcla del ácido con agentes oxidantes de uso común, como la Lejía (es una bomba), Hipoclorito de Sodio, (NaClO) o Permanganato de Potasio ($KMnO_4$), produce el tóxico gas Cloro.

✓ **Ingestión:** Puede producir Gastritis hemorrágica, quemaduras, edema, Necrosis. Se recomienda beber agua o leche (no inducir el vómito).

✓ **Inhalación:** Puede producir irritación, edema y corrosión del tracto respiratorio, Bronquitis Crónica. Se recomienda llevar a la persona a un lugar con aire fresco, mantenerla caliente y quieta. Si se detiene la respiración practicar RCP.

✓ **Piel:** Puede producir quemaduras, úlceras, irritación. Retirar de la zona afectada toda la vestimenta y calzados y lavar con agua abundante durante al menos 20 minutos.

… " [376]

---

[376] **Ref. Bibliográfica #:** 17, 19.

"...

✓ **Ojos:** Puede producir Necrosis en la Córnea, inflamación en el ojo, irritación ocular y nasal, úlcera nasal. Lavar el o los ojos expuestos con abundante agua durante al menos 15 minutos.

➤ **Ácido Fluorhídrico (HF):** Se trata de una sustancia irritante, corrosiva y tóxica.

En la piel produce quemaduras muy dolorosas que curan muy mal. Esto se debe a que el Calcio necesario en el proceso de curación precipita con los Fluoruros como Fluoruro Cálcico (CaF_2).

En caso de haberse producido una quemadura con Fluorhídrico se recomienda lavar con abundante agua (Kit de Laboratorio, no agua corriente) y tratar como primera medida con un Gel de Gluconato de Calcio (que debe estar disponible en todos los lugares donde haya o se maneje esta sustancia), en su defecto, utilizar una disolución de Lactato Cálcico o Citrato Cálcico o leche.

En caso de aspiración de vapores, se trata de una Emergencia Médica. Aplicar Oxígeno por BVM (se desaconseja por irritantes otros materiales) si el afectado respira, controlando su nivel de conciencia. Llegado el caso, se debe aplicar resucitación de la persona afectada si fuera necesario.

En caso de salpicaduras en los ojos, solamente tratar con SSF estéril en muy abundante cantidad; al igual que la respiración, se desaconseja por irritante sustancias basadas en compuestos Cálcicos. En absolutamente todos los casos, se debe tratar en forma médica avanzada luego de prestar los Primeros Auxilios.

➤ **Ácido Nitroso (HNO_2):** Puede causar cambios mutagénicos en seres vivos. Cancerígeno.

... " [377]

---

[377] **Ref. Bibliográfica #:** 17, 19.

"...

➢ **Ácido Perclórico ($HClO_4$):** Es un ácido fuerte, por lo que en disolución acuosa se disocia totalmente y hay que tener precauciones a la hora de manejarlo. A concentraciones superiores al 72 % es inestable y puede resultar explosivo.

➢ **Ácido Sulfúrico (H_2SO_4):** La preparación de una disolución de ácido puede resultar peligrosa por el calor generado en el proceso. Es vital que el ácido concentrado sea añadido al agua (y no al revés) para aprovechar la alta capacidad calorífica del agua. En caso de añadir agua al ácido concentrado, pueden producirse salpicaduras de ácido. Es altamente corrosivo y puede provocar quemaduras serias.

➢ **Cianuro de Hidrógeno (HCN):** Una concentración de 300 ppm en el aire es suficiente para matar a un humano en cuestión de minutos. Su toxicidad se debe al ion Cianuro (CN^-), que inhibe la respiración celular. Su capacidad de envenenamiento es superior a la del CO en los fuegos y permite inmovilizar a una victima en un breve periodo de tiempo; este efecto debe ser tenido en cuenta por los bomberos. Suele producirse por la combustión de productos sintéticos tales como ropas, moquetas, alfombras, etc. Su ingesta suele ser debida a la inhalación.

✓ **Ingestión:** Extremadamente tóxico. Síntomas tempranos: náusea, vómitos y dolor abdominal.

✓ **Inhalación:** Extremadamente peligroso.

✓ **Piel:** Se cree que es posible el envenenamiento a través de la piel.

✓ **Ojos:** Las pupilas dilatadas son un síntoma de envenenamiento.

..." 378

---

[378] **Ref. Bibliográfica #:** 17, 19.

" ...

➢ **Sulfuro de Hidrógeno (H2S):** La toxicidad del Ácido Sulfhídrico es semejante a la del Ácido Cianhídrico. La razón por la cual, a pesar de la existencia más masificada de aquel compuesto, causa relativamente pocos decesos es su mal olor. Sin embargo, a partir de 50 ppm, en las células receptoras del olfato provoca un efecto narcotizante, y las personas afectadas ya no perciben el hedor.

Después de 100 ppm puede ocurrir la muerte. Como la densidad del Sulfhídrico es mayor que la del aire, suele acumularse en lugares bajos: pozos, grutas, etc., donde puede causar víctimas.

A menudo suceden varios siniestros consecutivos: una primera persona cae inconsciente (víctima), después resultan afectados también todos los demás que, sin el equipo de protección necesario (Equipo Autónomo de Respiración – SCBA), acuden a su rescate.

El Sulfhídrico parece actuar sobre todo en los centros metálicos de las enzimas: las bloquea y de este modo impide su funcionamiento. Para tratamiento se recomienda llevar al afectado lo más rápidamente posible al aire fresco y aplicar Oxígeno al 100 %.

Además el ion Sulfuro se combina con la Hemoglobina del mismo modo que el Oxígeno, y acelera la asfixia del organismo.

La exposición a niveles bajos de Ácido Sulfhídrico puede producir irritación de ojos, nariz o garganta. También es factible que provoque dificultades respiratorias a personas asmáticas. Exposiciones breves a contenidos altos (mayores de 500 ppm) de Ácido Sulfhídrico pueden causar pérdida del conocimiento y posiblemente la muerte.

... " 379

---

[379] **Ref. Bibliográfica #:** 17, 19.

"…

En la mayoría de los casos quienes pierden el conocimiento parecen recuperarse sin padecer otros efectos. Sin embargo algunas personas parecen sufrir efectos permanentes o a largo plazo, tales como dolor de cabeza, escasa capacidad de concentración, mala memoria y mala función motora.

No se han detectado efectos a la salud en personas expuestas al Ácido Sulfhídrico en los contenidos existentes típicamente en el ambiente (0.00011 – 0.00033 ppm). Los científicos no tienen información por la cual se demuestren fallecimientos de personas intoxicadas por ingerir Ácido Sulfhídrico. Cerdos que ingirieron alimentos que contenían H_2S sufrieron diarrea durante varios días y perdieron peso aún después de 105 días.

Los científicos poseen poca información acerca de qué sucede cuando la piel de una persona se expone al Ácido Sulfhídrico. Sin embargo se sabe que es necesario ser precavidos con él ácido líquido comprimido, ya que puede causar quemaduras de la piel por congelación.

- **Álcalis y otras sustancias:**

➢ **Amoniaco (NH_3):** El Amoníaco, a temperatura ambiente, es un gas incoloro de olor muy penetrante y nauseabundo. Se produce naturalmente por descomposición de la materia orgánica y también se fabrica industrialmente. Se disuelve fácilmente en el agua y se evapora rápidamente.

✓ **Inhalación:** A concentraciones elevadas se produce irritación de garganta, inflamación pulmonar, daño en Vías Respiratorias, y ojos. A medida que aumenta la concentración puede llegar a producir Edema Pulmonar, o la muerte cuando supera las 5000 ppm.

… " 380

---

380 **Ref. Bibliográfica #:** 17, 19.

"...

✓ **Contacto con la piel:** El Amoníaco gaseoso puede producir irritación de la piel, sobre todo si la piel se encuentra húmeda. Se puede llegar a producir quemaduras y ampollas en la piel al cabo de unos pocos segundos de exposición con concentraciones atmosféricas superiores a 300 ppm.

✓ **Ingestión:** Este compuesto es gaseoso en condiciones atmosféricas normales siendo poco probable su ingestión. Sin embargo; de ocurrir ésta, puede causar destrucción de la Mucosa Gástrica, provocando severas patologías digestivas; pudiendo causar inclusive la muerte.

Extinción del fuego regando agua o niebla de agua, Dióxido de Carbono, Espuma de Alcohol, productos químicos secos.

Como medidas de control se puede proteger la Vía Respiratoria con máscaras o Equipos de Respiración Asistida. Procedimientos de trabajo seguro. Fuentes para el lavado de los ojos y duchas de seguridad en el lugar de trabajo, manipular con guantes.

➢ **Fenol (C_6H_6O):** Se puede detectar el sabor y el olor del Fenol a niveles más bajos que los asociados con efectos nocivos. El Fenol se evapora más lentamente que el agua y una pequeña cantidad puede formar una solución con agua. El Fenol se inflama fácilmente, es corrosivo y sus gases son explosivos en contacto con la llama.

De ser ingerido en altas concentraciones, puede causar envenenamiento, vómitos, decoloración de la piel e irritación respiratoria. Era la sustancia utilizada en los campos de concentración nazis desde agosto de 1941 para disponer de las llamadas inyecciones letales (inyección de Fenol de 10 cc).

..." [381]

---

[381] **Ref. Bibliográfica #:** 17, 19.

"...

Desafortunadamente es uno de los principales desechos de industrias carboníferas y petroquímicas; como consecuencia el Fenol entra en contacto con Cloro en fuentes de agua tratadas para consumo humano, y forma compuestos Fenilclorados, muy solubles y citotóxicos por su facilidad para atravesar membranas celulares.

➤ **Formol (CH_2O):** Formaldehído o Metanal altamente volátil y muy inflamable. Es un gas incoloro; las disoluciones acuosas al $\approx 40\%$ se conocen con el nombre de Formol, que es un líquido de olor penetrante y sofocante.

Se trata de un compuesto tóxico que ha demostrado propiedades Cancerígenas en diversos experimentos con animales. En ratas puede provocar Cáncer si se aplica de forma prolongada en concentraciones superiores a 6 ppm en el aire respirado. En el ser humano, estas concentraciones provocan ya irritaciones en ojos y mucosidades en poco tiempo (10 a 15 minutos después de la exposición).

Niveles bajos de Metanal pueden producir irritación en la piel, los ojos, la nariz y la garganta. La gente que sufre de Asma es probablemente más susceptible a los efectos de inhalación de Formaldehído.

A partir de 30 ppm el Formaldehído puede resultar letal o fatal. Además, el Formol también puede causar serios problemas al ser ingerido: convulsiones, pérdida del conocimiento y hasta la muerte si no se atiende rápidamente.

➤ **Lejía (NaClO):** El Hipoclorito de Sodio o Hipoclorito Sódico, (cuya disolución en agua es conocida popularmente como Agua Lavandina, Cloro, Lejía, Agua de Javel, Agua Jane o Blanqueador) es un oxidante muy activo.

... " [382]

---

[382] **Ref. Bibliográfica #:** 17, 19.

"...

Contiene el Cloro en estado de oxidación +1 y por lo tanto es un oxidante fuerte y económico. Debido a esta característica destruye muchos colorantes por lo que se utiliza como blanqueador. Además se aprovechan sus propiedades desinfectantes.

En disolución acuosa, sólo es estable a pH básico. Al acidular en presencia de Cloruro libera Cloro elemental, que en condiciones normales se combina para formar el gas Dicloro, altamente tóxico. Por esto debe almacenarse alejado de cualquier ácido y no debe mezclarse con ellos (Salfumán, ¡ojo mujeres y su limpieza de los inodoros!).

✓ **Ingestión:** Peligroso en grandes concentraciones. Quemadura de la Vía Aérea, Esófago, Estómago.

✓ **Inhalación:** Peligroso en grandes concentraciones. Quemadura de la Vía Aérea, afecciones pulmonares graves.

✓ **Piel:** Causa quemaduras y Cáncer de Piel en grandes cantidades.

✓ **Ojos:** Causa quemaduras.

➢ **Metano (CH_4):** Es un Hidrocarburo Alcano. En la naturaleza se produce como producto final de la putrefacción anaeróbica de las plantas. Este proceso natural se puede aprovechar para producir biogás. Constituye hasta el 97 % del gas natural. En las Minas de Carbón se le llama Grisú y es muy peligroso ya que es fácilmente inflamable y explosivo.

..." 383

---

383 **Ref. Bibliográfica #:** 17, 19.

"…

El Metano es un gas de Efecto Invernadero relativamente potente que contribuye al Calentamiento Global del planeta ya que tiene un Potencial de Calentamiento Global = 23. Esto significa que en una medida de tiempo de 100 años, cada kg de CH_4 calienta la Tierra 23 veces más que la misma masa de CO_2, sin embargo hay aproximadamente 220 veces más CO_2 en la atmósfera de la Tierra que Metano por lo que contribuye de manera menos importante al Efecto Invernadero.

El Metano es un gas incoloro e inodoro, suele acumularse de forma natural en lugares bajos y cerrados con abundantes desechos orgánicos, puede causar víctimas. A menudo suceden varios siniestros consecutivos: una primera persona cae inconsciente (víctima), después resultan afectados también todos los demás que, sin el equipo de protección necesario (Equipo Autónomo de Respiración – SCBA), acuden a su rescate.

Como gas es sólo inflamable en un estrecho intervalo de concentración en el aire (5 – 15 %). El Metano Líquido no es combustible.

El Metano no es tóxico. Su principal peligro para la salud son las quemaduras que puede provocar si entra en ignición. Es altamente inflamable y puede formar mezclas explosivas con el aire. El Metano reacciona violentamente con oxidantes, halógenos y algunos compuestos halogenados.

El Metano es también un asfixiante y puede desplazar al Oxígeno en un espacio cerrado. La asfixia puede sobrevenir si la concentración de Oxígeno se reduce por debajo del 19.5 % por desplazamiento, en algunos casos inconsciencia, ataque cardíaco o lesiones cerebrales.

El compuesto se transporta como líquido criogénico. Su exposición causará obviamente lesiones por congelación.
" [384]
…

---

[384] **Ref. Bibliográfica #:** 17, 19.

"...

Las concentraciones a las cuales se forman las barreras explosivas o inflamables son mucho más pequeñas que las concentraciones en las que el riesgo de asfixia es significativo. Si hay estructuras construidas sobre o cerca de vertederos, el Metano desprendido puede penetrar en el interior de los edificios y exponer a los ocupantes a niveles significativos.

Como medida de seguridad se añade un odorífero al gas utilizado en la cocción (gas para cocinar – balitas), habitualmente Metanotiol o Etanotiol, de manera que si una llave de una cocina esta abierta, se pueda percibir el olor a gas, de lo contrario provocaría accidentes graves. Las cocinas de biogás, no tienen incorporado estos compuestos por lo que hay que tener precaución.

➢ **Sosa Cáustica (NaOH):** Es un Hidróxido cáustico, a temperatura ambiente, es un sólido blanco cristalino sin olor que adsorbe humedad del aire (higroscópico). Cuando se disuelve en agua o se neutraliza con un ácido libera una gran cantidad de calor que puede ser suficiente como para encender materiales combustibles. Es muy corrosivo. Se usa para fabricar jabones, crayón, papel, explosivos, pinturas y productos de petróleo.

✓ **Ingestión:** Puede causar daños graves y permanentes al Sistema Gastrointestinal.

✓ **Inhalación:** Irritación con pequeñas exposiciones, puede ser dañino o mortal en altas dosis.

✓ **Piel:** Peligroso. Los síntomas van desde irritaciones leves hasta úlceras graves.

✓ **Ojos:** Peligroso. Puede causar quemaduras, daños a la Córnea o conjuntiva.

... " 385

---

385 **Ref. Bibliográfica #:** 17, 19.

"...

- **Símbolos de Riesgo:**

Los símbolos de riesgo son unos pictogramas que se encuentran estampados en las etiquetas de los productos químicos y que sirven para dar una percepción instantánea del tipo de peligro que entraña el uso, manipulación, transporte y almacenamiento de éstos.

Los pictogramas son de color negro y están impresos en cuadrados de color naranja. Las dimensiones mínimas de estos últimos son de 10 x 10 mm (o al menos un 10 % del total de la superficie de la etiqueta).

Símbolo	Significado
	C: Corrosivo. **Clasificación:** Estos productos químicos causan destrucción de tejidos vivos y/o materiales inertes. **Precaución:** No inhalar y evitar el contacto con la piel, ojos y ropas.
	E: Explosivo. **Clasificación:** Sustancias que pueden explotar bajo efecto de una llama o que son más sensibles a los choques o fricciones que el Dinitrobenceno. **Precaución:** Evitar golpes, sacudidas, fricción, flamas o fuentes de calor.
	O: Comburente. **Clasificación:** Sustancias que tienen la capacidad de incendiar otras sustancias, facilitando la combustión e impidiendo el combate del fuego. **Precaución:** Evitar su contacto con materiales combustibles.

" 386
...

---

[386] **Ref. Bibliográfica #:** 17, 19.

"...

Símbolo	Significado
	F: Inflamable. **Clasificación:** Sustancias y preparaciones: Líquidos con un punto de inflamación inferior a 21° C, pero que no son altamente inflamables. Sustancias sólidas y preparaciones que por acción breve de una fuente de calor pueden inflamarse fácilmente y luego pueden continuar quemándose ó permanecer incandescentes. Gases, inflamables en contacto con el aire a presión normal. En contacto con el agua o el aire húmedo, desenvuelven gases fácilmente inflamables en cantidades peligrosas. **Precaución:** Evitar contacto con materiales ignitivos (aire, agua).
	F+: Extremadamente inflamable. **Clasificación:** Líquidos con un punto de inflamación inferior a 0° C y un punto de ebullición máximo de 35° C. Gases y mezclas de gases, que a presión normal y a temperatura usual son inflamables en el aire. **Precaución:** Evitar contacto con materiales ignitivos (aire, agua).
	T: Toxico. **Clasificación:** Sustancias que, por inhalación, ingestión o penetración cutánea, pueden implicar riesgos graves, agudos o crónicos a la salud. **Precaución:** Todo el contacto con el cuerpo humano debe ser evitado.
	T+: Muy Toxico. **Clasificación:** Por inhalación, ingesta o absorción a través de la piel, provocan graves problemas de salud e incluso la muerte. **Precaución:** Todo el contacto con el cuerpo humano debe ser evitado.

..." 387

387 **Ref. Bibliográfica #:** 17, 19.

"
...

Símbolo	Significado
	Xi: Irritante. **Clasificación:** Sustancias no corrosivas que, por contacto inmediato, prolongado o repetido con la piel o las mucosas, pueden provocar una reacción inflamatoria. **Precaución:** Los gases no deben ser inhalados y el contacto con la piel y ojos debe ser evitado.
	Xn: Nocivo. **Clasificación:** Sustancias que, por inhalación, ingestión o penetración cutánea, pueden implicar riesgos a la salud de forma temporal o alérgica. **Precaución:** Debe ser evitado el contacto con el cuerpo humano, así como, la inhalación de los vapores.
	N: Peligro para el Medio Ambiente. **Definición:** El contacto de esa sustancia con el Medio Ambiente puede provocar daños al ecosistema a corto o largo plazo. **Manipulación:** Debido a su riesgo potencial, no debe ser liberado en las cañerías, en el suelo o el Medio Ambiente.

... " 388

---

388 **Ref. Bibliográfica #:** 17, 19.

"…

> **Otros símbolos importantes a tener en cuenta:**

Símbolo	Significado
	BIO: Riesgo Biológico. **Definición:** Presencia de un organismo, o la sustancia derivada de un organismo, que plantea, sobre todo, una amenaza a la salud humana. **Manipulación:** Trabajar con protección adecuada y aislamiento total.
	RAD: Radiactividad. **Definición:** Fenómeno físico por el cual algunos cuerpos o elementos químicos, emiten Radiaciones Electromagnéticas, Rayos X, Rayos Gamma, Corpusculares (núcleos de Helio, Electrones o Positrones, Protones u otras). **Manipulación:** Trabajar con protección adecuada y aislamiento total.
	Alto Voltaje. **Definición:** Fuentes de voltaje elevado que suponen, en contacto con el ser humano, una amenaza para la vida. **Precaución:** No acercarse.

…" [389]

---

[389] **Ref. Bibliográfica #:** 17, 19.

Emergencia y Primeros Auxilios

REFERENCIA BIBLIOGRÁFICA

1. _____ "Demostraciones de Reanimación". Budo International Publ. Co. Kyusho Jitsu. Sensei Shihan Evan Pantazi. Archivo .MPG.
2. _____ **(1967):** "Química Orgánica". Colectivo de Autores. Edición Revolucionaria. La Habana.
3. _____ **(1971):** "Manual del Sanitario Mayor". Dirección de Servicios Médicos. VMS. Cuba.
4. _____ **(1974):** "Espíritu y Técnica de la Montaña". Colección Heracles. Biblioteca Enciclopédica de los Deportes. Serie T – Técnicas Deportivas. Editorial Hispano Europea. España.
5. _____ **(1978):** "Diccionario Terminológico de Ciencias Médicas". Vol. I y II. Ministerio de Cultura. Editorial Científico Técnica. Ciudad de La Habana 4.
6. _____ **(1982):** "Terapéutica". Colectivo de Autores. Ministerio de Cultura. Editorial Científico – Técnica.
7. _____ **(1992):** "Manual of U.S. Cave Rescue Techniques". National Cave Rescue Commission. National Speleological Society.
8. _____ **(1995):** "Manual de Técnicas de Rescate en Cuevas". 1ra. Edición en Español. Comisión Nacional de Rescate en Cuevas. Región del Caribe. Sociedad Espeleológica de los Estados Unidos.
9. _____ **(1998):** "First – Aid Guide". Immediate care for injured or ill patients. American Medical Association. Editorial Staff.
10. _____ **(2000):** "Diccionario Espasa Calpe de Medicina". Planeta Actimedia S.A. Instituto Científico y Tecnológico de la Universidad de Navarra. ISBN: 84-239-9079-6.
11. _____ **(2003):** "Demostraciones de Rescate en diferentes Escenarios". Club Alpino Italiano. Corpo Nazionale Soccorso Alpino e Speleologico. Volontari del C.N.S.A.S. Archivo .VOB.
12. _____ **(2003):** "Formulario Nacional de Medicamentos". Colectivo de Autores. Centro para el Desarrollo de la Farmacoepidemiología. MINED.
13. _____ **(2005):** "Curso de Apoyo Vital Pre – Hospitalario". Dirección Provincial del SIUM, Ciudad de la Habana.
14. **Álvarez Cambra R. (1990):** "Ortopedia y Traumatología". Manual de procedimientos de diagnóstico y tratamiento. Ed. Pueblo y Educación. La Habana.

15. **Bosch Martí, Alberto.** "El Cáncer y su cura Holística". World Association for Cancer Research (WACR). Archivo .MPG.
16. _____ **Hammerly A. Marcelo. (1961):** "Técnica Moderna de Primeros Auxilios". 4ta Edición. Ediciones Interamericanas. Impreso Duplex. La Habana, Cuba.
17. http://es.wikipedia.org.
18. http://www.ecured.cu.
19. http://www.wikipedia.org.
20. **Isidro, Felipe:** "Bases Anatómicas". Sistema Esquelético. ANEF. Formación de Técnicos del Fitness. Archivo .PDF.
21. _____ **Morris, B. (2004):** "Técnicas de Rescate en Vehículos". Edición Icone Graphic. Holmatro Rescue Equipment. Holanda.
22. _____ **Sinelnikov D. R. (1975):** "Atlas de Anatomía Humana". Tomo I, II y III. Editorial MIR.
23. _____ "Tabloide: Guías para el Socorrista". Colectivo de Autores. Sistema Integral de Urgencias Médicas (SIUM).
24. **Torres Pargas, Feridia. (2005):** "Enfermería en la Medicina Tradicional y Natural". Editorial Ciencias Médicas. ISBN: 959-212-168-0.

El autor se acredita exclusivamente la organización lógica de los temas, extraídos de una amplia bibliografía y algunos comentarios basados en su experiencia y conocimiento personal.

¡Salvar a una persona es el gesto más humano que existe, pues la vida, es única e irrepetible!

EMERGENCIA

Y

PRIMEROS AUXILIOS

2017 © ®

Fin...

Emergencia y Primeros Auxilios

www.ingramcontent.com/pod-product-compliance
Lightning Source LLC
Chambersburg PA
CBHW071247220526
45468CB00001B/22